臨床に役立つ
気胸の
診断と治療

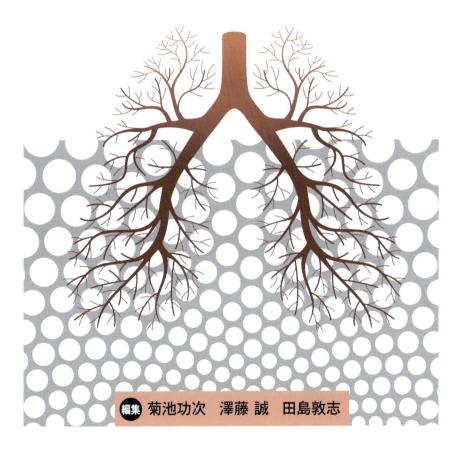

編集 菊池功次　澤藤 誠　田島敦志

克誠堂出版

編　集

菊池功次	埼玉医科大学総合医療センター外科
澤藤　誠	川崎市立川崎病院呼吸器外科
田島敦志	済生会宇都宮病院呼吸器外科

執筆者 (執筆順)

菊池功次	埼玉医科大学総合医療センター外科
田島敦志	済生会宇都宮病院呼吸器外科
澤藤　誠	川崎市立川崎病院呼吸器外科
北見明彦	昭和大学横浜市北部病院呼吸器センター
鈴木　隆	昭和大学横浜市北部病院呼吸器センター
蛇澤　晶	国立病院機構東京病院臨床研究部
木谷匡志	国立病院機構東京病院病理診断科
田村厚久	国立病院機構東京病院呼吸器センター内科
山本達也	国家公務員共済組合連合会立川病院外科（呼吸器）
江口圭介	東京歯科大学市川総合病院外科学講座
河野光智	東海大学医学部付属病院呼吸器外科
川井廉之	奈良県立医科大学高度救命救急センター
高橋伸政	埼玉県立循環器・呼吸器病センター
池谷朋彦	埼玉県立循環器・呼吸器病センター
村井克己	埼玉県立循環器・呼吸器病センター
星　永進	埼玉県立循環器・呼吸器病センター
松谷哲行	帝京大学医学部外科
大塚　崇	慶應義塾大学医学部呼吸器外科
佐藤庸子	東京女子医科大学麻酔科・中央集中治療部
小谷　透	東京女子医科大学麻酔科・中央集中治療部
井上慶明	埼玉医科大学総合医療センター呼吸器外科
中山光男	埼玉医科大学総合医療センター呼吸器外科
儀賀理暁	埼玉医科大学総合医療センター呼吸器外科
杉山亜斗	埼玉医科大学総合医療センター呼吸器外科
深澤基児	亀田総合病院呼吸器外科
武士昭彦	亀田総合病院呼吸器外科
橋詰寿律	国立病院機構神奈川病院呼吸器外科
泉陽太郎	埼玉医科大学総合医療センター呼吸器外科
井上芳正	済生会横浜市東部病院呼吸器外科
青木輝浩	済生会横浜市東部病院呼吸器外科
酒井章次	済生会神奈川県病院呼吸器外科
岩丸有史	国家公務員共済組合連合会立川病院外科（呼吸器）
吉津　晃	横浜市立市民病院呼吸器外科
神谷一徳	横浜市立市民病院呼吸器外科（現・沖縄県立八重山病院外科）
福冨寿典	横浜市立市民病院呼吸器外科
米谷文雄	さいたま市立病院呼吸器外科
堀之内宏久	さいたま市立病院呼吸器外科
朝倉啓介	国立がん研究センター中央病院呼吸器外科
小山孝彦	国立病院機構東京医療センター呼吸器外科
加藤良一	国立病院機構東京医療センター呼吸器外科
安彦智博	川崎市立井田病院呼吸器外科
関みな子	地域医療機能推進機構埼玉メディカルセンター外科
藤本博行	平塚市民病院呼吸器外科
水渡哲史	平塚市民病院呼吸器外科
成毛聖夫	永寿総合病院呼吸器外科（現・国立病院機構神奈川病院呼吸器外科）
木下智成	慶應義塾大学医学部呼吸器外科
堀尾裕俊	がん・感染症センター都立駒込病院呼吸器外科
味澤　篤	がん・感染症センター都立駒込病院感染症科
杉浦八十生	国立病院機構神奈川病院呼吸器外科（現・東海大学医学部付属病院呼吸器外科）
根本悦夫	国立病院機構神奈川病院呼吸器外科
加勢田靜	国立病院機構神奈川病院呼吸器外科
羽藤　泰	慶應義塾大学医学部呼吸器外科
上石修史	済生会宇都宮病院呼吸器内科
黄　英文	済生会宇都宮病院呼吸器内科
木村吉成	済生会宇都宮病院呼吸器外科
福田祐樹	埼玉医科大学総合医療センター呼吸器外科
松本秀年	神奈川県警友会けいゆう病院外科
嶋田昌彦	神奈川県警友会けいゆう病院外科
藤田浩文	神奈川県警友会けいゆう病院呼吸器科
神山育男	川崎市立川崎病院呼吸器外科（現・慶應義塾大学医学部呼吸器外科）
青木耕平	埼玉医科大学総合医療センター呼吸器外科

編集にあたって

　気胸は胸部X線写真を撮影しさえすれば診断は容易く，治療に関しても難しいことは何もないと思われている．このため，気胸の患者が入院してくると研修医や若い呼吸器科医が受け持ちになることが多く，入院後すぐに駆けつけて診療するのではなく，ほかの診療を終えてから処置をしても特に問題はないことも多い．

　一方，緊急を要する気胸（人工呼吸器管理中の気胸，緊張性気胸，両側性同時気胸あるいは肺葉切除後の気胸など）の場合は早期に胸腔穿刺や胸腔ドレナージを行わないとあっという間に致命的となることがあり，呼吸器専門医でさえ治療に難渋することが多い．このため，気胸の診療は呼吸器科の医師にとって最も初歩的な疾患であり，症例によっては最も対応の難しい疾患でもある．

　気胸の大家である武野良仁，大畑正昭両先生にはそれぞれ「自然気胸」という名著があるが，最近の気胸学の進歩と発展から考えると一時代前の教科書である感は否めない．特に20年前まではあまり疾患数が多くなかった続発性気胸は現在では20疾患近くになり，今後も増え続ける勢いである．また本書で初めて取り上げたリウマチや胸膜中皮腫に伴う気胸などは呼吸器専門医にさえ認知されていないことも多く，さまざまな疾患に発生する気胸についてはその発生機序や治療法も異なっているため，気胸学は今後も大きくそのすそ野を拡げていくと考えられる．

　本書では気胸のさまざまな病態や疾患を取り上げているが，ほかの教科書と違って研修医や若き呼吸器科医がすぐに対応すべき気胸や病態をまず「緊急を要する気胸や病態」として分けて取り上げて臨床に役立つことを目指して編集した．研修医や開業している先生方は是非臨床の実際として頭に入れておいてほしい．呼吸器外科医に対しては気胸の原因であるブラに対する胸腔鏡下手術の実際も詳しく記載したので自分の施設の手術と比較して参照してほしい．また切除したブラの組織学的所見についてはブラの破裂の機序や破裂部位について日本だけでなく世界で最も先端的に研究している国立病院機構東京病院の蛇澤晶博士に執筆をお願いした．

　本書は現在でもその発生機序が不明な月経随伴性気胸，再膨張性肺水腫の病態やさまざまな続発性気胸を取り上げて，新しい視点も加えて執筆していただき，気胸に対する診療の基本から最新の専門的知識までをわかりやすく纏めた．この結果最も先鋭的で，気胸学の将来を見据えた新しいタイプの教科書になったと自負している．

　研修医はもちろん呼吸器専門医であってもいつも手許において参照すべき内容となるように特に工夫した（文献もただ引用順に並べるだけでなく，すべての文献を読んだ執筆者に文献の中でも特に読むべき重要論文をいくつか挙げてもらった）．この教科書が気胸患者の診療に役立ち，この書を読んだ研修医や若い呼吸器科医が自信をもって気胸の診療ができることを願ってやまない．

平成27年初秋

菊池功次
澤藤　誠
田島敦志

目次

I 気胸の診断と治療―歴史と今後の課題― ● 菊池功次 ……………………………… 2

II 診断 ● 田島敦志 …………………………………………………………………………… 5

III 気胸に対する治療 ……………………………………………………………………… 14
  1. 治療総論 ● 澤藤　誠 …………………………………………………………………… 14
  2. 内科（保存）的治療 ● 澤藤　誠 ……………………………………………………… 24
  3. 外科的治療 ● 田島敦志 ………………………………………………………………… 34
  4. 手術が難しい気胸に対する治療 ● 北見明彦，鈴木　隆 …………………………… 45

IV 一次性自然気胸の病理形態 ● 蛇澤　晶，木谷匡志，田村厚久 ……………………… 53

V 緊急を要する気胸あるいは病態 ……………………………………………………… 59
  1. 再膨張性肺水腫 ● 澤藤　誠 …………………………………………………………… 59
  2. 両側性同時気胸 ● 山本達也 …………………………………………………………… 63
  3. 緊張性気胸 ● 江口圭介 ………………………………………………………………… 67
  4. 自然血気胸 ● 河野光智 ………………………………………………………………… 71
  5. 外傷性気胸 ● 川井廉之，高橋伸政，池谷朋彦，村井克己，星　永進 …………… 74
  6. 肺切除の既往を有する気胸 ● 松谷哲行 ……………………………………………… 79
  7. 手術中・術直後の気胸 ● 大塚　崇 …………………………………………………… 83
  8. レスピレーター管理中の気胸 ● 佐藤庸子，小谷　透 ……………………………… 85
  9. 気管気管支狭窄に伴う気胸 ● 井上慶明，中山光男，菊池功次 …………………… 90

VI 特殊な気胸 …………………………………………………………………………… 94
  1. 月経随伴性気胸 ● 儀賀理暁，杉山亜斗，中山光男 ………………………………… 94
  2. 高齢者気胸 ● 深澤基児，武士昭彦 …………………………………………………… 98
  3. 術後再発 ● 橋詰寿律 …………………………………………………………………… 103
  4. 難治性気胸 ● 泉陽太郎，中山光男 …………………………………………………… 106
  5. 妊娠と気胸 ● 井上芳正，青木輝浩，酒井章次 ……………………………………… 111
  6. スポーツと気胸 ● 岩丸有史，山本達也 ……………………………………………… 116

VII 続発性気胸 ... 120

1. 肺癌 ● 吉津 晃, 神谷一徳, 福冨寿典 ... 120
2. 転移性肺腫瘍 ● 米谷文雄, 堀之内宏久 ... 123
3. リンパ脈管筋腫症 ● 朝倉啓介, 河野光智 ... 126
4. マルファン症候群 ● 神谷一徳, 吉津 晃, 福冨寿典 ... 128
5. バート・ホッグ・デュベ症候群 ● 小山孝彦, 加藤良一 ... 131
6. ランゲルハンス細胞組織球症 (histiocytosis X) ● 安彦智博 ... 134
7. エーラス・ダンロス症候群 ● 関みな子 ... 136
8. 肺気腫 ● 藤本博行, 水渡哲史 ... 141
9. 肺吸虫症 ● 成毛聖夫, 木下智成 ... 144
10. AIDS ● 堀尾裕俊, 味澤 篤 ... 147
11. 肺結核 ● 杉浦八十生, 根本悦夫, 加勢田靜 ... 150
12. 非結核性抗酸菌症 ● 羽藤 泰, 河野光智 ... 152
13. 肺線維症（間質性肺炎）● 上石修史, 黄 英文, 木村吉成, 田島敦志 ... 155
14. リウマチ ● 福田祐樹, 菊池功次, 中山光男 ... 159
15. アスペルギルス ● 酒井章次 ... 162
16. 胸膜中皮腫 ● 菊池功次, 松本秀年, 嶋田昌彦, 藤田浩文 ... 164

VIII 気胸の鑑別疾患として ... 167

1. 巨大肺囊胞 ● 神山育男, 澤藤 誠 ... 167
2. 縦隔気腫 ● 青木耕平, 杉山亜斗, 井上慶明, 福田祐樹, 儀賀理暁, 泉陽太郎, 中山光男, 菊池功次 ... 170

索引 ... 173

※文献一覧中，★のついたものは特に読むべき重要論文です。

臨床に役立つ 気胸の診断と治療

I 気胸の診断と治療—歴史と今後の課題—
II 診断
III 気胸に対する治療
IV 一次性自然気胸の病理形態
V 緊急を要する気胸あるいは病態
VI 特殊な気胸
VII 続発性気胸
VIII 気胸の鑑別疾患として

I 気胸の診断と治療―歴史と今後の課題

菊池 功次

■気胸の診断と治療の歴史

　自然気胸という病気はいつごろから診断され，治療されるようになったのか？　そんな素朴な疑問をもって古い教科書を読んでみた。1931（昭和6）年，Kjaergaard Hが書いたSpontaneous Pneumothorax in the Apparently Healthy（図）[1]によれば，1856年McDowellが最初に報告して以来，1928（昭和3）年までの間に約200例が文献上報告されていると本文中に記載されている。McDowellの報告と同じ1856年にBrunniche Aの論文（健康な若い男性に発症した自然気胸の1例）も引用文献に載っているので1856年が気胸の報告の始まりと考えられる。

　フランスのLaennecにより聴診器が発明され，胸腹部の聴診が始まったが，聴診の教科書が初めてパリで発刊されたのが1828年なので，聴診器による診断が始まって30年ぐらい経過して自然気胸の症例報告が記載されたとすると年代的に納得できる。ただ当時でも聴診，打診による診断は難しかったらしく，客観的で確実な診断にはX線の発見，進歩を待たなければならなかった。1895（明治28）年，RoentogenによるX線の発見により，X線診断が始まった。胸部X線写真の普及により，気胸の診断は聴診，打診による主観的診断から，X線診断という客観的診断が可能になった。わが国ではX線の発見からわずか2年後の1897（明治30）年にX線装置が東京大学解剖学教室に設置され，その後1909（明治42）年，島津製作所が国産化に成功し，全国に普及したと考えられる。気胸の診断が胸部X線写真により客観的な診断が可能になったことを踏まえて，1931年にKjaergaardが気胸の教科書を書いたわけであるが，この時点で200例の自然気胸の集計があり，ほとんど

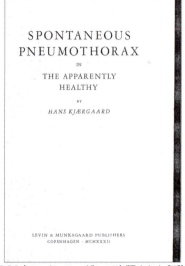

図● 1931年コペンハーゲンで出版された気胸の教科書の表紙
　Spontaneous pneumothorax in the apparently healthyと書いてあることに注目してほしい。

の症例は安静により軽快しており，予後は良好と書かれている。しかし，死亡例が200例中6例あり，4例が血気胸，1例が緊張性気胸，1例が両側気胸で亡くなったと報告されている。血気胸が4例と多く報告されているが，このときは輸血が行えなかった時代であり，血気胸により出血死したことは想像に難くないが，この教科書から80年以上経過し，胸部X線写真や胸部CTスキャンが緊急に撮影できるようになった現在でも両側気胸，緊張性気胸などは診断や対応が遅れると急激に不幸な転帰をとる症例があることをわれわれは肝に銘じなくてはならないと思う。

　気胸の治療法として20世紀始めまでは安静などの保存的な内科治療が主体であり，胸腔穿刺などの治療はあまり行われていなかったと思われる。というよりも胸部X線撮影による診断が行われていなかったために，症状や肺野の聴診だけから気胸と正確に診断することは非常に

難しく，肺に向かって針を刺す胸腔穿刺は医原性気胸を作る可能性もあるので非常に怖かったと思われる。

胸部X線写真が撮影できるようになっても，80年以上前の気胸の治療の主体は安静であり，時には胸腔穿刺を行って空気を抜いたり，血性胸水を抜いたりしたが，当時から気胸の完全虚脱例に対する穿刺，脱気で肺水腫が発生するとの記載がみられることは特筆に値する。

1932年にKjaergaardが胸膜直下の気腫性肺嚢胞の破裂により自然気胸が発症することを報告[2]して以来，外科的な処置が考慮されるようになったと言われている。

わが国における気胸の治療，研究はほぼ同じころ肺結核に対して人工的に気胸を作って肺を虚脱させることにより結核病巣の治癒を促す治療法，すなわち人工気胸法とともに始まったと考えられる。当時は抗結核薬もなく，肺切除術も行えなかった時代に，人工気胸療法は肺結核に対する唯一の積極療法であった。その後，第二次世界大戦および戦後の混乱期を経て昭和20年代後半から挿管による全身麻酔が可能となり，開胸手術が安全となったため，肺結核に対して肺切除術が広く行われるようになった。このころから自然気胸に対しても外科的治療が積極的に行われるようになったが，それでも気胸に対する手術は多いとは言えずに1968（昭和43）年の報告をみても東京大学で計16例[3]，徳島大学では10年間で25例[4]であり，手術症例数は非常に少なかった。しかしその後昭和40年代初めから気胸症例の増加が顕著となり，慶應義塾大学の石原は1972（昭和47）年67例の手術症例を報告[5]している。1965（昭和40）年以後の気胸症例の増加の原因として大気汚染が考えられたため，厚生省で自然気胸の研究班が組織された。このときの自然気胸に対する厚生省研究班のメンバーは武野良仁（日産玉川病院外科，班長），中村博（国立相模原病院内科），大畑正昭（日本大学外科），吉村敬三（東京大学外科），田村昌士（順天堂大学呼吸器内科），石原恒夫（慶應義塾大学外科）らである[6]。

1977（昭和52）年この研究班のメンバーが中心となって東京で始まった気胸研究会は気胸に興味を抱いた医師が集まって臨床的，基礎的研究を問わず気胸に関する問題を率直に討議するもので，気胸研究に大きな貢献をしてきた。

1979（昭和54）年，筆者は慶應義塾大学外科で石原恒夫先生から直接自然気胸に対する治療の方針を教えていただいたが，その基本方針は軽度の気胸は安静を心掛けて外来で通院治療，中等度以上の気胸や両側気胸，血気胸などでは入院して胸腔ドレナージによる治療を行うというもので，胸腔ドレナージを行っても胸腔ドレーンから空気漏れが続く場合や胸腔ドレナージ治療後の再発例では外科的治療（多くは腋窩開胸）を行うというもので35年以上経過した現在でも筆者が気胸の治療の方針として研修医に教えている治療の大原則である。筆者は同じ年から気胸研究会に参加してきたが，研究会での発表，討論は病院内での症例検討会の雰囲気があり，呼吸器外科医になりたての新米医師にとって新鮮な発表内容ばかりで，非常に勉強になったことを覚えている。その後この研究会を母体にして1997（平成9）年，第1回日本気胸学会が開催され，2003（平成15）年に日本気胸・嚢胞性肺疾患学会へ名称が変更され，今日に至っている。

この間，武野らが気胸に対して胸腔鏡による観察や治療を始めていたが，全国的には大きな広がりを見せなかった[7]。その後，1990（平成2）年ごろから外科領域で内視鏡下手術が盛んとなり，1992（平成4）年春には，わが国において自動縫合器による肺切除が可能となり，自然気胸に対して胸腔鏡下にブラの切除術を行う内視鏡下手術が日本大学，慶應義塾大学で相次いで行われた[8]。この手術法は手術創が小さくすむため，またたく間に全国に拡がり，20年経過した現在，自然気胸に対する外科的治療の中心となっている。

しかし胸腔鏡下手術を行って数年経過してみ

ると，胸腔鏡下ブラ切除術は開胸下ブラ切除術と比べて術後再発の発生率が高く，多くの施設で10％を超えていた[9]。このため，武野，大畑らを中心として気胸研究会を日本気胸学会に改組して気胸の診断，治療のさらなる発展を期した。日本気胸学会では，胸腔鏡下ブラ切除術の再発を低く抑えるために種々の工夫が討論されたが，現在でも開胸手術後の再発率（3％程度）を凌駕する外科治療成績は報告されていない。

今後の気胸研究の進歩に対する期待

第18回日本気胸・囊胞性肺疾患学会（2014年）でも取り上げられているが，気胸に対する外科治療の主体である胸腔鏡下ブラ切除術は再発率が高く，再発を防ぐために人工織布を用いて胸膜を補強している発表が多くを占めている。この治療は気胸の再発だけを考えれば理解できるが，気胸の手術適応患者に若年者の患者が多いため，数十年後にほかの呼吸器疾患にかかる可能性もあり，胸膜の癒着が呼吸機能を低下させたり，ほかの呼吸器疾患に悪影響を及ぼすこと（特に肺癌では胸壁浸潤の可能性が高くなったり，胸膜癒着により手術の侵襲が大きくなること）が懸念される。今後は開胸下ブラ切除術と同じように胸膜癒着術を行わなくても数％程度の低い再発率を目指して現在行われている胸腔鏡下手術を大きく改良しなければならないと思っている。

また気胸の発生要因はブラの破裂と言われているが，手術時に肺の表面を観察してもブラが判然としない症例も少なからず存在し，catamenial pneumothoraxや気管気管支狭窄に伴う気胸などではブラの破裂よりも肉眼では見えない小孔から空気が漏れ出たと考えたほうが理解しやすい病態もあり，今後，まったく新しい気胸研究の進歩が待たれるところである。

[文献]

★ 1) Kjaergaard H. Spontaneous pneumothorax in the apparently healthy. Levin & Munksgaard Publishers, 1931.
2) Kjaergaard H. Spontaneous pneumothorax in apparently healthy. Acta Med Scand 1932；43：159.
★ 3) 武野良仁. 自然気胸研究会，編. A. 概論. 自然気胸. 東京：鳳鳴堂書店，1986：1-10.
4) 北川正信，北川知行，森田豊彦. 気腫性囊胞の病理. 日胸 1968；27：475-86.
5) 原田邦彦，渡辺恒明，谷 忠，ほか. 自然気胸の臨床的検討. 日胸 1968；27：132-8.
6) 石原恒夫，吉松 博，菊地敬一，ほか. 自然気胸の治療. 日胸疾会誌 1972；10：354-9.
7) 大畑正昭. A. 自然気胸治療法の変遷. 自然気胸：最近の治療法. 東京：克誠堂出版，2001：1-3.
★ 8) 大森一光，大畑正昭. 自然気胸の最近の治療法. 日胸 1995；54：S111-5.
9) 菊池功次，吉津 晃，成毛聖夫，ほか. 自然気胸に対する胸腔鏡下手術における術後合併症と術後再発. 日胸 1996；55：347-51.

II 診断

田島 敦志

はじめに

胸部X線写真を撮影すれば比較的容易に気胸の診断は可能である。しかし，**気胸とは結果としての病態**であり，その原因はさまざまである。そのため，気胸の診断も単に肺が虚脱していることを確認するだけでなく，なぜ胸腔内に空気が存在することになったのかまで診断する必要がある。ただし，緊急を要する場合もあるため，早急に精査を行わなくてはならない。

ここでは，気胸の定義，気胸の分類，原発性自然気胸の病態，気胸（肺虚脱）の程度，気腫性肺嚢胞の肉眼形態分類，状況に応じた気胸の診断方法，気胸の診断に必要な検査方法について述べる。

気胸の定義

本来空気が存在するはずのない胸腔内になんらかの原因で空気が入った状態もしくは空気が存在し，そのために肺が虚脱した状態を気胸（pneumothorax）という[1]。

必ずしも肺から漏れた空気でなくてもよい。また，気胸のすべてが治療対象とはならない。治療の対象となるのは，胸腔内に空気が存在することで肺が膨張できず，虚脱してしまう場合，もしくは虚脱してしまっている場合であり，現時点で症状があるか，今後症状を呈する可能性のある場合のものである。知らず知らずのうちに気胸を生じて自然治癒していることも多々ある。または，間質性肺炎で肺が硬化収縮した状態の慢性気胸状態に対しては治療する術がない。

気胸の分類

気胸の分類の基本方針は気胸発生の原因機序

表1 ● 気胸の分類（日本気胸・嚢胞性肺疾患学会）

A. 自然気胸 spontaneous pneumothorax
　1. 原発性自然気胸 primary s.p.
　2. 続発性自然気胸 secondary s.p.
　3. 原因不明の自然気胸 s.p. of unknown origin
B. 外傷性気胸 traumatic pneumothorax
　1. 開放性外傷性気胸 open t.p.
　2. 閉鎖性外傷性気胸 closed t.p.
C. 人工気胸 artificial pneumothorax
　1. 診断的人工気胸 diagnostic a.p.
　2. 治療的人工気胸 therapeutic a.p.
D. 医原性気胸 iatrogenic pneumothorax

によって分類されている。気胸の原因はさまざまであり，日本気胸・嚢胞性肺疾患学会による分類では大きく4項目に分けられている[2]。**表1**に示すようにA. 自然気胸，B. 外傷性気胸，C. 人工気胸，D. 医原性気胸となっている。

内因性の気胸（明らかな外傷によらない気胸）を**自然気胸**（spontaneous pneumothorax），外傷によるものを**外傷性気胸**（traumatic pneumothorax），治療や診断の目的で意図的に胸腔穿刺などによって気胸を発症させるものを**人工気胸**（artificial pneumothorax），鎖骨下静脈カテーテルの挿入や気管支鏡下肺生検，CTガイド下肺生検などの医療上の手技による偶発的に生じた気胸を**医原性気胸**（iatrogenic pneumothorax）という。

自然気胸のうち明らかな肺の基礎疾患を持たないものを**原発性自然気胸**（primary spontaneous pneumothorax）といい，慢性閉塞性肺疾患（chronic obstructive pulmonary disease: COPD）などの肺の基礎疾患や薬剤が原因で発症したものを**続発性自然気胸**（secondary spontaneous pneumothorax）という。

原発性自然気胸の病態

原発性自然気胸は20歳前後の若い痩せ型の

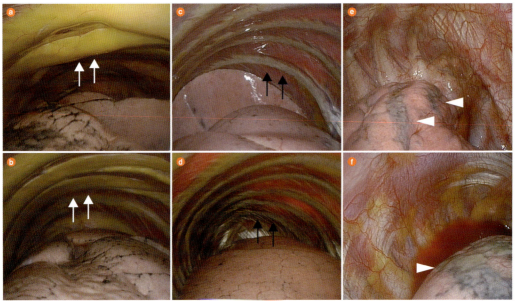

図1● 原発性自然気胸の病態（仮説）
　痩せ型の患者は胸腔内の肋骨を裏打ちする壁側胸膜の脂肪組織が少ないために，肺尖部付近の臓側胸膜と硬い肋骨が薄い壁側胸膜一枚のみで隔てられている。そのため臓側胸膜が硬い肋骨と擦れやすく，臓側胸膜付近の組織に変化が生じやすい。
ⓐⓑ成人男性の胸腔内の壁側胸膜：肋骨を裏打ちするように黄色の脂肪組織が付いている（白矢印）。
ⓒⓓ痩せ型の男性気胸患者の壁側胸膜：肋骨を裏打ちする脂肪組織がない（黒矢印）。
ⓔⓕ痩せ型の男性気胸患者の臓側胸膜：肋骨と接する胸膜が帯状に変化している．炭粉沈着と胸膜の肥厚，ブレブの形成がみられる（矢頭）。

男性に発症するといわれている。しかし，これがなぜなのかは，はっきり原因は解明されていない。胸膜下気腫性嚢胞の成因に関しては，大畑が❶体型異常説，❷先天性説，❸sharp rib説，❹細気管支の弁状機構説，❺胸膜瘢痕説の5つに分けて説明している[1]。自然気胸の手術を行っていて気づいた私見ではあるが，「**痩せ型の患者は胸腔内の肋骨を裏打ちする壁側胸膜の脂肪組織が少ないために，肺尖部付近の臓側胸膜と硬い肋骨が薄い壁側胸膜1枚のみで隔てられているため擦れやすく，臓側胸膜付近の組織に変化が生じやすい。つまり，ブラやブレブが生じやすく，また穴が開きやすくなる**」ということである。つまり，大畑の5つに分けた要因のうち❶，❸，❺の3つが関係してくる状態であるということである。**図1**に示すように，成人男性の胸腔内の壁側胸膜を観察すると，肋骨を裏打ちするように脂肪組織がついており，肋間筋の部分には脂肪組織が少ない。これは，生物の神秘であり，体内の柔らかいものと硬いものが直接擦れあわないようにできているものと勝手に解釈している。しかし，20歳前後の痩せ型の男性気胸患者の胸腔内を観察すると，この肋骨を裏打ちする脂肪組織が少ないことがわかる。肺が最も大きく動く肺尖部，そして，肋骨の中でも，上位肋骨である第1肋骨と，角度の最も大きく変化する第2肋骨に触れる部分の肺の表面に炭粉沈着とブレブの形成が多くみられる。炭粉沈着や胸膜の肥厚は，肺尖部では肺尖部分のくぼみの形に生じ，それ以下では第1肋骨や第2肋骨に沿って帯状に生じることが多く，これは，肺と硬い肋骨が擦れるときに生じる振動で，炭粉が沈着し胸膜の肥厚も同時に生じやすくなると解釈している。正確には炭粉を貪食したマクロファージが集積している。このような，いくつかの刺激（摩擦，振動，炭粉という異物）が，ブラ・ブレブを生じるきっかけになっていると考えている。

　若い痩せ型男性の原発性自然気胸の将来的な予防策の一つとして，上位肋骨と壁側胸膜の間

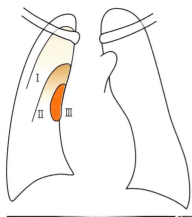

図2　気胸（肺虚脱）の程度
軽度　＝Ⅰ度：肺尖が鎖骨レベルまたはそれよりも頭側にある．またはこれに準ずる程度．
中等度＝Ⅱ度：軽度と高度の中間程度．
高度　＝Ⅲ度：全虚脱またはこれに近いもの．
（金子公一．Ⅳ気胸・肺囊胞のKnack & Pitfalls．1．症状と診断．専門医のための呼吸器外科の要点と盲点Ⅱ．東京：文光堂，2010：76-80より引用）

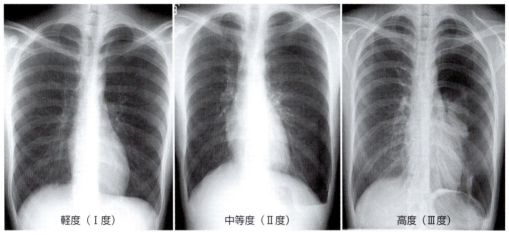

に脂肪と同じような柔らかい物質を注入留置できたら，炭粉沈着やブレブの形成が抑制できるのではないかと考えている．

気胸（肺虚脱）の程度

気胸の程度に関しての表記はさまざまあるが，治療法の選択にあたっては，簡便にそして大まかな分類で十分である．日本気胸・囊胞性肺疾患学会のガイドラインも，虚脱の程度を連続変量化することは臨床上あまり意味をもたないとして，胸部X線写真上の肺虚脱を，**軽度**（肺尖が鎖骨レベルまたはそれよりも頭側にある．またはこれに準ずる程度），**中等度**（軽度と高度の中間程度），**高度**（全虚脱またはこれに近いもの）と3段階に区分している[2]．一般的に使われているⅠ度＝軽度，Ⅱ度＝中等度，Ⅲ度＝高度がそれぞれに対応している（**図2**）[3]．

本邦以外では，胸壁と肺の距離で気胸の程度を表している．英国胸部疾患学会（British Thoracic Society：BTS）のガイドライン[4]では，肺門の高さにおける側胸部の壁側胸膜から虚脱肺胸膜までの距離で，米国胸部医師学会（American College of Chest Physicians：ACCP）のガイドライン[5]では胸郭内面頂部から虚脱肺尖までの距離で虚脱の程度を表すことになっている（**図3**）．

気腫性肺囊胞の肉眼形態分類

1947年，Millerは胸膜下の気腫性肺囊胞をブレブとブラに分類した[6]．**ブレブは肺の臓側胸膜の内弾性板と外弾性板との間に空気が貯留した状態であり，ブラは肺胞の破裂によって肺胞間隔壁が破れて隣接肺胞が融合して気囊を生じたものである．**Millerの分類は組織学的な検索によらねばならないし，ブラからブレブに発展するものや，同一組織内に両者が混在している場合がある．さらにReidはブラを3型に分類している[7]．**1980年に大畑は気腫性肺囊胞を肉眼的形態から胸膜下気腫性肺囊胞を6型に分類し**

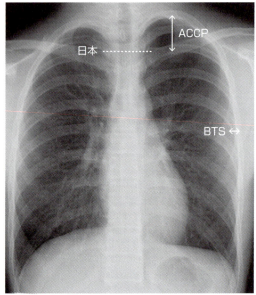

図3● 気胸（肺虚脱）の程度：英国・米国・日本での違い

BTSのガイドライン：肺門の高さにおける側胸部の壁側胸膜から虚脱肺胸膜までの距離。

ACCPのガイドライン：胸郭内面頂部から虚脱肺尖までの距離。

日本気胸・嚢胞性肺疾患学会のガイドライン：肺尖が鎖骨レベルまたはそれより頭側にあれば，軽度の気胸とする。

（本書「治療総論より引用」）

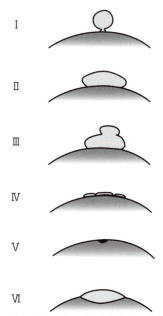

図4● 気腫性肺嚢胞肉眼的形態分類（大畑の分類，1980年）

Ⅰ型：細い茎で嚢胞が肺実質と交通しており，マッシュルーム型で，嚢胞壁は菲薄で，時に破裂孔がみられることがある。

Ⅱ型：幅の広い基底部を持ち，半球状に肺胸膜面に膨出している．この型の嚢胞壁は比較的厚いものが多く，多数集簇している場合もみられる。

Ⅲ型：嚢胞からさらに嚢胞が膨出しているもので，膨出した嚢胞壁は極めて菲薄で破裂孔がみられることが多い。

Ⅳ型：上葉S^3または中葉の辺縁に米粒大からエンドウ豆大のものが数珠状に多発しているのが特徴でこの嚢胞が破れることはまれのようである。

Ⅴ型：肺胸膜表面の膨隆は認めず小孔のみが開いており，その周辺には炭粉沈着が認められる。

Ⅵ型：肺胸膜の膨隆がみられ，その直下には気泡がみられる．この気泡は移動性であり，範囲も広範にみられることがある。

（大畑正昭．自然気胸．東京：克誠堂出版，1982：16-19より引用）

ている[8]（**図4**）．それが，現在の日本気胸・嚢胞性肺疾患学会のガイドラインの分類として用いられている（**図5**）．

この分類をそのまま，大畑が経験した切除例に当てはめてみると，Ⅰ型とⅡ型で80％以上が占められ，Ⅲ型が10％程度で，ほかの型はまれとしている．気腫性嚢胞の部位を区域別にみると，上葉と下葉のS^6に多く，ほかは少ないとしており，85％は多発性であると報告している[1]．

状況に応じた気胸の診断

●一般外来の患者に対して

日常診療の外来においての気胸の診断は，患者の訴えからまず**気胸を疑う**ことから始まる．**表2**に示す5つの診察方法で胸部X線写真がなくても気胸の診断が行えるように心がける必要がある．

問診で患者の訴えを確認することが重要である．主訴として最も多いのが，胸痛である．痛みは背部痛，肩への放散痛，心窩部痛，腹痛を訴えることもある．次に，呼吸の苦しさ，労作時の呼吸困難などの訴えも多い．さらに，咳嗽を訴えることもある．そして，主訴がいつからの症状か，どういう状況で発症したかとその経過を確認することが重要である．3日間以上前に発症しているとしたら，脱気の際に再膨張性肺水腫になる可能性が高いかもしれないことを念頭におく必要がある[9]．また，気胸は繰り返す可能性があるので，気胸の既往を聞くのと同

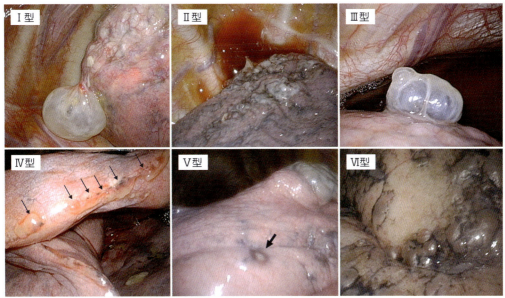

図5 ● 気腫性肺嚢胞肉眼的形態分類（胸腔鏡画像Ⅰ～Ⅵ型）

時に，気づかないうちに気胸になっていたかもしれないことを予測して同様の症状が以前にあったかどうかを問診することも大切である。気胸の既往もしくは，同様な症状が以前にあった場合は，癒着が生じている場合があり，胸部X線写真で横隔膜よりも高い位置の鏡面像を認めたら，血気胸ということで緊急手術の適応にもなる。女性の場合は，生理との関係は必ず聞くことが必要である。

　問診をしながら**視診**で患者の呼吸運動を確認する。患側胸郭の動きの低下があるか，胸郭の変形（患側胸郭の膨大）がみられるか，皮下気腫がないかどうかを確認する。そして，**触診**で患側肋間の開大があるかどうか，皮下気腫がないかどうかを確認し，**打診**で患側胸部の鼓音が聞こえるかどうかを確認，**聴診**で患側呼吸音の減弱があるかどうかを確認する。左右差がありどちらかで呼吸音が聞こえない場合は，気胸，肺気腫，巨大肺嚢胞を疑う必要がある。聴診で左右差を確認する場合は両側の腋窩で聴取すると正確に判断できる。

　以上より気胸を疑ったら，**胸部X線写真を撮影する**。ただし，苦痛様顔貌，冷汗，顔面蒼白，チアノーゼ，酸素飽和度の低下，頻脈や呼吸促迫を認めた場合は，緊張性気胸に移行している

表2 ● 気胸の診断に必要な5診

問診:	胸痛・背部痛・肩への放散痛・心窩部痛・腹痛
	呼吸の苦しさ・労作時の呼吸困難
	咳嗽
	いつからの症状か
	どういう状況で発症したか
	経過
	女性の場合は，生理との関係
視診:	呼吸運動で患側胸郭の動きの低下，胸郭の変形（患側胸郭の膨大）
触診:	患側肋間の開大
打診:	患側胸部の鼓音
聴診:	患側呼吸音の減弱

可能性があり緊急に対応する必要がある。検査移動中にショックに陥ることがあるので，安静を保ち，付き添いをつけ，ポータブルX線を呼ぶのと同時に治療（脱気）の準備をする。臥位での胸部X線撮影では気胸がわかりにくいので，できるだけ座位や半座位での撮影をする。また鏡面像を確認するには，側臥位で撮影することも有効である。

　気胸の診断の目的は初期治療につなげることにある。緊急性があるかないかを判断することが最も重要であり，余裕があれば，今後の治療方針を検討するために胸部CTなどを追加して行うことになる。肺に基礎疾患のある患者や高

齢の患者は，肺虚脱の進行により症状の悪化を招きやすいので，より慎重な対応を行う必要がある。

画像診断は，通常胸部X線写真で十分であるが，肺と胸壁の間に癒着があるなど虚脱の程度がわかりにくい場合や巨大肺嚢胞との判別が難しい場合には胸部CTを撮影する。CTは，COPD，間質性肺炎などの続発性自然気胸の基礎疾患の診断にも有用であり，また胸腔穿刺やドレーン挿入が必要となった場合，CTで気胸腔の範囲を確認したほうが，穿刺部位・挿入部位を決定しやすい。

● **入院患者に対して**

ほかの疾患で入院している患者に気胸が発症することは，まれではない。入院をしている原疾患から発症する気胸から，医原性の気胸と原因は多岐にわたると考えられる。

もちろん胸痛を主訴にする場合も多いが，入院患者の主訴で多いのは**咳嗽**である。急にせき込みが強くなったという訴えが外来の患者よりも多く聞かれる。自分で訴えることのできない患者（挿管されており，人工呼吸器管理下の患者など）は，**酸素飽和度の低下・気道内圧の上昇・突然の血圧低下**を認めた場合は，疑わなければならない病態である。

至急行う検査は胸部X線写真が必須であるが，入院患者であれば，原因も含めた精査が可能であるため，胸部CTまで撮影しておいたほうが有効と考える。人工呼吸器管理下の患者で気胸を疑った場合は，胸部X線写真を撮影している間に緊張性気胸となり心停止を来すことがあるので，消毒，エラスター針，ドレーンなどを準備して，いつでもすぐに胸腔内の空気を体外へ排出できるようにしておくことが大切である。**人工呼吸器管理下で気胸を発症した場合，気道内圧の上昇や突然の低血圧を認めたら，すでに緊張性気胸となっている可能性が高いので，胸部X線写真を待たずして身体所見と聴診で診断し治療に移行することが必要である。**

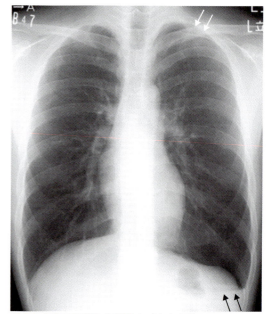

図6●　診断が困難な症例❶　わずかな気胸
わずかな気胸（白矢印）。鏡面像（黒矢印）。

● **救急外来において**

救急外来においては，ウォークインの患者と救急車で救急搬送されてきた患者とで対処の仕方は異なる。ウォークインの患者は一般外来の患者と同様の診断方法で問題はないと考える。救急車などで搬送されてきた患者に対しては，Japan Advanced Trauma Evaluation and Care（JATEC）の外傷初期診療ガイドラインに沿った形で初期診療を行えばよいと考える[10]。外傷ではない場合でも，救急車で搬送された患者の呼吸状態が切迫しており身体所見や聴診で緊張性気胸と診断したときは，検査を待たずして即胸腔穿刺・胸腔ドレナージにより脱気を行う必要がある。

外傷患者の場合は，「重症度」よりも「緊急度」の概念を重視し，つまり，生命にかかわることを最優先にする。外傷性気胸による緊張性気胸は最も緊急度の高い病態の一つであり，迅速な診断と適切に脱気・胸腔内圧の減圧を行うことができれば，致死的な病態への進展と死亡を防ぐことができる。

緊張性気胸は，肺もしくは胸壁の損傷が1方

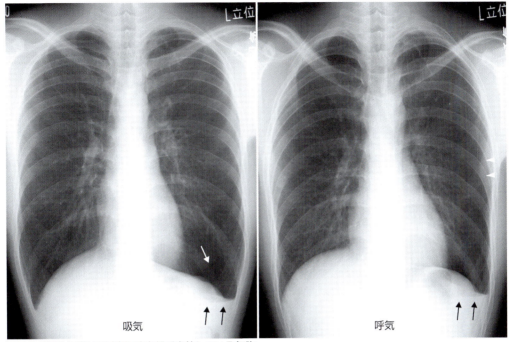

図7● 診断が困難な症例❷ 肺尖部が癒着している気胸
術後再発のため，肺尖部が癒着している．横隔膜付近の無血管野（白矢印），鏡面像（黒矢印）．呼気で肺がさらに虚脱する（矢頭）．

向弁となって，空気が胸腔内に閉じ込められて発生する．肺損傷や胸腔内気管・気管支損傷によって起こることが多い．胸腔内圧が上昇し，静脈還流が障害され循環不全に陥るとともに，患側肺が虚脱する一方で対側肺も縦隔の偏位によって圧排されるために呼吸不全も生じる．

症候は，胸痛，呼吸促迫とともに，循環不全の所見としては，頻脈，低血圧などを特徴とする．**身体所見では，視診で患側の胸郭膨張，頸静脈怒張，聴診での一側呼吸音の減弱・消失，触診での皮下気腫，頸部気管の偏位，打診上の鼓音を特徴とする．呼吸音の聴取は両側の腋窩において行うことが大切で，これによって左右差をより正確に判断できる．**

緊張性気胸は身体所見で診断すべきであり，胸部X線写真による確定診断を待つことにより治療が遅れることがあってはならない[10]．

●診断が困難な症例
❶気胸がわずかである場合．立位の胸部X線写真で横隔膜付近に少量の胸水（鏡面像）を認めることがある（**図6**）．
❷肺尖部が癒着している場合．肺尖部が虚脱していないと気胸を見逃すことがある．この場合は，横隔膜付近に無血管野が存在したり，胸水（鏡面像）を認めたりすることがある（**図7**）．また，呼気で撮影をすることで，より肺の虚脱が進行して発見することができる．
❸巨大気腫性肺嚢胞（ジャイアントブラ）の場合．気胸と誤診することが多々ある．ブラの中に誤ってドレーンを挿入してしまわないように気をつける必要がある．

気胸の診断に必要な検査

治療を行うに際してはブラ・ブレブの数，大きさ，形，膜の性状を正確に診断することが重要である．原発性自然気胸なのか，続発性気胸なのか同時に胸腔鏡手術ができるかどうか，あるいは開胸手術になるのかを診断する必要がある．

●胸部X線写真

胸部X線写真は最低限，診断のために必要な

表3 ● 胸部X線写真で確認すること

① 肺の虚脱の程度
② 縦隔の偏移
③ 横隔膜の平定化
④ 肋間の開大
⑤ 肺の癒着
⑥ 気胸は片側か両側か
⑦ 胸水（鏡面像）
⑧ 胸膜の辺縁の不整
⑨ ブラ・ブレブの大きさ・個数・形
⑩ 皮下気腫
⑪ 縦隔気腫
⑫ 異物
⑬ 骨折

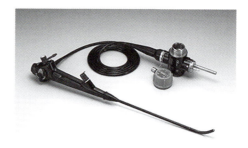

図8 ● EVIS LUCERA細径胸腔ビデオスコープ OLYMPUS LTF TYPE 260

検査と考える．体位の基本は立位または座位で，通常の撮影は吸気のみであるのに対して，気胸を疑った場合は吸気と呼気の両方の条件で撮影したほうがよい．表3に示すように胸部X線写真では，①肺の虚脱の程度，②縦隔の偏移の有無，③横隔膜の平定化，④肋間の開大，⑤肺の癒着の有無，⑥気胸は片側か両側か，⑦胸水の有無（鏡面像の有無），⑧胸膜の辺縁の不整の確認，⑨ブラ・ブレブの大きさ・個数・形，⑩皮下気腫の有無，⑪縦隔気腫の有無，⑫異物の有無，⑬骨折の有無を確認する必要がある．

● 胸部CT

現在のCTでは全肺野を5mm以下のthin sliceで撮影することは簡便に行えるようになっている．また，その画像を3方向で画像構築することも可能である．肺実質内に存在するもの，胸膜下に存在するものの診断，膜の厚さ，胸腔内の癒着の程度を診断するのに適している．しかし肺表面に存在するブラ・ブレブが虚脱していることがしばしば認められる．そうした場合は描出が困難となることがある．また肺が虚脱しすぎている場合は，ブラ・ブレブの診断は困難となる．そのため，CTを撮影するタイミングは，十分に胸腔内の空気を脱気した後，もしくは胸腔ドレナージを行い肺がある程度（鎖骨の線以上，もしくは虚脱度がⅠ度以内まで）膨張したころが最適と考える．また，中西らは胸腔内に生理食塩水を注入し発声しながらCT検査を施行することで空気漏れが生じている部位が特定できると報告している[11]．

● 胸腔造影

（本検査法に適応のある造影剤はない．現在市販されている造影剤において胸腔内投与を効果・効能，用法・用量に明記しているものはないため，必ず使用施設における倫理委員会において，造影剤の適応外使用許可を申請してから使用することが原則である）

胸腔ドレナージを行い，虚脱がⅠ度以内の気胸の状態を作ってから造影剤を胸腔内に注入する[12]．使用する造影剤は非イオン性モノマー造影剤（水溶性）を希釈せずに5～20ml程度を用いる．消化管の二重造影法と同様にして患者の体位を変えて撮影する．空気漏れの好発するS^1，S^6の領域に造影剤を集めるためには15°から30°の頭低位を保持する必要があり，高齢者には困難なことが多い．透視下ではブラ・ブレブは呼気時に増大するよりも吸気時に最大径を示す場合が多い．

造影が透視下で不良の場合は胸水や血液が存在することを意味する．造影剤を胸腔内に注入しても癒着は起こらない．腎機能が正常であれば胸腔内に投与された造影剤は約24時間で尿中に排泄される．

胸腔造影の欠点は縦隔側，肺底部の描出が悪いことが挙げられる．一方，胸腔造影が最も威力を発揮するのは持続的な空気漏れが存在する

場合である．どのブラ・ブレブから空気が漏れているかを確診できる．

● 胸腔鏡検査（局所麻酔による方法）

　胸腔ドレーン挿入時に行うことができる有効な診断法である．気管支鏡検査を行う透視室において，気管支鏡の光源とモニターに接続できるEVIS LUCERA細径胸腔ビデオスコープ・OLYMPUS LTF TYPE 260（**図8**）を用いている．ブラ・ブレブの形，膜の性状，胸腔内癒着の程度を知るうえで重要な検査である．最終的に胸腔鏡手術が可能かどうか，手術時間がどのくらいかかるか，途中で開胸手術への移行があり得るかなどの情報が得られる．

　体位は最初仰臥位，次に側臥位の順で行う．胸腔鏡の挿入位置は患側の中腋窩線の第5肋間がよい．この部位からの観察は胸腔内全体を観察できる．すなわち肺の前面，後面，肺尖，肺底，葉間を観察できる．ほかの部位からの観察では死角が多く胸腔内全体を観察できない．

おわりに

　問診で気胸を疑うことができれば，胸部X線写真を撮影して気胸の診断は比較的容易にできる．しかし，緊急時において，すぐに胸部X線写真が撮影できない場合どうすればよいのかは，本項で述べた簡単な5診は医師として覚えておいてほしい．緊張性気胸は救える病態であるので身体所見でしっかり診断ができるように訓練してほしい．「たかが気胸，されど気胸」，気胸という病態は奥が深いので，診断をしっかりして，治療につなげてほしい．

[文献]

★ 1) 大畑正昭．自然気胸：特に成因と治療方針．医学の歩み 1986；138：250-2．
★ 2) 日本気胸・嚢胞性肺疾患学会，編．気胸・嚢胞性肺疾患 規約・用語・ガイドライン 2009年版．東京：金原出版，2009．
　 3) 金子公一．Ⅳ気胸・肺嚢胞のKnack & Pitfalls．1．症状と診断．専門医のための呼吸器外科の要点と盲点Ⅱ．東京：文光堂，2010：76-80．
★ 4) MacDuff A, Arnold A, Harvey J, on behalf of the BTS Pleural Disease Guideline Group. Management of spontaneous pneumothorax：British Thoracic Society pleural disease guideline 2010. Thorax 2010；65：ii18-ii31.
★ 5) Baumann MH, Strange C, Heffner JE, et al. Management of spontaneous pneumothorax：an American College of Chest Physicians Delphi consensus statement. Chest 2001；119：590-602.
　 6) Miller WS. The Lung, 2nd ed. Thomas CC, editors. Whitefish, Montana：Literary Licensing LLC, 1947.
　 7) Reid L. The pathology of emphysema. London：Lloyd-Luke, 1967：211-40.
　 8) 大畑正昭．自然気胸．東京：克誠堂出版，1982：16-9．
　 9) Mahfood S, Hix WR, Aaron BL, et al. Re-expansion pulmonary edema. Ann Thorac Surg 1988；45：340-5.
★10) 日本外傷学会．日本外傷初期診療ガイドラインJATEC，改訂第4版．東京：へるす出版，2012．
　11) Nakanishi K, Shimotakahara A, Asato Y, et al. A new method to detect air leakage in a patient with pneumothorax using saline solution and multidetector-row spiral CT scan. Chest 2013；144：940-6.
　12) 栗原正利．Ⅲ外科的胸部疾患と診断のKnack & Pitfalls．1．外科的胸部疾患．8）気胸．一般外科医のための呼吸器外科の要点と盲点．東京：文光堂，2008：88-91．

III 気胸に対する治療

1 治療総論

澤藤 誠

はじめに

　気胸の治療の目的は，胸腔内に貯留した空気を排除し肺を拡張させること，肺側からの空気漏れを停止させること，および再発の可能性を少なくすることである．気胸を生じる原因は単一ではなくさまざまな病態が背景にあり，症状も軽症のものから重篤なものまで幅が広く，緊急処置を要する場合もある．したがって，気胸の治療にあたっては，それぞれの患者に最も適する方法を選択する必要がある．

　ここでは，気胸に対する治療の概要を，自然気胸の治療を中心に述べる．

気胸の分類

　気胸は，発生の原因機序により，❶自然気胸，❷外傷性気胸，❸人工気胸，❹医原性気胸に分類される．日本気胸・嚢胞性肺疾患学会による分類を表1に示す[1]．

　自然気胸は，外傷などの外的要因がなく生じる，内因性気胸である．びまん性肺病変に起因しないブラ（bulla）やブレブ（bleb）の破裂による原発性自然気胸と，肺気腫や間質性肺炎など肺の基礎疾患が原因となる続発性自然気胸に分けられる．続発性自然気胸は，基礎疾患を有し呼吸機能が低下している患者に発症するため，その分だけ難治化，重症化する可能性が高い．したがって実臨床においては，原発性か，続発性かを判断することは重要である．

　自然気胸以外の気胸は，いずれも外的要因により発症した気胸である．外傷性気胸は，外傷により生じる気胸で，胸壁の開放創の有無で開放性外傷性気胸と閉鎖性外傷性気胸に分類されている．閉鎖性外傷による場合，肺，気管，気管支，食道などの外傷性破綻により気胸が生じる．開放性外傷による場合，胸腔内に空気が入り込むのは気道側からだけではなく，胸壁の創から直接空気が入ることで気胸が発症する．人工気胸は医療上の目的で意図的に作成する気胸で，腫瘍の胸膜浸潤の有無などを確認する目的で胸腔内に気体を注入する診断的人工気胸と，結核治療のために行われる治療的人工気胸に分けられるが，後者は結核に対する薬物療法が確立した現在では行われていない．医原性気胸は，医療行為に伴い偶発的に発症する気胸で，経皮肺針生検，胸腔穿刺，中心静脈カテーテル挿入時の肺穿刺，人工呼吸時の圧力外傷（barotrauma）などがある．人工呼吸時の気胸は，発症とともに患者の呼吸状態が急激に悪化することがあり，迅速な対応が求められる．

治療法

　気胸の治療には，いくつかの異なったアプローチからの方法がある．日本気胸・嚢胞性肺疾患学会では，治療原理に基づいた分類を示している（表2）[1]．このなかで，肺側手術療法，

表1 ● 気胸の分類（日本気胸・嚢胞性肺疾患学会）

A．自然気胸
1．原発性自然気胸
2．続発性自然気胸
3．原因不明の自然気胸
B．外傷性気胸
1．開放性外傷性気胸
2．閉鎖性外傷性気胸
C．人工気胸
1．診断的人工気胸
2．治療的人工気胸
D．医原性気胸

（日本気胸・嚢胞性肺疾患学会，編．気胸・嚢胞性肺疾患規約・用語・ガイドライン2009年版．東京：金原出版，2009より引用）

表2 ● 気胸の治療法の分類（日本気胸・嚢胞性肺疾患学会）

- a. 肺側手術療法
    - ⅰ）開胸手術
    - ⅱ）胸腔鏡手術
- b. 胸膜癒着療法
    - ⅰ）手術的胸膜癒着療法
        胸膜切除術，胸膜擦過術，胸膜掻爬術，レーザー焼灼術
    - ⅱ）化学的または生物学的胸膜癒着療法
- c. 気管支鏡下気管支塞栓療法
- d. 保存的療法
    - ⅰ）胸腔ドレナージ
    - ⅱ）胸腔穿刺
    - ⅲ）安静

（日本気胸・嚢胞性肺疾患学会，編．気胸・嚢胞性肺疾患規約・用語・ガイドライン2009年版．東京：金原出版，2009より引用）

手術的胸膜癒着療法が外科医（呼吸器外科医）により行われる治療であることは当然であるが，気管支鏡下気管支塞栓療法も気管支鏡下治療の技術を有する専門的な医師でなければ行うことが難しい治療法である。

実臨床では，非手術的な治療（表2のb-ⅱ，c，d）を総称して保存的治療と呼び，手術療法と大別することが多い。すなわち保存的治療として，❶安静（経過観察），❷胸腔穿刺（脱気），❸胸腔ドレナージ，❹ドレーンから癒着剤を注入する胸膜癒着療法，❺気管支鏡下気管支塞栓術があり，手術療法として，アプローチ別に❶胸腔鏡手術，❷開胸手術があり，それぞれのアプローチで，肺側手術療法や胸膜癒着療法などが行われる。気胸に対する手術は，現在では胸腔鏡下に行われることがほとんどである。実際の治療においては，これらの中から気胸の程度や患者の状態に応じ治療法を選択していくことになる。

■ 再発率

自然気胸の治療を行う場合，それぞれの治療法が，どの程度の再発率であるかを知っておくことは重要である。石原らは，237人の自然気胸患者〔年齢は39歳以下が172例（72.6％）〕に対する再発時を含めた342回の治療成績を検討し，治療法別の再発率が，安静42％（62/148例），胸腔穿刺による脱気29％（22/76例），胸腔ドレナージ16％（9/58例），手術2％（1/60例）であったと報告した[2]。Gobbelらは，初発気胸患者119名（平均33歳）を継続して観察し，保存的治療（安静，胸腔穿刺，胸腔ドレナージ）を行った場合の気胸再発率が，初発時57％，再発時62％，再々発時83％であったことを示した[3]。これらはいずれも古い報告ではあるが，❶治療に伴う侵襲と，その治療法における再発率は，逆に相関する傾向にある。❷保存的治療を繰り返した場合，再発率が次第に高くなる，という指摘は現在に通じるものである。再発率の数値そのものについては，石原らの報告では，胸腔ドレナージを行った例の平均ドレナージ期間が19日間で，手術はすべて開胸で行われているなど，現在と医療事情が異なる時代においての成績であり，最近の状況とは様相が異なっている。近年の報告によれば，保存的治療（安静，胸腔穿刺，胸腔ドレナージ）後の再発率は，約30～50％である[4)~6)]。

外科療法が適応となった場合，現在は胸腔鏡手術が行われることが一般的である。胸腔鏡手術は開胸手術に比べ，疼痛が少ないこと，入院期間が短いことに優位性がある。一方，術後再発の面からみると，胸腔鏡が導入される以前の開胸手術の術後の再発率が1％程度と報告されているのに対し，胸腔鏡手術では再発率が高いとの指摘がある[7)~10)]。Bakerらは，気胸に対する胸腔鏡手術と開胸手術の術後再発率の報告をメタ解析し，胸腔鏡手術では開胸手術のおよそ4倍の再発率であったと述べている[9]。胸腔鏡手術が開胸手術に比べ再発を来しやすい理由として，片肺換気下での観察によるブラの見落とし，小さい創から手術操作を行うことにより起こる臓側胸膜に緊張がかかる位置での自動縫合器による縫合，術後の創周囲の胸壁と肺の癒着の少なさなどが指摘されている。自動縫合器によるブラ・ブレブの切除のみでは再発率が10％程度と高いため，術後再発を少なくする目的

で，肺病変の切除に加え，壁側胸膜の一部切除や擦過による胸膜癒着の促進，ポリグリコール酸シートや酸化セルロースの貼付による臓側胸膜の補強などの追加処置が行われることも多い[7)11)]。

■ 自然気胸の治療方針

自然気胸は良性疾患であり，治療効果が期待できるのであれば，侵襲の少ない治療法が望ましい。先に述べた各治療法とその再発率の結果から，自然気胸の治療方針として，以下のような考え方が一般的である。❶初発例に対しては，まず保存的治療を行い，空気漏れが遷延した場合，肺の拡張が得られない場合に外科治療を行う。❷再発例に対しては，保存的治療後の再発率が高いことから，積極的に外科治療の適応を考える。❸耐術能などの問題で手術が難しい例に対しては，胸膜癒着術，気管支鏡下気管支塞栓術により対応する。❹「治療期間を短くしたい」「できるだけ再発の可能性を低くしたい」などの患者の希望がある場合には，積極的に外科治療の適応を考える。

再発を起こしやすい患者の特徴が明らかになれば，そのような患者に対しては初発時から積極的な治療を行うといった特定の治療戦略が考えられる。その目的で，保存的治療後に再発の頻度が高い患者の特徴を見いだす検討がされている[4)6)12)13)]。これらの報告によると，無力体型（やせ型），女性，非喫煙者，若年者では再発が多い傾向にある。CTによるブラの存在が再発の予測因子になるかについては，少数例の報告しかなく，一定の見解は得られていない[14)15)]。また若年者（25歳未満）は手術後の再発が高いことが示されている[16)17)]。これは肺が成長過程にある年代を含むことから，ブラの新生など治療後に新たな病巣が出現してくることが要因の一つと考えられている。以上のような知見はあるが，現在のところ特定の患者群に対して個別な治療方針を確立させるまでには至っていない。

■ 自然気胸に対する診療ガイドライン

自然気胸の治療に関してはエビデンスレベルの高い研究が少なく，治療の標準化が難しい面

表3 ● 日本気胸・囊胞性肺疾患学会「自然気胸治療ガイドライン」による自然気胸の初期治療

- 安静，胸腔穿刺（脱気），胸腔ドレナージの選択は，肺虚脱度と臨床所見により決定する。
- 肺虚脱程度は胸部単純X線写真で判断する。
   軽度：肺尖が鎖骨レベルまたはそれより頭側にある。またはこれに準ずる程度。
   中等度：軽度と高度の中間程度。
   高度：全虚脱またはこれに近いもの。
  肺虚脱が軽度であり呼吸困難などの臨床所見が乏しい場合は経過観察。経過観察の目安として胸腔内圧を測定して陰圧であれば空気漏れはないものと考えられ，改善の可能性があり，脱気または安静で経過を観察。
  肺虚脱が中等度以上であれば，胸腔ドレナージが望ましい。体動で呼吸困難がある場合，血液ガス分析または動脈血酸素飽和度が低値の場合は穿刺あるいは胸腔ドレナージが必要。
  肺虚脱が高度であれば，胸腔ドレナージが必要。
- 特殊病態の自然気胸の治療について
   緊張性気胸，両側同時気胸，胸水貯留気胸（血胸を含む）は胸腔ドレナージの適応。
   高齢者，低肺機能患者，臨床所見が進行状態の患者は胸腔ドレナージの適応。
- 入院治療か外来治療か
   安静，脱気の場合，危険因子がなければ外来通院で治療可能。
   胸腔ドレナージは，一般には入院治療であるが，一方弁を用いての外来治療も可能。
- 胸腔ドレーンの選択
   脱気のみであれば8～20Fr，胸水貯留例では20Fr以上の径のものを使用する。

（日本気胸・囊胞性肺疾患学会，編．気胸・囊胞性肺疾患規約・用語・ガイドライン2009年版．東京：金原出版，2009より改変引用）

表4 日本気胸・嚢胞性肺疾患学会「自然気胸治療ガイドライン」による自然気胸の全身麻酔での手術適応

❶ 再発を繰り返す症例
❷ 空気漏れの持続例
❸ 両側性気胸
❹ 著明な血胸
❺ 膨張不全肺
❻ 社会的適応

(日本気胸・嚢胞性肺疾患学会，編. 気胸・嚢胞性肺疾患規約・用語・ガイドライン2009年版. 東京：金原出版，2009より引用)

があるが，気胸の診療に関するガイドラインとして米国，本邦および英国の学会がまとめた自然気胸の診療ガイドラインなどがある。

　米国のガイドラインはAmerican College of Chest Physiciansより2001年に発表されている。対象は，原発性自然気胸およびCOPDによる続発性自然気胸で，32名の専門委員に対して行われたアンケートに対する回答の解析結果から作成された，診断，治療に関するコンセンサスである[18]。

　本邦のガイドラインは，日本気胸・嚢胞性肺疾患学会より2009年に発表されている。「自然気胸治療ガイドライン」として示されているが，詳細な取り決めは避け基本的な枠組みを述べたものとしている[1]。初期治療の対応法，全身麻酔における手術の適応については**表3，4**のような記載がされている。

　英国のガイドラインはBritish Thoracic Societyより2010年に第3版にあたるものが発表されている。ここに述べた3つのガイドラインの中では，特殊な病態に伴う気胸にも言及するなど，内容が豊富で，参考としている文献も多い[19]。

　3つのガイドラインに示された治療の考え方に本質的な違いはみられないが，細部では異なっている点もある。それぞれのガイドラインの中から，自然気胸の初期治療に関する記述の概要を**表3，5，図1**に示した。この中では，肺虚脱程度の分類における胸部X線写真の判断基準（**図2**），治療選択肢の中での胸腔穿刺による脱気の位置づけに違いが認められる。

初期治療

　自然気胸患者に対する初期治療の目的は，肺の虚脱を改善し，胸痛，呼吸困難，咳嗽などの症状を軽減させることである。具体的には，患者の臨床所見，画像所見（肺虚脱度・肺疾患の合併の有無）などを判断材料に，処置として安静・経過観察，胸腔穿刺・脱気，胸腔ドレナージのどれを行うか，入院が必要か否か，を決定することである（**表3，5，図1**）。はじめに判断しなければならないのは，緊急的な処置の必要性である。緊張性気胸であればただちに胸腔穿刺あるいは胸腔ドレナージを行わなければならない。両側性気胸，血気胸が疑われる場合も胸腔ドレナージを急いだ方がよい。血気胸で循環動態が不安定であれば，輸血の手配や緊急手術の可能性を考える。原発性自然気胸に比べ，肺に基礎疾患のある続発性自然気胸では，肺虚脱の進行により症状の悪化を招きやすい。そこで続発性自然気胸に対しては，より慎重な対応を行う必要がある。原発性自然気胸か続発性自然気胸かの判断は，既往歴の聴取，画像所見により行うが，高齢者はCOPDなどを合併する続発性自然気胸であることが多く，高齢者であれば続発性自然気胸として対応する。

　画像診断は，通常胸部X線写真で十分であるが，肺と胸壁の間に癒着があるなど虚脱の程度がわかりにくい場合や肺嚢胞との判別が難しい場合には胸部CTを撮影する。CTは，COPD，間質性肺炎などの続発性自然気胸の基礎疾患の診断にも有用であり，また胸腔穿刺やドレーン挿入が必要となった場合，CTで気胸腔の範囲を確認した方が，穿刺部位・挿入部位を決定しやすい。

　原発性自然気胸の場合，肺虚脱が軽度で症状がない場合は，外来での経過観察とする。肺の虚脱が中等度以上あるいは呼吸困難などの症状

表5 ● American College of Chest Physiciansのコンセンサスによる自然気胸の初期治療

1）臨床的安定性
以下の条件をすべて満たしている患者を臨床的に安定と判断する。一つでも欠けている場合不安定とする。
呼吸数：24回/分未満，心拍数：61～119/分，血圧正常，室内気吸入時$SpO_2$91%以上，呼吸の合間に息継ぎなしに会話ができる。

2）気胸の程度
胸部X線写真上，胸郭内面の頂部から肺尖まで垂直距離が3cm未満のものを小さな気胸，3cm以上を大きな気胸とする。

A．原発性自然気胸
 1．臨床的に安定で，小さな気胸
  ・救急外来で3～6時間後経過観察する。胸部X線写真で気胸の進行がなければ帰宅させてよい。再診は12時間～2日の間に行う。
  ・自宅が遠方な場合，外来でのfollow-upが難しいと思われる場合には入院させる。
  ・気胸の進行がなければ，ほとんどの患者で穿刺脱気，ドレナージの必要はない。
 2．臨床的に安定で，大きな気胸
  ・肺を再膨張させる処置が必要で，ほとんどの患者で入院が必要である。
  ・胸腔ドレーンは，14Fr以下か，16～22Frの径のものを使用する。
  ・胸腔ドレーンは，Heimlich弁に接続するか，水封式ドレナージとする。
  ・入院を希望しない信頼できる患者で，ドレーン挿入後の脱気により肺の再膨張が得られた場合，Heimlich弁に接続し帰宅させる。再診は2日以内に行う。
 3．臨床的に不安定で，大きな気胸
  ・入院し，胸腔ドレナージを行う。
  ・胸腔ドレーンは，臨床症状の安定度により，14Fr以下か，16～22Frを使用する。
  ・空気漏れの量が多い場合，陽圧換気を要する場合は，24～28Frの胸腔ドレーンを使用する。
  ・胸腔ドレーンは，水封式ドレナージとする。水封で肺の再膨張が得られない場合，吸引をかける。
  ・脱気後に臨床的に安定した患者は，細径の胸腔ドレーンに装着したHeimlich弁で管理してもよい。

B．COPDによる続発性気胸
 1．臨床的に安定で，小さな気胸
  ・入院させ，経過を観察する。
  ・救急外来での，経過観察や穿刺脱気ですますべきではない。
  ・臨床症状の安定が得られる前に，胸腔鏡を行うべきではない。
 2．臨床的に安定で，大きな気胸
  ・胸腔ドレーンを挿入し，入院させる。
  ・胸腔ドレナージにより臨床症状の安定が得られる前に，胸腔鏡を行うべきではない。
 3．臨床的に不安定な気胸
  ・胸腔ドレーンを挿入し，入院させる。
  ・胸腔ドレナージにより臨床症状の安定が得られる前に，胸腔鏡を行うべきではない。
 4．胸腔ドレーンの管理
  ・臨床的に不安定な患者，陽圧換気を要する患者には24～28Frの胸腔ドレーンを使用する。
  ・臨床的に安定している患者には16～22Frの胸腔ドレーンを使用する。
  ・胸腔ドレーンは水封とする。水封ドレナージで肺の再膨張が得られない場合，吸引をかける。

（Baumann MH, Strange C, Heffner JE, et al. Management of spontaneous pneumothorax. An American College of Chest Physicians Delphi Consensus Statement. Chest 2001 ; 119 : 590-601 より改変引用）

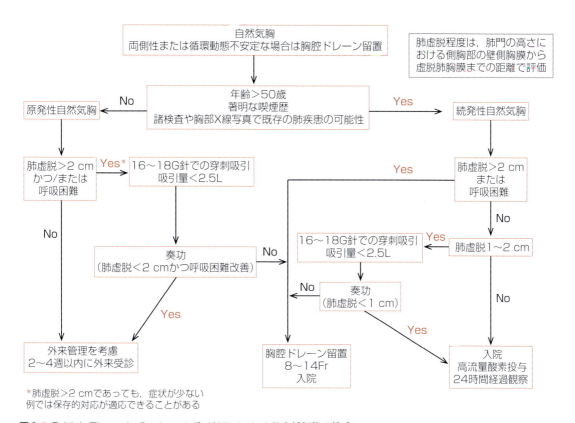

図1● British Thoracic Societyのガイドラインによる自然気胸の治療
(MacDuff A, Arnold A, Harvey J. Management of spontaneous pneumothorax : British Thoracic Society Pleural Disease Guideline 2010. Thorax 2010 ; 65 : ii18-ii31 より引用)

がある場合，胸腔ドレーンを挿入する．肺の虚脱程度が軽度に近く，症状も強くなければ，はじめに胸腔穿刺による脱気を試みてもよい．脱気により肺の再拡張や症状の改善が得られれば，外来での経過観察も可能である．

　胸水貯留や血胸を伴わない場合，太い径の胸腔ドレーンを挿入する必要はなく，20Fr以下のものを選択する．気胸の発症から長期間（3日以上）経過し，さらに完全虚脱に近いような高度の虚脱な場合，再膨張性肺水腫の発症を避けるため，ドレーンは水封とする．胸腔ドレーンを挿入した場合，通常入院が必要になるが，病状についての理解がある患者であれば，ハイムリッヒ（Heimlich）・バルブの装着による外来管理が可能な例もある．

　続発性自然気胸に対する初期治療は，原則として入院で行う．軽症と判断し経過観察とする場合であっても，はじめは入院させた方が安全である．また続発性自然気胸では，胸腔穿刺による一時的な脱気で軽快することは少なく，肺の再拡張を図る場合には胸腔ドレーンを挿入する．

■胸膜癒着療法・気管支鏡下気管支塞栓療法

　胸膜癒着療法は，薬剤などを胸腔内に注入し炎症を惹起させることで壁側胸膜と臓側胸膜を癒着させ，空気漏れを止める，あるいは気胸の再発を防止する治療法である．手術を行うことが難しい症例に対しては，胸腔ドレナージに伴い胸腔ドレーンからの薬剤注入という形で行われる．また手術時に再発予防のための追加処置として行われる場合もある．

　Lightらは，229名の自然気胸患者を対象に，胸腔ドレナージを行った際のテトラサイクリンによる胸膜癒着療法の追加による再発予防効果

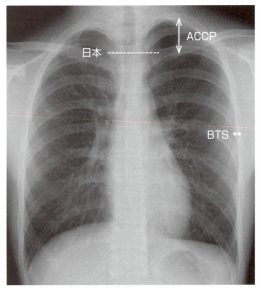

図2● 肺の虚脱程度の基準
BTS：British Thoracic Society のガイドライン。肺門の高さにおける側胸部の壁側胸膜から虚脱肺胸膜までの距離。
ACCP：American College of Chest Physicians のガイドライン。胸郭内面頂部から虚脱肺尖までの距離。
日本：日本気胸・嚢胞性肺疾患学会のガイドライン。肺尖が鎖骨レベルまたはそれより頭側にあれば，軽度の虚脱とする。

を検討し，5年間の追跡期間でテトラサイクリンによる胸膜癒着術を行った群の再発率が25.0％で，対照群（ドレナージ単独群）の40.7％に比べ有意に低かったと報告している[20]。近年使われることの多い薬剤での報告では，石原らは自然気胸92例に対しピシバニールによる癒着療法を初回治療として行い，再発率は12.8％であったと述べている[21]。Chenらは，214名の胸腔ドレナージで軽快した原発性自然気胸患者を対象に，ミノサイクリンによる胸膜癒着療法の追加による効果を検討し，1年後の再発率がミノサイクリンによる胸膜癒着術を行った群で29.2％であり，対照群（ドレナージ単独群）の49.1％に対し有意に低かったと報告している[22]。このように胸膜癒着術は，自然気胸の再発率を引き下げるものの，その効果は手術療法には及ばない。一定の再発抑制効果があることから，耐術能のある患者に対しても，胸腔ドレナージを行った際に積極的に胸膜癒着術を追加するという考え方もあるが，胸膜癒着術後に再発を来

し手術を行うこととなった場合，癒着術による不完全な癒着が手術を難しくする可能性が否定できない。したがって胸膜癒着術の対象は，原則としては手術の適応が困難な患者であり，手術が可能な患者への施行の是非は呼吸器外科医に判断を仰ぐべきであろう。

気管支鏡下気管支塞栓療法は，気管支鏡を用いて充填材を気管支に詰めて気管支を閉塞することにより，その末梢からの空気漏れを止めて気胸の治癒を図る治療法である。気管支充填術と呼ばれることもある。充填材としては，フィブリン糊，オキシセル綿，シリコン製充填材であるEndobronchial Watanabe Spigot（EWS®）などがある。対象としては，手術の施行が難しく，また肺の拡張が不良で胸膜癒着術も困難な，治療に難渋する例で，難治性の続発性気胸が適応となることが多い。

手術療法

日本気胸・嚢胞性肺疾患学会の自然気胸治療ガイドラインでは，全身麻酔による手術適応を，❶再発を繰り返す症例，❷空気漏れの持続例，❸両側性気胸，❹著明な血胸，❺膨張不全肺，❻社会的適応と記されている（**表4**）。初発の原発性自然気胸に対しては，保存的治療で半数が再発なく治癒するので積極的な手術適応とはされていないが，胸腔鏡手術は，創部痛も少なく，早期の社会復帰が可能であるため，低リスク例に対しては手術治療が行われることも多い。胸腔ドレナージ後，空気漏れが持続する場合，どのタイミングで手術療法を考慮するか明確な基準はない。Cheeらは自然気胸に対する胸腔ドレナージの治療成績を検討し，原発性自然気胸31例中，胸腔ドレーン挿入後7日までに75％，14日までに97％の例で空気漏れが止まり，続発性自然気胸73例では，7日までに61％，14日までに79％の例で空気漏れが止まったと報告している[23]。この結果は，ドレナージ期間を延長すれば，空気漏れが止まる可能性が高まることを示唆している。しかし，現在の医

療事情や患者のニーズは，早期の治癒，社会復帰に向いており，空気漏れが続く場合，ドレナージ後3〜7日の時点で呼吸器外科医に手術適応に関しコンサルトをするべきであろう．

■ 気胸治療後の対応

気胸の治療後，どの程度外来で経過を観察するべきか，定まった基準はない．筆者は，通常，胸部X線写真で虚脱した肺が完全に再拡張し気胸腔が認められなくなったことが確認できたところで観察を終了している．観察終了時には，その後に胸痛や呼吸困難などの症状を認めた場合，医療機関を受診し気胸の再発の有無について診療してもらうように説明している．気胸の再発は，治療後1年以内に多く，2年を経過すると，それ以降は少なくなる[12)24)]．したがって再発の多い1，2年の間に症状が出現した場合は，早期の医療機関の受診を勧めている．外来で経過観察している場合，気胸腔が残っていても通常の生活については特に制限せず，学校や職場へ復帰してもらっている．運動や体力的に負荷がかかる作業については，肺の完全な拡張が確認できて以降はじめてもらう．原発性自然気胸のほとんどは安静時に発症しており，気胸が治癒した後は，運動制限が気胸の再発予防に寄与することはないと考えられている[25)]．したがって，気胸の治癒が確認された以降は運動を制限する必要はない．

旅行については，飛行機へ搭乗する予定がなく医療機関の受診が容易な場所であるならば，仮に再発しても危機的状況に陥る可能性は少ないので特に制限はしていない．すぐに医療機関の受診ができない場所への旅行に関しては，患者や気胸の状態（若年者か高齢者か，原発性か続発性か，何回目の気胸か，保存的治療後か手術療法後か，治療後の期間はどれぐらいかなど）を考慮し，助言を行う．保存的治療後であれば，治療後1年間は再発が多く認められる時期であり，慎重な対処を求める方がよい．

飛行機への搭乗は，気圧の変化により気胸の発症や増悪を招く可能性があり，実際飛行機搭乗中に気胸を発症した例も報告されている[26)]．本邦の主な航空会社では，完全に肺の拡張の得られていない気胸は，「航空旅行に適さない状態」としている[27)28)]．肺が完全に拡張せず気胸腔が残っている状態では，気圧の変動により肺の虚脱が進行する可能性があるので，飛行機への搭乗は控えさせるべきである．気胸が軽快した場合，いつから再発の危険がなく飛行機に搭乗できるか明確な根拠となるものは少ない．Cheathamらは保存的治療後に飛行機に搭乗した外傷性気胸患者12名のうち，気胸が画像上治癒してから14日以上経た後に搭乗した10名では問題を認めず，14日未満の1名で搭乗中に呼吸困難などの気胸の再発徴候を認めたと報告している[29)]．気胸後の飛行機への搭乗に関するガイドラインなどの記載では，British Thoracic Societyの勧告では画像上気胸が治癒してから7日以上（外傷性気胸では14日以上），Aerospace Medical Association（米国）のガイドラインでは気胸治癒後2〜3週間遅らせる，としているが，前述のようにはっきりとした根拠に基づいているものではない[30)31)]．これらを踏まえれば，気胸後に飛行機へ搭乗するには，胸部X線写真で肺の完全拡張を確認後2〜3週間の時間を開けることが望ましいと思われる．

スキューバダイビングは，潜水・浮上に伴い身体が大きな圧変化に曝される．その環境下では，気腫性肺嚢胞の圧損傷により気胸が発症する可能性がある．また一旦潜水中に気胸を発症した場合，浮上時の減圧による気胸腔の空気の膨張が緊張性気胸を生じ致命的になる危険がある．したがって気胸の原因となる気腫性肺嚢胞が残存している保存的治療の後であればダイビングは行ってはならない．一方，手術治療を行っても気胸の再発率はゼロとはならない．British Thoracic Societyのガイドラインでは，ダイビングを行うとすれば，術後再発の可能性をできるだけ低くするために両側の胸膜切除術の施行が前提との記載があるが，すべての気腫

性肺囊胞が切除されているかの判断は難しいことから手術治療後もダイビングは控えるべきだという考え方が一般的であろう[32]。

再発の予防策について患者からしばしば尋ねられる。患者が喫煙者であれば，禁煙は再発予防に対する意義があると思われる。喫煙者の気胸では，喫煙を継続した場合に比べ禁煙した場合に再発率が低下することが示すいくつかの報告がある[4)13)]。これは，喫煙者の気胸の発症が，タバコによる可逆性の気道炎症に起因し，禁煙によりその気道炎症が改善するからだと考えられている。現在のところ喫煙者に発症した気胸の場合に患者に禁煙を勧める以外，再発予防に有効と思われる策は示されていない。

■ おわりに

気胸に対する治療の概要を，自然気胸を中心に述べた。実臨床の場では，再発する若年者の気胸や低肺機能を背景とする高齢者の難治性気胸などに遭遇することはまれではなく，治療法について検討すべき課題は残されている。

[文献]

★ 1) 日本気胸・嚢胞性肺疾患学会，編．気胸・嚢胞性肺疾患規約・用語・ガイドライン2009年版．東京：金原出版，2009．
2) 石原恒夫，吉松　博，菊地敬一，ほか．自然気胸の治療．日胸疾会誌 1972；10：354-9．
3) Gobbel WG Jr, Rhea WG Jr, Nelson IA, et al. Spontaneous pneumothorax. J Thorac Cardiovasc Surg 1963；46：341-7.
4) Sadikot RT, Greene T, Meadows K, et al. Recurrence of primary spontaneous pneumothorax. Thorax 1997；52：805-9.
5) Schramel FM, Postmus PE, Vanderschueren RG. Current aspects of spontaneous pneumothorax. Eur Respir J 1997；10：1372-9.
6) 安藤耕平，前原孝光，斎藤志子，ほか．初発の原発性自然気胸を保存的治療した後の再発に関わる因子の解析．日呼外会誌 2011；25：367-72．
7) Deslauriers J, Beaulieu M, Despres JP, et al. Transaxillary pleurectomy for treatment of spontaneouspenumothorax. Ann Thorac Surg 1980；30：569-74.
8) Weeden D, Smith GH. Surgical experience in the management of spontaneous pneumothorax, 1972-82. Thorax 1983；38：737-43.
9) Baker A, Maratos EC, Edmonds L, et al. Recurrence rates of video-assisted thoracoscopic versus open surgery in the prevention of recurrent pneumothoraces：a systematic review of randomized and non-randomised trials. Lancet 2007；370：329-35.
10) Muramatsu T, Nishi T, Takeshita S, et al. Preventing recurrence of spontaneous pneumothorax after thoracoscopic surgery：a review of recent results. Surg Today 2010；40：696-9.
11) Horio H, Nomori H, Kobayashi R, et al. Impact of additional pleurodesis in video-assisted thoracoscopic bullectomy for primary spontaneous pneumothorax. Surg Endosc 2002；16：357-61.
12) Guo Y, Xie C, Rodriguez RM, et al. Factors related to recurrence of spontaneous pneumothorax. Respirology 2005；10：378-84.
13) Lippert HL, Lund O, Blervad S, et al. Independent risk factors for cumulative recurrence rate after first spontaneous pneumothorax. Eur Respir J 1991；4：324-31.
14) Mitlehner S, Friedlich M, Dissmann W. Value of computer tomography in the ditection of bullae and blebs in patients with primary spontaneous pneumothorax. Respiration 1992；59：221-7.
15) 木下貴裕，前部屋進自，櫻井照久，ほか．原発性自然気胸に対する治療とその成績．日臨外会誌 2003；64：1-4．
16) 森山重治，奥谷大介．原発性自然気胸における再発危険因子の検討．日気胸嚢胞性肺会誌 2010；10：96-100．
17) 坪島顕司，若原鉄平，的場保巳，ほか．原発性自然気胸術後再発率の評価方法とリスク分類の検討．日呼外会誌 2014；28：427-31．
★18) Baumann MH, Strange C, Heffner JE, et al. Management of spontaneous pneumothorax. An American College of Chest Physicians Delphi Consensus Statement. Chest 2001；119：590-601.
★19) MacDuff A, Arnold A, Harvey J. Management of spontaneous pneumothorax：British Thoracic Society Pleural Disease Guideline 2010. Thorax 2010；65：ii18-ii31.
20) Light RW, O'Hara VS, Moritz MS, et al. Intrapleural tetracycline for the prevention of recurrent spontaneous pneumothorax. Results of a Department of Veterans Affaiers cooperative study. JAMA 1990；264：2224-30.

21）石原亮介，長谷川幹，岡崎美樹，ほか．自然気胸の内科的治療成績：標準的治療法としてのOK432胸腔内注入療法．日胸疾会誌 1988；26：10-5.
22）Chen JS, Chan WK, Tsai KT, et al. Simple aspiration and drainage and intrapleural minocycline pleurodesis versus simple aspiration and drainage for the initial treatment of primary spontaneous pneumothorax : an open-label, parallel-group, prospective, randomised, controlled trial. Lancet 2013 ; 381 : 1277-82.
23）Chee CB, Abisheganaden J, Yeo JK, et al. Persistent air-leak in spontaneous pneumothorax--clinical course and outcome. Respir Med 1998 ; 92 : 757-61.
24）Lippert HL, Lund O, Blegvad S, et al. Independent risk factors for cumulative recurrence rate after first spontaneous pneumothorax. Eur Respir J 1991 ; 4 : 324-31.
25）Bense L, Wiman LG, Hedenstierna G. Onset of symptom in spontaneous pneumothorax : correlation to physical activity. Eur J Respir Dis 1987 ; 71 : 181-6.
26）Hu X, Cowl C, Baqir M, et al. Air travel and pneumothorax. Chest 2014 ; 145 : 688-94.
27）JALプライオリティ・ゲストサポート．http://www.jal.co.jp/jalpri/readme/notsuitable.html
28）ANAおからだの不自由なかたへの空の旅へのお手伝い．http://www.ana.co.jp/share/assist/pdf/shindan.pdf
29）Cheatham ML, Safcsak K. Air travel following traumatic pneumothorax : when is it safe ? Am Surg 1999 ; 65 : 1660-4.
★30）Ahmedzai S, Balfour-Lynn IM, Bewick T, et al. British Thoracic Society Standards of Care Committee. Managing passengers with stable respiratory disease planning air travel : British Thoracic Society recommendation. Thorax 2011 ; 66 : i1-i30.
31）Aerospace Medical Association Medical Guidelines Task Force. Medical guidelines for airline travel, 2nd ed. Aviat Space Environ Med 2003 ; 74 : A1-A19.
★32）British Thoracic Society Fitness to Dive Group. BTS guidelines on respiratory aspects of fitness for diving. Thorax 2003 ; 58 : 3-11.

III 気胸に対する治療

2 内科（保存）的治療

澤藤　誠

■はじめに

　気胸の治療法は，非手術的な方法による内科（保存）的治療と手術療法に大別される。ここでは，内科（保存）的治療に分類される治療法について，その概要を述べる。

■安静（経過観察）

　肺虚脱が軽度であり呼吸困難などの症状がなければ，処置を行わず外来で経過観察とする[1]。「安静」といわれるが，日常生活は通常どおり行ってもらってよい。激しい運動は避けてもらい，症状が増強した場合には速やかに受診するように説明する。高齢者，慢性閉塞性肺疾患（chronic obstructive pulmonary disease：COPD）や間質性肺炎などを合併している場合には，安静で経過を診る際にも入院とする。
　酸素を投与すると，気胸腔の空気の胸膜への吸収が促進される。Northfieldは，マスクで高流量酸素を投与すると，胸部X線写真で判定した気胸腔の吸収が4倍早かったと報告している[2]。これは酸素投与が気胸に対して治療効果を有することを示している。患者を入院させた場合には考慮すべき処置であるが，血液中に二酸化炭素が貯留傾向にある患者に対しては，CO_2ナルコーシスの誘因になることを注意しなければならない。

■胸腔穿刺（脱気）

　英国胸部疾患学会（British Thoracic Society：BTS）のガイドラインでは，原発性自然気胸に対する初期治療において，胸腔ドレナージを行う前段階の処置として位置づけられている[3]。Harveyらは，自然気胸患者73名に対し，初期治療として胸腔穿刺・脱気と胸腔ドレナージを無作為に割り付け検討した。胸腔穿刺・脱気を行った35例中28例（80％）で治療に成功し（ほかの7例は胸腔ドレナージを要した），入院期間は胸腔穿刺・脱気群で短く，1年後の再発率に胸腔ドレナージ群と差はなかったと報告した[4]。ほかの報告も同様な結果であり，入院期間の短縮が得られる点で，初期治療として胸腔穿刺・脱気を行う意義があると指摘されている[5]。BTSのガイドラインでは，胸部X線写真上，肺門の高さにおける側胸部の壁側胸膜から虚脱肺胸膜までの距離が2cmを超えるか，呼吸困難を伴う原発性自然気胸では，はじめに胸腔穿刺を行い，2.5L以上脱気をしてもさらに抵抗なく空気が引ける場合に，肺の膨張が得られないと判断し，胸腔ドレナージによる治療に移行するとしている[3]。
　日本気胸・嚢胞性肺疾患学会のガイドラインでは，中等度以上の肺虚脱度であれば，胸腔ドレナージを推奨しており，本邦では脱気を行わずに胸腔ドレーンをはじめから挿入している場合も多いと考えられる[1]。胸腔ドレーンを挿入した後，短期間に虚脱肺の拡張と空気漏れの停止が得られるような症例の中には，脱気だけで治癒するものが含まれていると思われる。

●穿刺位置の決定

　誤穿刺などの合併症を起こさずに，有効な脱気を行うためには，適切な穿刺位置を決定することが必須である。胸部X線写真や胸部CTをみて，最も気胸腔へ穿刺しやすい位置を選択する。基本的には，空気は胸腔内で高位に貯留するため，前胸部から穿刺する場合には仰臥位で第2肋間鎖骨中線上，側胸部から穿刺する場合には側臥位で第4〜5肋間の前腋窩線から中腋窩線の間が穿刺位置となるが，肺と胸壁との間

に癒着がある場合にはそれにこだわる必要はない。癒着が疑われる場合には，胸部CTにより癒着部位を正確に把握し，それを避けて穿刺する。

● 穿刺の手技

鎮痛薬や鎮静薬の前投与は通常必要ない。体位は，前胸部から穿刺する場合，仰臥位あるいは可能であればセミファーラー位で，穿刺側の上肢を挙上し頭部背側に置く。側胸部から穿刺する場合は側臥位とする。肋骨下縁を走行する肋間動静脈，肋間神経を損傷しないように，穿刺位置は肋骨上縁とする。ただし高位肋間では肋骨上縁にも肋間動脈の分枝が走行していることがあり，第2～3肋間鎖骨中線で穿刺する際は肋間中央とする。穿刺位置を決めたら，ペンでマーキングする。清潔野での穿刺が大前提であり，マーキングの周囲を約10 cm四方消毒し，穴開きの滅菌ドレープをかける。事前に胸部CTを撮影している場合は，皮膚から壁側胸膜までの距離を測定し，穿刺の深さの目安をつけておく。

局所麻酔は，はじめに穿刺部の皮下に膨隆疹をつくるように麻酔薬（0.5％または1％リドカイン）を注入する。さらに麻酔薬を少量ずつ注入しながら針を深部に進める。穿刺は針を体表面と垂直に進めるようにした方が，目標を外しにくい。壁側胸膜に針が到達すると，膜に突き当たる感触がシリンジを持つ手に伝わる。壁側胸膜を針が通過する際に疼痛が最も強いので，壁側胸膜周囲に十分麻酔を行った後，針を進め胸腔内に至る。壁側胸膜を貫通する際は，膜を通るやや硬い感触があり，胸腔内に入ると急に抵抗感がなくなる。陰圧をかけると抵抗なく空気が吸引されてくる。胸腔内に穿刺針の先端が届いたことが確認できたら針を引き抜くが，その際に皮膚から胸腔までの距離を確認しておく。

本穿刺は，16～18Gの静脈留置用カテーテルあるいはエラスター針にシリンジをつけて行う。確認していた皮膚から胸腔までの距離以上の十分な長さを有する穿刺針を選択する。局所麻酔時に確認していた皮膚から胸腔までの距離を目安に，シリンジに陰圧をかけつつ針を進めると，空気が引けてくることで胸腔内に針先が入ったことがわかる。この段階で外筒の留置用カテーテルを胸腔内に挿入し，穿刺針を引き抜き，三方活栓付の延長チューブをカテーテルに接続する。50 mlのシリンジを用いて，用手的に脱気を行う。

空気が吸引できなくなった場合，拡張した肺に先が当たっている可能性があるので，留置カテーテルをわずか（数mm）ずつ引き抜き再度吸引してみる。吸引ができなくなれば，留置カテーテルを抜去し，胸部X線写真を撮影し肺の拡張の程度を確認する。2.5 L脱気しても，抵抗なく吸引できる場合は，肺の拡張が得られていないと判断し，胸腔ドレーンを挿入する[3]。

穿刺後の胸部X線写真により肺の拡張が得られ，呼吸困難などの症状が軽減すれば，初期治療としての目的を達したと判断する。1～3日後に再受診してもらい，経過観察のため胸部X線写真を撮影する。

● 合併症

胸腔穿刺に伴う合併症として，肋間動静脈損傷，肋間神経損傷，血管迷走神経反射性失神がある。肋間動静脈損傷，肋間神経損傷は不適切な部位での穿刺が原因となる。穿刺時には，穿刺部位と肋骨との位置関係に注意を払い，肋骨上縁の位置を外さないようにする。皮下組織などが厚く，肋骨の位置がわかりにくい場合には，あえて肋骨に針先を当て，そこから頭側の方向に針を進めて肋骨上縁に向かってもよい。血管損傷により出血が続くと血胸となる。血液の貯留が多ければ胸腔ドレナージを行う。血管迷走神経反射性失神は，緊張，不安や疼痛などが迷走神経緊張を生じ，低血圧，徐脈となり，一過性脳虚血が起こり失神する。臥位で起こることはまれである。動悸や顔面蒼白などの症状が先行することがあり，穿刺中にそのような兆

候を認めた場合，穿刺を中止し，臥位をとり安静にする。通常は短時間で軽快するが，症状が続く場合には静脈を確保し輸液を行う。

▪胸腔ドレナージ

中等度以上の肺虚脱度の自然気胸に対しては，初期治療として胸腔ドレナージを行う[1]。緊張性気胸が疑われる場合は，胸腔ドレーンの挿入が状態改善のための緊急的な処置となる。血気胸が疑われる場合も胸腔ドレナージの適応となる。

胸腔ドレナージの禁忌はないが，血液凝固異常の有無（抗血栓薬の内服など）は確認しておく。凝固異常を認めた場合，ドレナージに緊急性がなければ補正を先行させてもよいが，早急にドレナージを行わなければならない場合は，通常より細径のドレーンを選択するなど，組織の損傷を少しでも避ける配慮をする。

●挿入部位の決定

挿入部位は，画像所見を参考にして，挿入が容易でドレナージに有効な位置，すなわち胸壁に接して気胸腔があり，気胸腔の頭側，腹側の方向にドレーンを進められる部位を選択する。ドレーンを挿入する場合には，胸部X線写真だけではなく胸部CTを撮影した方が胸腔の全体像をつかみやすい。肺と胸壁との癒着の状況は，CT像でなければ十分に把握できないため，胸部X線写真で癒着が認められた場合にはドレーンの挿入に先立ちCTの撮影を考慮する。

癒着などによる挿入部位の制限がなければ，第4〜5肋間の前腋窩線から中腋窩線の間（大胸筋の後方かつ広背筋の前方）から挿入する（図1）。前胸部の第2〜3肋間鎖骨中線から肺尖方向に挿入しても脱気に有効なドレナージができるが，胸郭が前鋸筋のみに覆われている側胸部の方が胸壁は薄く挿入は容易である〔特に大胸筋が発達している患者では，前胸部から大胸筋を通してのドレーン挿入が思いのほか難しいことがある（図2）〕。また後に手術療法が必要となっ

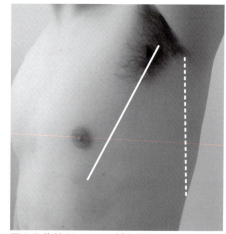

図1● 胸腔ドレーンの挿入部位
大胸筋の後方（実線）と広背筋の前方（点線）に挟まれる範囲は前鋸筋のみで胸壁が覆われているので挿入しやすい。男性では乳頭直下がほぼ第5肋骨の高さにあたる。

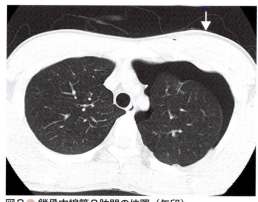

図2● 鎖骨中線第2肋間の位置（矢印）
大胸筋が発達していると胸腔内まで距離がある。また鎖骨中線は，胸腔ではその比較的外側寄りにあたる。

た際，側胸部のドレーン孔は，胸腔鏡手術のポート孔に利用できる。側胸部でも第6肋間より尾側では挿入部から横隔膜が近くなるため，先端が横隔膜に接触することによるドレーンの屈曲や，誤穿刺による横隔膜の損傷の危険性があることに注意する。

●ドレーンの選択

胸腔ドレナージのためのドレーンとしては，内套針付カテーテル（8〜32 Fr）のほかに，細径の穿刺針付カテーテル（8〜12 Fr）がある。後者は，胸腔穿刺に準じる手技で持続的な胸腔ドレナージが可能なカテーテルを留置できると

いう挿入手技の簡便性が大きな利点である。

挿入するドレーンの選択にあたって，以下の点を考慮する。❶脱気のみの目的であれば細径のドレーンでも十分である。❷細径のドレーンの方が，患者の疼痛が少ない。❸細径のドレーンは，析出したフィブリンによる詰まり，屈曲や捻じれなどによるドレナージ不良になるトラブルが起こりやすい。❹ドレーンの挿入は細径のものの方が容易である。

一般に，脱気のみの目的であれば，20 Fr 以下の径のドレーンで十分である。胸水や血液が貯留しているものでは，20 Fr 以上のドレーンを選択する。後に胸膜癒着療法の施行が予測される例では，ダブルルーメンのドレーンをはじめから挿入する。

● 挿入の手順

体位，局所麻酔までは，「胸腔穿刺（脱気）」の項と同様に行う。疼痛を十分に軽減するため，局所麻酔薬は10 ml 以上使用する。特に壁側胸膜付近を十分に麻酔することが重要である。麻酔の際に体表から壁側胸膜の距離を確認しておくと，後の処置（鉗子での皮下組織，筋層の剥離，ドレーンの挿入）の際に目安となる。局所麻酔をした部位に，約2 cm 程度の皮膚切開を肋骨の走行に沿って加える。皮下脂肪組織がみえるところまでメスで切開する。その後は，無鈎の鉗子（モスキート鉗子あるいはモスキートペアン鉗子）を用いて，目標となる肋骨上縁方向に皮下組織，筋肉を鈍的に剥離する。ドレーン抜去時の創の閉鎖を考慮して，皮膚切開部から皮下トンネルを作って1～2肋間頭側で壁側胸膜を貫通する方法もあるが，皮膚切開部の直下あるいはやや頭側で壁側胸膜を貫通させる方が，すなわち胸腔ドレーンを体表に垂直の方向に押し進めて挿入する方が容易である。鉗子での剥離操作は，「閉じた鉗子を皮下組織や筋肉内に進め，進んだところで鉗子を広げる」を繰り返すことで行う。組織や筋肉内で鉗子を開いたり閉じたりしながら進めることは周囲組織の

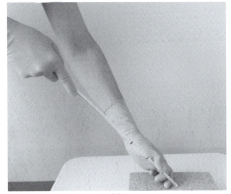

図3 胸腔ドレーンの挿入
ドレーンの手元端を利き手で持ち，不用意にドレーンが進まないように，ドレーン先端から，皮膚から壁側胸膜までの距離だけ離れたところを利き手の反対の手で把持しながらドレーンを進める。胸壁の貫通は，ドレーンを体表と垂直方向に近く，ドレーンを立てるような向きで進める方がスムーズにいく。

挫滅の原因となるので避けた方がよい。壁側胸膜は鉗子で鈍的に開放する。鉗子により胸膜を開放する際には，針で穿刺したときより強い抵抗を感じるのが通常である。気胸の場合は胸腔内が陽圧であるので，胸膜が開放した瞬間，音をたてて空気が漏れ出てくることでも胸膜を貫通したことが確認できる。

胸膜を開放させたら，皮膚切開部から胸膜の貫通部までの方向をよく念頭において，内套付胸腔ドレーンを挿入する。不用意にドレーンが進まないように，ドレーン先端から，皮膚から壁側胸膜までの距離分だけ離れたところを利き手の反対の手で把持する（図3）。ドレーンの手元端を利き手で持ち，皮膚切開部で挿入する。ドレーンがスムーズに進まない場合は，皮下組織か筋肉の剥離が不十分であるので，もう一度鉗子による剥離を行う。手元に力を加えて強引にドレーンを進めようとすることは，思わぬ副損傷の原因となるので行ってはならない。ドレーンの先端が胸腔内に届いたら，内筒を3～4 cm 引き抜き，その位置から内筒がずれないように利き手で持ち直す（図4）。その状態で，ドレーンの先端を進ませたい方向に向け，必要な長さだけドレーンを挿入する。胸腔内で抵抗があれば，肺や横隔膜に先当たりしている可能

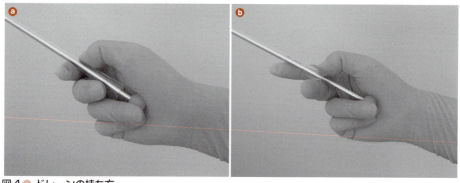

図4● ドレーンの持ち方
ⓐドレーンの手元端は，胸壁を貫通するまでは内筒に力が加わるように，内筒を利き手の掌で押さえ込むように持つ。
ⓑドレーンの先端が胸腔内に届いたら，内筒を3〜4cm引き抜き，その位置から内筒がずれないように持ちなおし，ドレーンを進める。

性があるので，挿入の方向や長さが妥当であったかを見直してみる。挿入時のドレーンによる肺損傷を防ぐ目的で，ドレーンの先端が胸腔内に入ったところで内筒を引き抜き，ドレーンのみをペアン鉗子で送り込む方法も勧められているが，内筒で方向を誘導しつつ挿入する方が狙った位置にドレーンを留置しやすい[6]。気胸に対してドレーンを挿入する状況では，肺が虚脱し気胸腔が存在するので，無理な挿入をしなければ，肺を傷つけることは避けられる。

ドレーンが胸腔内に留置できたと判断したところで，患者に深呼吸をしてもらう。正しく留置されていれば，呼吸に伴うドレーン管内の空気の移動が確認できる。空気の移動が確認できなければ，ドレーンの先当たり，あるいは葉間への迷入の可能性がないか2〜3cm引き抜き，もう一度深呼吸してもらう。留置できている確信がなければ，いったんドレーンを抜いてもう一度挿入し直す。留置が確認できたところ内筒を抜去し，同時にドレーンをペアン鉗子でクランプし，用意したドレナージバッグにクランプを外し接続する。

細径の穿刺針付カテーテルを挿入する場合には，穿刺針で肋骨上縁の壁側胸膜を突き刺し胸腔内に留置することになる。約1cm程度皮膚切開し，鉗子で皮下組織，筋肉の剥離を行った後に穿刺する方が容易である。ドレーン挿入の際と同様に，不用意にカテーテルが進まないように，利き手の反対の手で先端近くを把持する。ドレーンの手元端を利き手で持ち，穿刺・挿入する。

ドレーンの固定は，位置のずれが生じないように，皮膚に確実に縫合固定する。ドレーンを抜去した際の創の閉鎖用に1針垂直マットレス縫合をかけておくと，ドレーン抜去時に縫合処置を行う必要がない。

● 合併症

胸腔ドレーン挿入に伴う合併症には，「胸腔穿刺（脱気）」の項に記したものに加え，異所性留置，ドレーンによる臓器損傷がある。ドレーンが胸腔外（胸郭外，腹腔内など）に挿入されていた場合，速やかに入れ替えが必要である。ドレーンの位置の不良は，胸部X線写真だけではわかりにくい場合があり，判断に迷う場合はCTで確認する方がよい。臓器損傷としては肺損傷が多いが，下位肋間で挿入を試みた場合，腹腔内にドレーンを誤挿入し，肝，脾などの腹腔臓器を損傷する可能性がある。異所性留置，臓器損傷を防ぐには，正確な手技でドレーンを挿入することは当然ながら，事前の画像からドレーンを挿入しやすい部位を選択し，周囲臓器との位置関係を把握しておくことが大事である。

長期間（3日以上），完全虚脱かそれに近い虚脱をしていた肺を胸腔ドレナージにより急速

に拡張させると再膨張性肺水腫を発症することがある。問診や画像所見で先の条件にあてはまる例にドレナージを行う際は，後述するドレーンの管理を行いつつ慎重に経過を観察する必要がある

● 胸腔ドレーンの管理

　胸腔ドレーンは，ただちに水封式ドレーンバッグに接続する。ドレーン挿入直後は，肺の急な拡張による再膨張性肺水腫の発症を避けるため，持続吸引を行わず水封とする。再膨張性肺水腫の発症はドレナージ開始後数時間が多いので，その間は，患者の呼吸状態などに変化がないか注意して観察する。24時間経過しても肺が拡張しない場合，持続吸引を行う。

　胸腔ドレーン留置中は，❶ドレーンが有効に機能していること，❷ドレーンに起因する感染を生じないこと，❸ドレーンの位置がずれていないこと（抜けてきていないこと）に留意する。空気漏れがある間は，緊張性気胸につながる危険があるので一時的であっても胸腔ドレーンのクランプは行わない。

　水封部の呼吸性変動がなくなった場合，気胸が治癒して肺が拡張したか，あるいはドレーンの屈曲や詰まりによりドレナージが無効になったかのいずれかの理由による。はじめにドレーンに屈曲やねじれがないか，確認する。屈曲やねじれがあれば，それを解除し，再度生じないようにドレーンの位置を固定し直す。フィブリン塊や凝血塊などによるドレーンの詰まりが疑われれば，ローラー鉗子でドレーンをミルキングするか，ドレーンをいったん接続管から外し，カテーテル用シリンジなどを用いてドレーン内を生理食塩水でフラッシュするかの方法により開通を図る。詰まりが解除できない場合には，ドレーンの入れ替えを行う。胸腔内の感染予防のため，ドレーン・接続管内やバッグ内の排液は逆流させない（ドレーン，ドレーンバッグ内への排液は不潔と考え，胸腔内へ持ちこまないようにする）。ベッドからの移動などでドレーンバッグを高く上げる際は，ドレーン・接続管内の排液をバッグ内に落としてから行う。ドレーンが抜けてきて側孔が胸腔外に位置すると，外気を吸い込み水封部の空気漏れが増量したように見えることがある。空気漏れが増量した際にはドレーン刺入部を観察する必要がある。

● 抜去

　肺が膨張し，ドレーンからの空気漏れが止まれば，ドレーンを抜去する。抜去が早すぎると肺の再虚脱を来す可能性があるため，抜去は，空気漏れの停止が24時間以上継続した以降とする。

　抜去前に，ドレーンのクランプは原則として不要であるが，微妙な空気漏れの存在が疑われる際には，ドレーンをクランプし胸部X線写真で肺の虚脱の有無を確認する。ドレーンをクランプした際には，呼吸困難や皮下気腫などの肺の再虚脱を疑わせる症状を認めた場合，ただちにクランプを開放する。開放時のドレーンからの排気の有無から，再虚脱の有無を判断する。

　ドレーン抜去は，固定縫合糸を切った後に，深吸気位で息を止めてもらった状態で，素早く行い，挿入時にマットレス縫合にかけておいた糸を結紮し，創を閉鎖する。

● 外来通院による治療

　原発性自然気胸の患者は若年者が多く，通院治療を希望する場合もある。胸腔ドレーンを水封式ドレーンバッグに接続すると，一般に入院管理が必要となるが，ハイムリッヒ・バルブを胸腔ドレーンに接続すると外来通院による治療が可能になる。ハイムリッヒ・バルブとは，Heimlichにより考案された一方弁（逆流防止弁）で，胸腔ドレーンに接続することにより水封と同じ効果が得られる。

　排液ボトルと一体となったハイムリッヒ・バルブを接続すると，ドレーンからの排液が予想される例でも外来通院による治療が可能である。細径の穿刺針付カテーテルと小型軽量のハ

イムリッヒ・バルブ付き排液ボトルが組み合わさった携帯型気胸ドレナージキットを用いると，カテーテル挿入に伴う侵襲も少ない。

外来治療が難しい症例としては，空気漏れが多いと考えられる例，脱気を確実に行わなければならない例（肺気腫などを合併している続発性自然気胸，肺の虚脱程度が強い例，緊張性気胸など），胸水貯留を伴っている例，胸腔ドレーンの自己管理が困難な患者などが挙げられる。

外来治療では，数日程度の間隔で，胸部X線写真上の肺虚脱程度と空気漏れの有無を確認する。空気漏れが止まり，肺が完全に拡張していれば，ドレーンを抜去する。肺の虚脱が進行したり，空気漏れが止まらなかったりした場合，入院治療に変更し，太い径のドレーンへの入れ替えを行う。

■胸膜癒着術

胸膜癒着術は，薬剤の胸腔内への注入により炎症や線維化を引き起こし，臓側胸膜と壁側胸膜の間に癒着を生じさせることで肺からの空気漏れを止める治療法である。一般的には，胸腔ドレナージを行っても空気漏れが止まらず，本来なら手術の適応となるが，高齢，心疾患の合併，低肺機能などの理由で手術の施行が困難な症例が対象となる。

手技的には難しい方法ではないが，空気漏れを生じている部位の同定が難しいため責任病変周囲の癒着が不確実である面は否めない。したがって一度の薬剤注入により空気漏れが止まらないこともあり，何回か繰り返して薬剤注入が必要となることもある。

●使用される薬剤

OK-432，テトラサイクリン系抗菌薬，高張糖液，自家血などが使用されている。

OK-432は，*Streptococcus pyogenes* をペニシリンおよび加熱処理し凍結乾燥した生物学的製剤で，免疫細胞の活性化作用をもつ抗悪性腫瘍薬であり，癌性胸膜炎に対する胸膜癒着術に対して有効であったことから気胸に対しても使用されるようになった[7)8)]。胸膜癒着術に際しては，5～10 KEを生理食塩水50～100 mlに溶解し使用する。注入後は，胸痛，発熱，血液検査における炎症反応の上昇がほぼ全例に起こる。胸痛，発熱に対しては非ステロイド性消炎鎮痛薬が有効である。強い炎症惹起作用により胸腔内注入後に間質性肺炎の増悪を来した例が報告されており，間質性肺炎による続発性自然気胸に対してはOK-432の使用は控えた方がよい[9)]。

テトラサイクリン系抗菌薬では，塩酸ミノサイクリンが使用される。テトラサイクリン系抗菌薬は胸膜刺激が強く，胸腔内注入時に強い疼痛を認めることが多いので，抗菌薬（癒着剤）注入の前にリドカインを胸腔内に注入する。Chenらは，胸腔ドレーンより1%リドカイン30 ml，生理食塩水30 mlに溶解した塩酸ミノサイクリン300 mgの順に注入する方法で，胸膜癒着の有効性を報告している[10)]。

高張糖液は高い浸透圧が刺激となって胸膜癒着効果を生じると考えられ，近年，気胸に対する50%ブドウ糖液による胸膜癒着術が報告されている[11)12)]。1%リドカイン10mlとともに50%ブドウ糖液200～500 mlを胸腔内に注入する方法がとられている。

自家血は，ほかの癒着剤とは異なり，それ自身の持つ接着力や凝固した血液により空気漏れの部位が閉鎖されることで治療効果が得られる。方法は，採血した血液を，抗凝固薬を使わずに，ただちに胸腔ドレーンから胸腔内に注入するものである。注入する血液量は50 mlで効果を得たとの報告が多い[13)14)]。この方法は間質性肺炎を合併した気胸例でも安全に施行できたと報告されている[14)]。

自家血のように，それのもつ接着力を期待してフィブリン糊を胸腔内へ注入した報告がある。Kinoshitaらは，生理食塩水で4倍希釈したフィブリン糊を大量に胸腔内に注入し，難治性気胸に有効であったと報告している[15)]。フィブリン糊を希釈し接着力を保ちながら粘稠度を

低下させたことで，臓側胸膜表面の広い範囲へ塗布されたことが瘻孔の閉鎖につながる可能性が考えられるが，医療経済上の難点が残る。またKuriharaらは，胸腔ドレーン内にダブルルーメンカテーテルを挿入し，X線透視下に造影剤の注入による胸腔造影を行い，空気漏れの部位を同定しながらカテーテルを通じて直接その部位にフィブリン糊を注入する胸腔造影下フィブリングルー閉鎖法（thoracographic fibrin glue sealing method：TGF法）を報告している[16]。

注入する薬剤の違いによる治療成績の優劣は明らかではないが，経験的にOK-432や塩酸ミノサイクリンが選択されることが多い。副作用（疼痛，発熱，間質性肺炎の増悪など）を避けたい例では自家血が好まれる。近年，本邦でもタルクの使用が可能になったが，適応症が悪性胸水とされており，気胸に対する使用は勧められていない。

●手順

画像（CT）所見より，空気漏れを生じている部位を推定し，肺の拡張程度を確認する。CT上，ブラや気腫化の強い部分が存在すれば，気胸の責任部位である可能性が強いと推定する。明らかなものがなければ，肺尖部が責任部位と仮定する。責任部位の推定は，注入した癒着剤を効率よく接触するような体位を決めるために必要である。

臓側胸膜と壁側胸膜との癒着を目的とすることから，肺は十分拡張している方が望ましい。胸腔にスペースが残存していれば注入する薬液の用量を増量し，注入した薬液が臓側胸膜に広く接触するようにする。

OK-432を用いる場合，筆者は，通常10KEを生理食塩水100 mlに溶解し，胸腔ドレーンから胸腔内に注入している。注入後はドレーンをクランプせず，ドレーンの接続管を患者の体から40～60 cm高い位置を経由させ，空気のみが排出されるようにして水封状態にする（**図5**）。この状態で2時間，15～20分毎に体位変換を行う。

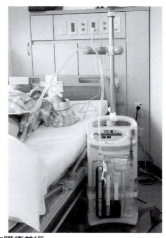

図5● 胸膜癒着術
癒着剤注入後，胸腔ドレーンは，開放のまま接続管を患者の体から40～60 cm高い位置を経由させ，空気のみが排出されるようにする。

体位は，気胸の責任部位を推定したところに癒着剤が必ず接触するように考慮する。肺尖部に癒着剤を接触させるには理想的には強い頭低位が必要である。実際には難しいこともあるが，短い時間でも頭低位の体位を取るようにしている。2時間を経過した後は，ドレーン接続管を従来の低位に戻し，$-5 \sim -10\,cmH_2O$で持続吸引をかける。

■気管支鏡下気管支塞栓療法

胸腔ドレナージを継続しても空気漏れが止まらず，手術のリスクが高いと判断される気胸症例の場合，次の治療法として胸膜癒着術が選択される。しかし肺の拡張が不良で壁側胸膜と臓側胸膜が接していないと胸膜癒着術が成功する可能性も少ないと見込まれる。このような症例に対し，空気漏れの責任部位に通じる気管支を内視鏡（気管支鏡）的に閉塞することにより，その末梢からの空気漏れを止めて気胸を改善させる治療が気管支鏡下気管支塞栓療法（または気管支充填術と呼ばれる）である。

充填材としては，フィブリン糊，オキシセル綿やシリコン製充填材であるEndobronchial Watanabe Spigot（EWS®）などがある[17]〜[20]。従来，吸収性の素材が使用されていたが，気管支閉塞の確実性，持続性を得ることが難しく，

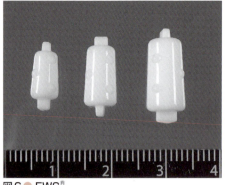

図6● EWS®
（左から）S（最大径5mm），M（同6mm），L（同7mm）の3種類がある。

安定した治療効果も得られなかった。そこで渡辺らは，固形シリコンを加工した充填材を用いて長期間確実な気管支閉塞が可能な方法を考案し，同法に使用できるEWSを開発した[19)20)]（図6）。充填材としては，気管支への挿入手技に熟練を要する面があるものの閉塞の確実性という点からEWSが優れている。渡辺らの主に難治性気胸を対象とした37例に対するEWSを用いた気管支充填術に関する初期の報告では，責任気管支の同定または推定ができたのが81.1%（37例中30例）で，実際に34例にEWSを用いた充填が試みられ，32例（94.1%）に充填が可能であり，胸腔ドレーンが挿入されていた31例中19例（61.3%）でドレーンの抜去が可能であった，と述べられている[20)]。

● 手順

通常の気管支鏡検査を行うときと同様な鎮静，咽喉頭・気管支の局所麻酔の下に，気管支鏡の出し入れや充填材の挿入を容易にするために気管内挿管を行う。次に，気胸の原因となる瘻孔に通じる気管支（責任気管支）の同定のために，バルーンカテーテルを用いた気管支閉塞試験を行う。画像所見を参考に空気漏れの部位を推定し，そこに通じる気管支に気管支鏡下にバルーンカテーテルを挿入する。葉支，区域支，亜区域支の順にバルーンを拡張させて閉塞し，胸腔ドレーンからの空気漏れが消失，あるいは減少した気管支を責任気管支とする。

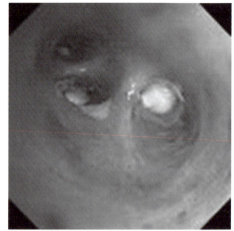

図7● EWSを充填した後の気管支鏡所見
EWS中枢端まで亜区域支入口部に入るように深く充填する。

続いて，充填材により責任気管支を閉塞する。充填材を鉗子で把持し，責任気管支内に挿入する。充填材にフィブリン糊を使用する場合は，気管支鏡の鉗子チャンネルを通してカテーテルを目的気管支へ挿入し，そこから気管支内にフィブリン糊を注入する。EWSの充填手技は渡辺らが詳細に述べているが，EWSのS，M，Lの3サイズのうち，Mサイズ（最大径6mm）のEWSを亜区域支に深く（EWSの中枢端が亜区域支入口部にかかるまで）充填すること（図7），そのためには気管支鏡の操作により気管支鏡の軸，EWSの軸，充填する気管支の軸を一致させて鉗子で把持したEWSを進めることが強調されている[21)]。

気管支塞栓療法により空気漏れが完全に止まらない場合，側副換気に関与すると思われる近接する別の気管支へ充填を加えてもよいが，空気漏れが完全に止まらなくても肺の拡張が得られれば，胸膜癒着療法を組み合わせて行ってもよい。

EWSの充填により，気胸の治癒が得られた場合は，後述する末梢肺の感染を回避するために原則としてEWSを内視鏡下に抜去する。

● 合併症

充填術により閉鎖した部位の末梢肺の感染を

生じることがある．抗菌薬の投与により対応する．抗菌薬の投与により軽快しない場合は，いったんEWSの抜去を行う．

おわりに

気胸に対する内科（保存）的治療の概要を述べた．気胸の治療では，治癒するまでいくつかの方法を組み合わせていかなければならないこともある．症例ごとに最適な治療法を選択するために，それぞれの方法について理解しておく必要がある．

[文献]

1) 日本気胸・嚢胞性肺疾患学会，編．気胸・嚢胞性肺疾患規約・用語・ガイドライン 2009年版．東京：金原出版，2009.
2) Northfield TC. Oxygen therapy for spontaneous pneumothorax. Br Med J 1971 ; 4 : 86-8.
★ 3) MacDuff A, Arnold A, Harvey J. Management of spontaneous pneumothorax: British Thoracic Society Pleural Disease Guideline 2010. Thorax 2010 ; 65 : ii18-ii31.
4) Harvey J, Prescott RJ. Simple aspiration versus intercostal tube drainage for spontaneous pneumothorax in patients with normal lungs. Br Med J 1994 ; 309 : 1338-9.
★ 5) Noppen M, Alexander P, Driesen P, et al. Manual aspiration versus chest tube drainage in first episodes of primary spontaneous pneumothorax : a multicenter, prospective, randomized pilot study. Am J Respir Crit Care Med 2002 ; 165 : 1202-3.
6) 日本外傷学会外傷初期診療ガイドライン改訂第4版編集委員会，編．外傷初期診療ガイドライン改訂 第4版．東京：へるす出版，2012.
7) 石原亮介，長谷川幹，岡崎美樹，ほか．自然気胸の内科的治療成績：標準的治療法としてのOK432胸腔内注入療法．日胸疾会誌 1988 ; 26 : 10-5.
8) 杉野圭史，菊池 直，山崎陽子，ほか．自然気胸に対するOK-432による胸膜癒着療法の臨床的検討．呼吸 2009 ; 29 : 530-6.
9) 中山荘平，副島研造，関 裕美，ほか．ゲフィチニブ長期内服中，OK-432による胸膜癒着術後に急性間質性肺炎を発症した一例．肺癌 2008 ; 48 : 558.
★ 10) Chen JS, Chan WK, Tsai KT, et al. Simple aspiration and drainage and intrapleural minocycline pleurodesis versus simple aspiration and drainage for the initial treatment of primary spontaneous pneumothorax : an open-label, parallel-group, prospective, randomised, controlled trial. Lancet 2013 ; 381 : 1277-82.
11) Tsukioka T, Inoue K, Oka H, et al. Pleurodesis with a 50% glucose solution in patients with spontaneous pneumothorax in whom an operation is contraindicated. Ann Thorac Cardiovasc Surg 2013 ; 19 : 358-63.
12) 藤野孝介，久保田伊知郎，本岡大和，ほか．50%ブドウ糖液を使用した胸膜癒着術の有効性．日呼外会誌 2013 ; 27 : 670-4.
13) Robinson CL. Autologous blood for pleurodesis in recurrent and chronic spontaneous pneumothorax. Can J Surg 1987 ; 30 : 428-9.
14) Aihara K, Honda T, Nagai S, et al. Efficacy of blood-patch pleurodesis for secondary spontaneous pneumothorax in interstitial lung disease. Intern Med 2011 ; 50 : 1157-62.
15) Kinoshita T, Miyoshi S, Katoh M, et al. Intrapleural administration of a large amount of diluted fibrin glue for intractable pneumothorax. Chest 2000 ; 219 : 93-6.
16) Kurihara M, Kataoka H, Ishikawa A, et al. Latest treatments for spontaneous pneumothorax. Gen Thorac Cardiovasc Surg 2010 ; 58 : 113-9.
17) 村松 高，大畑正昭，飯田 守，ほか．気管支閉塞術による難治性気胸の治療：バルーンカテーテルおよびフィブリングルの使用について．気管支学 1987 ; 11 : 357-63.
18) 小室康男，斎藤陽久．難治性気胸に対する気管支充填術．気管支学 1987 ; 8 : 701-9.
19) 渡辺洋一，平木俊吉，荒木雅史，ほか．カンジダ菌血症に合併した腎盂気管支瘻に対し歯科用印象材により気管支充填術が有用であった1例．気管支学 1991 ; 13 : 607-10.
★ 20) 渡辺洋一，松尾圭祐，玉置明彦，ほか．難治性気胸，気管支瘻に対するEWS（Endobronchial Watanabe Spigot）を用いた気管支充填術の有用性．気管支学 2001 ; 23 : 510-5.
21) 渡辺洋一，別所昭宏，堀内武志，ほか．気管支充填術：EWSを用いた気管支充填術を中心に．気管支学 2013 ; 35 : 552-5.

III 気胸に対する治療
3 外科的治療

田島 敦志

■はじめに

　気胸の外科的治療は自動縫合器を用いた肺楔状部分切除が現在一般的となっているが，それだけではいまだにエビデンスレベルの高い治療法とはいえないのが実情である。そのアプローチ法においても胸腔鏡下手術（video-assisted thoracoscopic surgery：VATS）もしくは開胸術がある。気胸の外科的治療の変遷を知ると外科的治療をどのように適応したらよいのか考えることができると思う。現時点，本邦の気胸手術の大半がVATSで行われていることから，本稿においては，そのアプローチ法に関しての言及は避け，当施設において標準的に行っているVATSでの自然気胸手術に関して解説する。また，筆者が肺楔状部分切除術に関して日ごろ気をつけていることを図解しながら説明する。

■気胸に対する外科的治療の変遷

　PubMedで検索すると1948年にThoraxに掲載されたBrockの論文が，再発と慢性自然気胸に関してそれ以前に報告されたものを含め自然気胸の原因・病態・治療について解説しており，ブラがある場合の手術療法の必要性を論じている[1]。その論文の中で引用されている最古の外科的治療の症例報告は1936年のSycamoreのものである。症例は30歳・男性，5回の再発を繰り返し，X線写真でブラを認めたためブラ切除を施行したと述べている[2]。2～3週間で自然治癒しない自然気胸を放置しておくことは患者にとっても，医療経済的にも無駄であることをこの時代にすでに論じている。本邦において手術療法が登場したのは1955年に東京大学病院で施行されたものを1956年に三上らが報告している[3]。同時にこの論文では，それまでは結核に帰せられていた自然気胸の原因がブラの破綻によると訂正している。それに続いて沢崎ら，大畑らが外科的治療の報告を行っている[4,5]。

　1950年代には，Gaenslerが1956年に気胸再発の予防処置としての壁側胸膜切除や，しばしば致命的となる可能性のある両側気胸を予防するためのBaronofskyの両側開胸手術の発表などが1957年にみられる[6,7]。

　1960年代になり治療法別の気胸再発率が報告されるようになり，非手術療法での再発率は52％，胸腔ドレナージでは14.8％などとされた[8,9]。初発症例の保存的療法での再発率に関しての最近の報告も同様でSawadaらが2005年に54.7％と報告しているので，昔も今も変わっていない[10]。

　1970年代には現在の自然気胸の手術適応に近い基準が提唱されている。Brooksらは，1本のドレーンで対応不可能な大量の空気漏れ，7～10日以上持続する空気漏れ，同側3回目の気胸，1,500ml以上の出血を伴う血気胸，臓側胸膜にpeel形成を伴う慢性気胸を手術適応とした[11]。1972年に石原らは保存的治療後の再発率を考えると初発症例に関しては，保存的療法をまず行い，保存的治療では十分な再膨張が得られなかった症例や，胸腔ドレナージ後に再発した症例に対しては躊躇なく手術を適応すべきであると主張している[12]。

　手術療法のアプローチの仕方に関してひも解くと，後側方開胸を標準としていた過去から1968年に麻田らが腋窩縦切開を紹介し，1972年にClarkらが腋窩開胸法を標準アプローチと提唱した[13,14]。1978年にTakenoが新しい自然気胸の治療法として，胸腔鏡下にliquid glueであるcyanoacrylateを滴下してブラを閉鎖する方法を発表している[15]。1989年にWakabayashi

が胸腔鏡下でブラのablationを，そして翌1990年にはcarbon dioxide laserを用いた胸腔鏡下の治療法を紹介している[16)17)]。VATSの呼び方が定着し始めた1992年以降，胸腔内病変に対する治療に胸腔鏡が有用であることを報告する論文が相次いだ。

1995年ごろより，VATSによる自然気胸の治療成績が報告されるようになり，開胸手術の術後再発率の0.4〜3.3%[18)19)]よりもVATSは10%程度[20)〜24)]と高率に再発することが判明してきた。その原因として当時は術中のブラの見落としが挙げられていたが，原因はそれだけではない。開胸時の胸腔内操作や開胸創の大きさが自然に術後の癒着を引き起こしたり，胸膜の肥厚を促したりすることも考えられる。

そのため，2000年以降さまざまな術後の再発予防策が講じられてきており，VATS後の再発率は1〜3%程度に低下してきている[25)〜27)]。再発予防策には壁側胸膜側に処理を施し壁側胸膜と臓側胸膜の癒着を促す方法と，臓側胸膜に処理を施し，臓側胸膜を補強することでブラ新生を抑制する方法の2つに大別できる。本邦ではポリグリコール酸（PGAシート）や酸化セルロースシートでの臓側胸膜補強が主流となりつつある[27)〜29)]。米国のガイドラインでは壁側胸膜擦過および壁側胸膜切除の記載があるが，コンセンサスレベルはそれぞれgood consensus, some consensusとなっており高いものとはいえない[30)]。英国のガイドラインの手術の目的は，空気漏れを止めることと再発を防ぐことの2つとしている[31)]。空気漏れを止めるのはブラ切除など肺の責任病巣を処理すること，そして，壁側胸膜擦過および壁側胸膜切除を追加することで胸膜癒着を引き起こし胸腔内の空間をなくすことが再発を抑えることとしている。両ガイドラインとも臓側胸膜処理に関しては何ら言及されてないところは本邦の傾向とは異なるといえよう。

2014年にはようやく日本胸部外科学会ガイドライン委員会からの提案として，気胸に対するVATSは推奨できるエビデンスレベルBとされた[32)]。ただし，開胸手術に比較してVATSは術後再発率が高いため，胸膜補強などの追加処置を施すことが望まれるとした。**日本胸部外科学会の2012年の年間報告によると自然気胸に対して11,814の手術が行われ，うち11,288（95.5%）がVATSであった**[33)]。VATSでブラ切除のみは3,400（30.1%），臓側胸膜補強を追加したのは7,088（62.8%），壁側胸膜切除は33（0.3%），臓側胸膜補強と壁側胸膜切除の両方を行ったのは81（0.7%）であった。日本においては，VATSにしても開胸にしても，自然気胸の手術において必要なことはブラの処理と臓側胸膜の補強が現時点は支持されているといえよう。

どのような症例に臓側胸膜補強が必要かに関しては，**再発防止策を講じない場合，年齢で再発率が大きく変わることを森山らが報告していることが興味深い**[34)]。原発性自然気胸515例の解析で25歳未満と以上で5年累積再発率をみると保存療法で34.1% vs. 13.9%（p = 0.001），手術療法で28.2% vs. 2.8%（p = 0.000029）と大きな有意差を認めた。さらに25歳未満では再発防止策を講じないブラ切除のみを行った場合，保存的療法と有意差がなかったと報告しており，その理由が**25歳前後でブラが新生しなくなるのではないかと森山らは考えている**。

現時点，欧米においてもエビデンスレベルAで推奨できる外科的治療法はなく，今後の臨床研究において治療法が変化していく可能性は十分に考えられる。本邦においても自然気胸に対する治療法ガイドラインは気胸・囊胞性肺疾患規約・用語・ガイドライン2009年版の第3章に記されているが，詳細なガイドラインは今後作成する予定とされている[35)]。

前述の気胸の外科的治療の歴史を振り返ってみると，現在本邦で推奨されている方法は，肺囊胞に対する切除術と臓側胸膜に対しての補強術である。また，欧米のガイドラインをみると，本邦ではあまり行われていない壁側胸膜への処

理による再発防止策の追加がある。本邦におけるアプローチ法に関してはVATSが圧倒的に多くなっているのが現状である。

外科的治療の適応

日本気胸・囊胞性肺疾患学会の自然気胸治療ガイドライン[35]では，全身麻酔による手術適応を，❶再発を繰り返す症例，❷空気漏れの持続例，❸両側性気胸，❹著明な血胸，❺膨張不全肺，❻社会的適応と記している（**表1**）。

また，その術式はa. ブラ焼灼術，b. ブラ結紮術，c. 肺縫縮術，d. ブラ切除肺縫縮術，e.肺部分切除術，f. 肺区域切除術，g. 肺葉切除術，h. 壁側胸膜切除術（擦過術，掻爬術を含む）としている（**表2**）。

そして，VATSか開胸術の選択は，術後再発率，医療経済面などから十分なインフォームド・コンセントを得て決定するのが望ましいとしている。

現在の医療事情や患者のニーズは，早期の治癒，社会復帰に向いており，空気漏れが続く場合，ドレナージ後3〜7日の時点で呼吸器外科医に手術適応に関しコンサルトをするべきと考える。

自然気胸に対する手術

当施設において行っている標準的な若年者原発性自然気胸に対する手術について解説する。

●手術適応について

外科的治療の適応の項で記した日本気胸・囊胞性肺疾患学会の自然気胸治療ガイドラインに沿った形で適応は決定している。アプローチ法の基本はVATSであり，胸腔鏡で胸腔内を観察したのちに状況で開胸術に移行する可能性については常に説明を行っている。

●術前検査

全身麻酔における手術全般と同様に胸部X線写真，心電図，血液検査などの一般的な術前の

表1●「日本気胸・囊胞性肺疾患学会：自然気胸治療ガイドライン」による自然気胸の全身麻酔での手術適応

❶ 再発を繰り返す症例
❷ 空気漏れの持続例
❸ 両側性気胸
❹ 著明な血胸
❺ 膨張不全肺
❻ 社会的適応

表2●「日本気胸・囊胞性肺疾患学会：自然気胸治療ガイドライン」による自然気胸の手術術式

a．ブラ焼灼術
b．ブラ結紮術
c．肺縫縮術
d．ブラ切除肺縫縮術
e．肺部分切除術
f．肺区域切除術
g．肺葉切除術
h．壁側胸膜切除術（追加処置であり，擦過術，掻爬術を含む）

検査以外に，特にブラの存在などを特定するのに有用と考え行っていることは，胸部HRCTの全肺野3方向画像構築である。当施設では胸腔造影は基本的には行っていない。気胸発症時の肺機能検査については評価が難しく正確とはいえないので行っていない。健康状態に問題のない若い患者に関しては動脈血液ガス分析も全例には行っていない。

●麻酔

全身麻酔下分離肺換気はダブルルーメンチューブを用いて行うのを基本としている。ブロッカーを使用する場合は，片肺換気を繰り返していくうちにブロッカー内の脱気孔が痰で詰まってしまい脱気が困難となることがある。当施設では麻酔科医による気管内挿管後にチューブの位置を**必ず術者である呼吸器外科医も気管支鏡を用いて確認をする**ようにしている。体位をとり術前から挿入されている胸腔ドレーンを抜去する前に，再度患側の肺を換気して圧をかけて空気漏れがみられるか確認すると同時にどのくらいの圧で空気漏れが生じるかを確認して

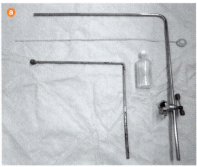

図1● 体位
ⓐ L字バー：既製品の横棒を25cm長く作成した特注のものを使用。
ⓑ ベッドをくの字に屈曲（腹側正面から撮影）。
ⓒ 患側上肢をL字バーにストッキネットで吊り下げ（斜め足側から撮影）。

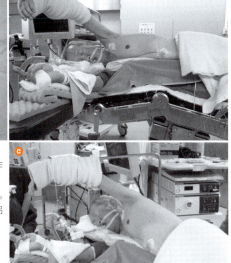

おく。

　局所麻酔下の手術の場合は，局所麻酔以外に術前に非ステロイド性抗炎症薬（non-steroidal anti-inflammatory drugs：NSAIDs）（ボルタレン™）の坐薬の投与と，術中はペチジン塩酸塩注射液（オピスタン™）とミダゾラム注射液（ドルミカム™）を使用している。万が一，呼吸抑制が生じた場合にはラリンジアルマスクを使用できるように準備をしている。

　手術の後半に麻酔科に肺を膨張してもらい両肺換気に戻したあとの**閉創直前に，3カ所の創部の皮下脂肪層にロピバカイン塩酸塩水和物（アナペイン注™）7.5 mg/mlを20ml局注する。**アナペイン注™は国内の局所麻酔薬としては32年ぶりの新薬であり，2001年6月1日に薬価収載され同年8月から発売となったアミド型長時間作用性局所麻酔薬である。麻酔（硬膜外麻酔と伝達麻酔），術後鎮痛の適応を有し，脂溶性が高く手術の後半に皮下脂肪層もしくは肋間筋層内に局注することにより術後5時間以上の鎮痛効果が期待できると考えられている。手術後半のまだ麻酔を覚ます前に局注することで，血圧低下などの循環動態にかかわる副作用出現に対応可能となる。

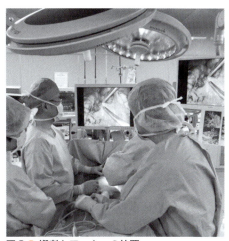

図2● 術者とモニターの位置
モニターは患者の頭側に2つ設置。

●体位（図1）

　健側を下に側臥位として，患側上肢はL字バーにストッキネットを使用し吊り下げている。L字バーは既製品の横棒を25cm長く作成した特注のものを使用しているため，上肢が前方や後方にスライドでき，腋窩開胸や後側方開胸にも比較的容易に移行できる状態となっている。体の固定は腋窩から骨盤までを包む大きさの術中体位保持具である半身用バキュフォーム™（村中医療器）を使用している。これにより患側の腋窩が圧迫されずにすむ。また腰の

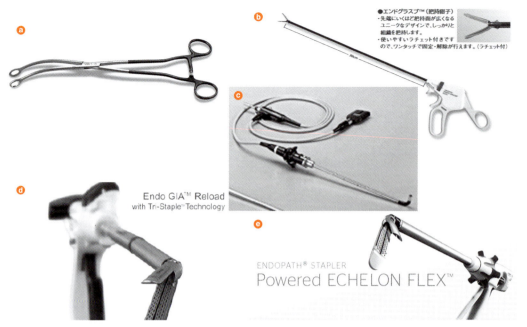

図3 ● 主な使用機材
ⓐ 成毛式輪状リンパ節把持鉗子（ケンツメディコ）
ⓑ エンドグラスプ™（日本コヴィディエン）
ⓒ 5 mm フレキシブルハイビジョンカメラ（HD EndoEYE 腹腔・胸腔ビデオスコープ OLYMPUS LTF TYPE VH）
ⓓ Endo GIA™ Ultra Universal stapler and reloads（日本コヴィディエン）
ⓔ ECHELON FLEX™ Powered ENDOPATH® Stapler 60（エチコン，ジョンソンエンドジョンソン）

位置で電動ベッドをくの字に折ることで腋窩枕の代わりに患側の肋間が開くようになる。

● 術者ならびに機械の配置（図2）

術者は基本的に患者の腹側に立ち，モニターは患者の頭側の麻酔科の位置に配置している。

手術を3人以上で行う場合は術者と第一助手の頭に隠れない位置にもう一つモニターを配置する。麻酔科のために小さなモニターを麻酔器の横に配置している。

● 胸腔鏡と必要な機材・器具（図3）

オリンパス社製の5 mmフレキシブルハイビジョンカメラ（HD EndoEYE腹腔・胸腔ビデオスコープOLYMPUS LTF TYPE VH）を使用している。鉗子類は成毛式輪状リンパ節把持鉗子（ケンツメディコ），エンドグラスプ™（日本コヴィディエン），エンドシアーズ™（日本コヴィディエン），コダマダイサクション™（住友ベークライト），ソラコポート™（5.5 mm 2個と

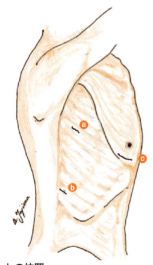

図4 ● ポートの位置
　ソラコポート™（5.5 mm 2個と11.5 mm 1個，日本コヴィディエン）使用
ⓐ 術前ドレーン挿入孔（1 cm）
ⓑ 第9肋間広背筋前縁（1 cm）
ⓒ 第5肋間乳頭直下（2 cm）

11.5 mm 1個，日本コヴィディエン），自動縫合器（ECHELON FLEX™ Powered ENDOPATH® Stapler 45または60，エチコン，ジョンソンエ

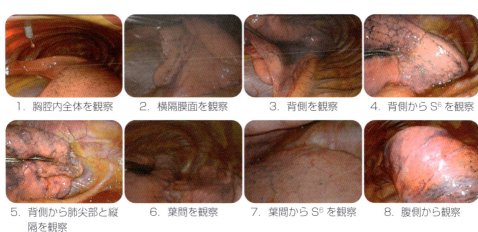

図5 ● 胸腔内のルーチン観察法（左胸腔内）

1. 胸腔内全体を観察
2. 横隔膜面を観察
3. 背側を観察
4. 背側からS^{6}を観察
5. 背側から肺尖部と縦隔を観察
6. 葉間を観察
7. 葉間からS^{6}を観察
8. 腹側から観察
9. 背側から肺尖部と縦隔を観察
10. 肺尖部を反転して観察

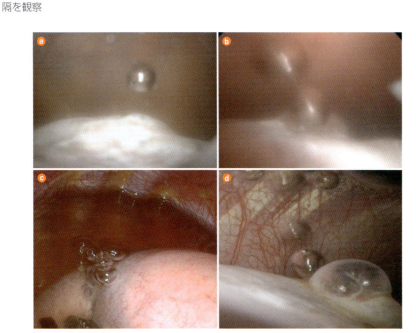

図6 ● 水封試験
ⓐⓑ 生理食塩水での水封試験：水が混濁している。
ⓒⓓ 蒸留水での水封試験：水が透明で水中内がよく見える。

ンドジョンソン，もしくはEndo GIA™ Ultra Universal stapler and reloads，日本コヴィディエン），高周波手術装置バイオ（ソフト凝固，エルベ社）。

● ポートの位置（図4）

当施設のVATSは3ポートで行っており，術前ドレーン挿入孔（1 cm），第9肋間広背筋前縁（1 cm），第5肋間乳頭直下（2 cm）の3カ所を使用している。術前ドレーンが挿入してあった孔から胸腔鏡を挿入して，胸腔内を観察する。第9肋間広背筋前縁の位置で横隔膜直上に胸腔鏡用のポートを挿入する。胸腔鏡を入れ替えてから再度胸腔内を観察する。第5肋間乳

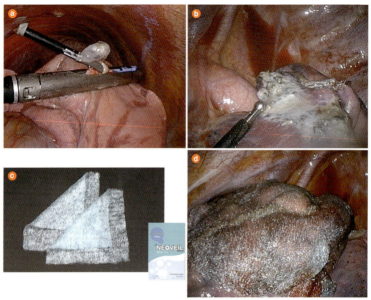

図7● 肺楔状部分切除術
ⓐ 肺楔状部分切除術
ⓑ 肺の ablation：高周波手術装置バイオ（ソフト凝固，エルベ社）使用
ⓒ 吸収性 PGA シート（Neoveil™，10×10 cm）
ⓓ ステープルラインを被覆

頭直下（2 cm）にポート孔をあけておくがソラコポート™は挿入せずにおく。ソラコポート™を挿入しなければ鉗子や吸引管が同時に2本使用可能である。

● 胸腔内の観察と水封試験（図5，6）

　胸腔内は常に同じ方法で観察をしていく。順番は横隔膜面から背側，S^6，背側から肺尖部，上縦隔周囲，葉間，腹側から肺尖部，再度上縦隔を腹側から，最後に肺を反転して上葉肺尖部を確認する。ブラの位置を確認後，どのブラが責任病変かを同定するために水封試験を行う。**当施設の水封試験は，水中内の透明度を優先して生理食塩水ではなく，蒸留水を500 ml用いている。**第5肋間乳頭直下のポート孔にソラコポート™を挿入し，滅菌した漏斗を通して蒸留水を胸腔内に注入する。胸腔鏡は第9肋間のポートと第5肋間のポートの両方を用いて空気漏れを確認する。観察する際は成毛式輪状リンパ節把持鉗子とコダマダイサクション™を交差する形で第5肋間のポート孔より挿入して，胸腔鏡を通すわずかなスペースを確保すること

が重要である。肺を抑え過ぎると空気漏れがわからないことがある。肺は膨張するまでは両肺換気しながら圧をかけてもらい，膨張したら10 cm水中圧，15 cm水中圧，20 cm水中圧まで順次加圧してもらって空気漏れを確認する。肺瘻からの空気漏れの場合は20 cm水中圧までの加圧で十分である。

● 肺楔状部分切除術（図7）

　ブラと責任病変が確認できたら，順番にエンドグラスプ™で把持して自動縫合器で切除を行っていく。自動縫合器に使用するカートリッジは，Echelon™であればblueかgold，Endo GIA™であればcamelかpurpleのTri-stapler™を使用している。ブラの好発部位は肺尖部，第2肋骨に沿った上葉の側面，上葉縦隔側肺門付近，右は胸椎食道間凹，S^6辺縁，S^3・中葉・舌区の辺縁，横隔膜面辺縁である。ブラが集簇している場合はまとめて切除した方がよい。ブラが多数カ所に多発している場合は空気漏れの責任病変は切除した方がよいが，ほかのブラはソフト凝固で焼灼するのみでもよいと考えてい

る。焼灼する場合は菲薄化している囊胞壁が厚く白く変性して平坦になればよいと考えている。気腫性肺の続発性気胸の場合はNeoveil™チューブタイプ（グンゼ）をEchelon™のカートリッジに装着するか，リンフォースカートリッジ™を使用する。

●PGAシートでの肺被覆とドレーン挿入（図7）

切離後は再度水封試験を行う。空気漏れのないことを確認後，ステープル断端と肺尖部を吸収性PGAシート（Neoveil™，10×10 cm）で被覆する。このときには，血液製剤であるフィブリン糊は使用せずに胸腔内に注入した水の表面張力で固定するだけにしておく[28]。

胸腔ドレーンは20 Frのニプロソラシックカテーテル™（ニプロ）を1本使用している。先端から5 cm，10 cm，15 cmの位置のX線不透過ライン上に追加の側孔を開けて，第9肋間広背筋前縁のポート孔から挿入して，貼付したPGAシートをひっかけないように気をつけてドレーン先端を肺尖部に位置し，ドレーン本体は側胸部の正中線よりも腹側に留置する。麻酔科に肺を膨張してもらい両肺換気に戻す。3カ所の創部の皮下脂肪層にロピバカイン塩酸塩水和物（アナペイン™）7.5 mg/mlを20 ml局注して閉創する。

●ドレーン抜去と術後経過観察

手術終了後，体位を仰臥位に戻しポータブル胸部X線写真を確認する。肺の虚脱がなく，空気漏れも認めなければ，麻酔を覚ます前に手術室において胸腔ドレーンを抜去する。術直後のドレーン抜去を行わない場合は，翌日までドレーンを留置しておき抜去する。ドレーンを抜去した翌日の胸部X線を吸気と呼気で撮影して，肺の虚脱や皮下気腫の増悪がみられなければ同日退院とする。ドレーン抜去部の抜糸は1週間後の外来で行う。退院後1年間は4カ月おきに外来通院を1年間，その後再発した場合は当施設に連絡してもらうことを約束する。ただし，統計を取る際には電話で連絡することを説明する。

●術後成績

2002年7月から2015年3月までの期間において気胸に対してVATSを行った457例467側のうち，2002年7月から2004年6月までの期間は，再発防止策は行わず肺楔状部分切除術のみを行っていた。2004年7月以降は肺楔状部分切除術とPGAシートによる肺被覆を行った。さらに2014年11月からは責任病変以外のブラに対してソフト凝固によるブラ焼灼を加えるようになった。再発防止策を講じなかった期間の56例中，5年間で再発を認めたのは4例（7.1％）であった。年齢で分けると32例が25歳以下で再発した4例すべてが25歳以下（12.5％）であった。2004年7月以降の症例は401例411側で再発は5例（1.22％），うち25歳以下は331例で再発は4例（1.21％）であった。

再発防止策を講じることで有意に再発率を低下させることができることがわかる。また，25歳以下の症例においては特に有効であることがわかる。

胸腔ドレーンを手術直後に抜去することに関しては，2004年4月から行っている。当初は，❶原発性自然気胸，合併症なし，❷病変切除後，水封試験（15～20 cmH$_2$O）で空気漏れなし，❸手術直後胸腔ドレーンからの空気漏れなし，❹手術室胸部単純X線検査で肺の膨張が良好の4つの条件を満たした場合に抜去することとしていたが，2014年4月からは❶の条件は削除し，その代わりに術中に広範な癒着剝離をしなかった場合を条件とした。**2015年3月までに127例に対して早期ドレーン抜去を行っているが，21症例は手術翌日の胸部単純X線写真で肺の虚脱を認めたが経過観察のみで軽快し，緊急で胸腔ドレーン再留置が必要となった症例はなかった。**

肺楔状部分切除術時の注意点

肺の切除を行う際に筆者が気をつけて行って

いることを示す．特に考えて行っているわけではなく慣れてしまえば自然に行っていることのため，わざわざ記すことではないかもしれないが，若手を教えている際に気づいた点をいくつか紹介する．ステープラーを提供している会社は現在2社であり，それぞれで異なる場合は（J社もしくはC社）と記載する．

❶ステープラーを挿入する際に，ステープラー肺を擦り過ぎないように気をつけること（図8）．

❷ステープラーを挿入する際には，できるだけ**常に見えている方にanvil側を持ってくる**．Anvilの先端をできるだけ手前の見えている肺に沿わせて，奥の見えないカートリッジ側を肺から離して挿入することで，ステープラーの先端が肺に押し込まれる損傷を防ぐことができる（図8）．

❸ステープラーを挿入したら，必ず，**手前とその裏側も確認すること**（図9）．

❹肺をステープラーで噛むときは，**ゆっくりと優しく，肺の表面を擦らないように噛むこと**（図10）．

❺その際に，肺内の空気や血液を切除側に絞り出すのか，残す側に絞り込むのか考えながら行う（悪性病変の切除の場合は切除側に絞り出すつもりで噛む．気胸などの場合は残す側に絞り込む感じに噛む）（図10）．

❻肺を噛むとき，ステープラーの付け根（先端ではない方）を意識すること．特にJ社の場合は噛み込む最後のときに肺にねじれを加える形になるので，少し手前に引きながら噛むとよい．また，**ステープラーを押し込み過ぎないこと**．押し込み過ぎると，肺を噛んだときに付け根の部分の肺のステープリングがうまくいかずに，空気漏れの原因となる（図10）．

❼ステープラーを2発目，3発目と進めていく際に，ステープラーを押し込んで切除側を把持して手前に引っ張ると，切除する肺の量がどんどん多くなってしまう．そのため，ステープラーが全長に渡って根元まで入ったら，その時点で把持して手前に引っ張っていた肺をいった

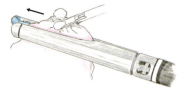

図8● Anvil側を手前にしてゆっくり挿入し、ゆっくり噛む

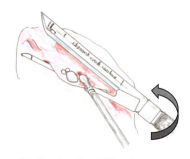

図9● 噛む前に必ず肺の両側を確認する

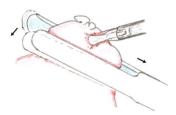

図10● ステープルを手前に数ミリ引き、数ミリ残る肺のほうに下げながら噛む

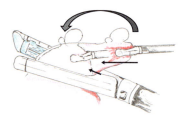

図11● ステープラーが全長に渡って根元まで入ったら，手前に引っ張っていた肺を奥に少し戻す

ん奥に戻すこと（図11）．

❽連続して切離していくときには，**残す側のステープルラインがギザギザにならないように気をつける**．ギザギザになった部分はステープルオンステープルの状態であり，空気漏れが生じやすい部分となる．

❾連続して切離するときは，できるだけ，**最初に把持した切除肺側の鉗子を外して持ち直さないこと**．これにより，切離する方向（ベクトル）が変わらずにすむため，左右のギザギザがなくなる．

❿ ステープリングを手動で行うときは，ステープルがどうしてもぶれて動いてしまうので，**必ず，シャフトも固定して両手でゆっくり同じスピードでステープルすること**。特にC社のものは軽くてぶれやすいが，現在は電動のものがあるので，片手でもぶれが生じにくくなった。

⓫ ステープラーで切離した断端の両側端は必ず観察してステープラーの歯が2列以上かかっていることを確認すること。閉鎖具合が弱いと判断したときは結紮を追加して補強すること。

以上のようにステープリング一つにしても，さまざまな注意点がある。VATSによる手術が多くなり，開胸でもステープリングを使用する場面が数多い現在，細かくその注意点を解説している書はみられないので参考にしてほしい。

おわりに

本稿では，原発性自然気胸に対する外科的治療を中心に記した。続発性自然気胸や外傷性気胸などの個別の外科的治療に関しては各論を参照していただきたい。「たかが気胸されど気胸」。気胸の治療は奥が深く，特に気胸の外科的治療に関しては呼吸器外科専門医に必ずコンサルトしていただきたい。安易に一般外科医が手術しても再発する可能性が高いため，症例ごとに治療方針を検討する必要がある。現在行っている治療が数年後には古くなっている可能性もある。今後は新しい器具の開発でより簡便にそして安全に手術・治療できることに期待する。

[文献]

★ 1) Brock RC. Recurrent and chronic spontaneous pneumothorax. Thorax 1948；3：88-111.
2) Sycamore LK. Recurrent idiopathic spontaneous pneumothorax. AJR Am J Roentgenol 1936；36：844-8.
3) 三上理一郎，本間日臣，金子二郎．自然気胸．特に成因について．診断と治療 1956；31：374-87.
4) 沢崎博次，布施正明，堀江和夫，ほか．自然気胸68例の検討．日胸 1968；27：461-74.
5) 大畑正昭，新野晃敏，宮本 忍，ほか．自然気胸の成因と外科療法について．日胸外会誌 1971；19：159-67.
6) Gaensler EA. Parietal pleurectomy for recurrent spontaneous pneumothorax. Surg Gynecol Obstet 1956；102：293-308.
7) Baronofsky ID, Warden HG, Kaufman JL, et al. Bilateral therapy for unilateral spontaneous pneumothorax. J Thorac Surg 1957；34：310-22.
8) Gobbel WG Jr, Rhea WG Jr, Nelson IA, et al. Spontaneous pneumothorax. J Thorac Cardiovasc Surg 1963；46：341-7.
9) Ruckley CV, McCormack RJ. The treatment of spontaneous pneumothorax. Thorax 1966；21：139-44.
10) Sawada S, Watanabe Y, Moriyama S. Video-assisted thoracoscopic surgery for primary spontaneous pneumothorax : evaluation of indications and long-term outcome compared with conservative treatment and open thoracotomy. Chest 2005；127：2226-30.
11) Brooks JW. Open thoracotomy in the management of spontaneous pneumothorax. Ann Surg 1973；177：798-805.
★12) 石原恒夫，吉松 博，菊地敬一，ほか．自然気胸の治療．日胸疾会誌 1972；10：354-9.
13) 麻田 栄，橋本兼太郎．自然気胸の手術手技．外科治療 1968；18：622-31.
14) Clark TA, Hutchinson DE, Deaner RM, et al. Spontaneous pneumothorax. Am J Surg 1972；124：728-31.
15) Takeno Y. New treatment of spontaneous pneumothorax by liquid glue nebulization under thoracoscopic control. Bronchopneumologie 1978；28：19-28.
16) Wakabayashi A. Thoracoscopic ablation of blebs in the treatment of recurrent or persistent spontaneous pneumothorax. Ann Thorac Surg 1989；48：651-3.
17) Wakabayashi A, Brenner M, Wilson AF, et al. Thoracoscopic treatment of spontaneous pneumothorax using carbon dioxide laser. Ann Thorac Surg 1990；50：786-9.
18) Weeden D, Smith GH. Surgical experience in the management of spontaneous pneumothorax, 1972-1982. Thorax 1983；38：737-43.
19) 長田博昭，平 泰彦，横手薫美夫．特発性自然気胸100手術症例の検討．日胸外会誌 1983；31：1519-26.
20) Janssen JP, Schramel FM, Sutedja TG, et al. Videothoracoscopic appearance of first and recurrent pneumothorax. Chest 1995；108：330-4.

21) Nauheim KS, Mack MJ, Hazelrigg SR, et al. Safety and efficacy of video-assisted thoracic surgical techniques for the treatment of spontaneous pneumothorax. J Thorac Cardiovasc Surg 1995；109：1198-203.
22) 浅岡峰雄．胸腔鏡手術の合併症に関する検討：自然気胸の術後再発を中心に．日呼外会誌 1996；10：651-5.
23) 松添大助，岩崎昭憲，岡林 寛，ほか．自然気胸に対する胸腔鏡下手術の合併症の検討．日胸外会誌 1997；45：945-9.
24) 梅本真三夫，得能正英，斉藤幸人，ほか．自然気胸に対する胸腔鏡下手術後再発症例の検討．日胸外会誌 1997；45：831-5.
25) 櫛部圭司，根津邦基，東条 尚，ほか．自然気胸に対する胸腔鏡手術における術後再発およびその予防法の検討．日呼外会誌 1999；13：27-31.
26) Lang-Lazdunski L, Chapuis O, Bonnet PM, et al. Videothoracoscopic bleb excision and pleural abration for the treatment of primary spontaneous pneumothorax：long-term results. Ann Thorac Surg 2003；75：960-5.
27) 卜部憲和，朝井克之．ポリグリコール酸フェルトによる原発性自然気胸術後再発の予防．日呼外会誌 2008；22：142-5.
28) 田島敦志．若年者自然気胸に対する胸腔鏡下手術後再発の予防法：ポリグリコール酸シートのみでの肺被覆法．日気囊疾会誌 2009；9：117-20.
29) Cho S, Huh DM, Kim BH, et al. Staple line covering procedure after thoracoscopic bullectomy for the management of primary spontaneous pneumothorax. Thoac Cardiov Surg 2008；56：217-20.
30) Baumann MH, Strange C, Heffner JE, et al. Management of spontaneous pneumothorax：an American College of Chest Physicians Delphi consensus statement. Chest 2001；119：590-602.
★31) MacDuff A, Arnold A, Harvey J, on behalf of the BTS Pleural Disease Guideline Group. Management of spontaneous pneumothorax：British Thoracic Society pleural disease guideline 2010. Thorax 2010；65：ii18- ii31.
★32) Goto T, Kadota Y, Mori T, et al. Video-assisted thoracic surgery for pneumothorax：republication of a systematic review and a proposal by the guideline committee of the Japanese Association for Chest Surgery 2014. Gen Thorac Cardiovasc Surg 2015；63：8-13.
33) Masuda M, Kuwano H, Okumura M, et al. Thoracic and cardiovascular surgery in Japan during 2012：annual report by The Japanese Association for Thoracic Surgery. Gen Thorac Cardiovasc Surg 2014；62：734-64.
34) 森山重治．奥谷大介．原発性自然気胸における再発危険因子の検討．日気囊疾会誌 2010；10：96-100.
★35) 日本気胸・嚢胞性肺疾患学会，編．気胸・嚢胞性肺疾患規約・用語・ガイドライン 2009 年版．東京：金原出版，2009.

III 気胸に対する治療

4 手術が難しい気胸に対する治療

北見 明彦　鈴木 隆

■はじめに

　手術が難しい気胸とは何か？　気胸の治療において，手術が困難あるいは極力手術を避けたい病態とは，以下の3つに集約される。
❶低肺機能により全身麻酔あるいは片肺分離換気がハイリスクと考えられる場合。
❷既存の肺組織が脆弱なため，確実な肺瘻あるいは気管支瘻の処理が困難と予想される場合。
❸悪性腫瘍や感染症の合併例において，術後の原疾患の増悪が危惧される場合。

　このような病態の多くは続発性気胸であるが，日常臨床において遭遇する機会も少なくない。具体例としては，高度肺気腫，間質性肺炎など既存肺のびまん性変化を有する気胸，非結核性抗酸菌症など治療抵抗性の感染症に合併した気胸，肺癌など悪性腫瘍に合併した気胸，胸腔内感染を伴う膿気胸などが挙げられる。

■手術が難しい気胸の治療・総論

　日本気胸・嚢胞性肺疾患学会の「自然気胸治療ガイドライン」[1]によると，気胸の治療方法は1. 初期治療　2. 保存的治療　3. 手術療法に分けて記載されており，初期治療としてa) 安静，b) 胸腔穿刺（脱気），c) 胸腔ドレナージ，保存的治療としてa) 胸腔ドレナージ，b) 胸膜癒着術，c) 気管支鏡下気管支塞栓術，が挙げられている。

　難治性あるいは手術が困難と予想される気胸の初期治療では，病態に適したドレナージの判断が重要となる。たとえば間質性肺炎に伴う慢性的な経過の気胸では，ドレーンを挿入しても，はっきりとした空気漏れがなく，胸腔内の強陰圧が保たれているにもかかわらず，肺の膨張が得られないことが多い。このような症例では手術も困難なことが多いので，呼吸状態が保たれている状況であれば，ドレーンの挿入も行わず，侵襲的な治療を極力避けるという選択肢も重要である。しかしながら，このような特殊なケースを除き，難治性気胸の多くは，発症時すでに呼吸不全状態にあり，胸腔ドレーンが挿入された状況下での治療方針の決定が問題となる。

■手術が難しい気胸の治療・各論

　日本胸部外科学会Annual report in 2004の本邦における術後在院死亡に関する記載によると，原発性気胸の死亡率は0.1%であるのに対し，続発性気胸のそれはその約20倍にあたる1.8%と非常に高値である[2]。したがって続発性あるいは高齢者の気胸の手術適応は，この現状を念頭におき，また十分なインフォームド・コンセントを行ったうえで，決定する必要がある。言い換えれば，手術を極力回避するために，非侵襲的なさまざまな方法を組み合わせた肺瘻閉鎖のための治療が重要となる。

　以下，手術以外の肺瘻閉鎖を目的とした治療法を，侵襲の少ないと考えられる順に記載する。

●胸腔ドレナージ

　胸腔ドレーンの管理法は，難治性気胸の治療においても重要である。ドレーンの本数，太さ（径），先端の位置，持続吸引の有無あるいはその強さなどが，気胸の治療経過に影響することも少なくない。当院では，通常16～20Frの胸腔ドレーンを選択し，中腋窩線よりやや前方第6肋間あたりから肺尖部方向に向け挿入している。ドレーン挿入後，まずは水封管理からはじめ，X線写真で虚脱の程度，空気漏れの程度，皮下気腫の有無などをみながら，持続吸引の必要性を決定する。

気胸が難治性となる要因の一つとして，ドレーン先端の位置の問題が挙げられる。比較的大きなブラや胸壁癒着部の近傍に先端が位置していると，それ自体が肺瘻の閉鎖あるいはその周囲の癒着形成の妨げになる場合があると考えられる。また空気漏れが断続的あるいは少量であって肺膨張が不十分な場合はドレナージ不良も疑われる。このような場合には，ドレーンを少し引き抜き先端の位置を調整するか，それでも不十分なときはドレーンの入れ替えも検討すべきである。そのほか，空気漏れが大量に持続し持続吸引にもかかわらず肺膨張が得られないような症例では，2本目のドレーンを追加挿入するか太いドレーンへの入れ替えが必要となる。

　気胸のドレーン管理において，空気漏れが多く肺の膨張不全や皮下気腫の増大がみられた場合は，持続吸引を行うのが一般的である。一方で，肺瘻の閉鎖に関しては，水封が持続吸引に比べ優位ないしは同等であるとする報告が散見され[3)〜5)]。水封管理の利点として，病巣部の過進展に伴う肺瘻の発生や胸膜裂孔の拡大を防ぎやすいことなどが述べられている。実際の臨床の場においては，持続吸引をかけざるを得ない状況も多々あり，また吸引により肺の完全膨張が得られ，病巣と胸壁との密着時間が長くなれば，組織の修復や癒着の形成に有利に働く状況も想定されるが，少なくとも漫然と持続吸引を続けることは避けるべきである

●血液凝固XIII因子製剤：フィブロガミン

　血液凝固XIII因子製剤は，線維芽細胞の増殖担体フィブリンを架橋しフィブリン網構造を変え線維芽細胞増殖を促進することで，創傷治癒を促すと考えられている。逆にXIII因子の低下や欠損は創傷治癒不全を引き起こすことが知られており，補充のための製剤として乾燥濃縮ヒトXIII因子製剤，フィブロガミンP（CSLベーリング）が保険適用薬剤として認められている。使用の具体例は，XIII因子を測定し70％以下を示す症例に対して，通常フィブロガミンPを1日1回3〜6バイアル5日間経静脈的に投与する[6)]。難治性気胸の治療におけるフィブロガミン投与に関しては，XIII因子が低下している6例中4例に有用であったという報告もあるが[7)]，有効例の多くは症例報告[8)9)]であり，現時点では治療効果に関する客観的データは乏しい。フィブロガミンの経静脈投与はほかの方法と比べても低侵襲ではあるが，前述したごとくあくまでもXIII因子低下例に対してのみ保険適用とされている薬剤であるので，それに見合う症例での適正使用が求められる。またその添付文書には，ヒトパルボウイルスB19などのウイルス感染のリスクに関しても記載されているので[10)]，適応を十分に検討し，ほかの血液製剤の使用時と同様，感染のリスクなど十分なインフォームド・コンセントを行ったうえで使用することが重要である。

●胸腔内注入療法

1）総論

　胸腔内に何らかの薬剤や血液などを注入する方法は，肺瘻部位の被覆を目的とする場合と，胸腔全体への薬剤注入による胸膜の化学的刺激で肺と胸壁との癒着を促進させ，肺瘻の閉鎖および気胸の再発予防を目的としたいわゆる癒着療法の2つに大別される。前者ではフィブリン糊や自己血が用いられ，フィブリン糊においては透視下での選択的注入法などが報告されている[11)]。後者に関しては，本邦ではOK-432，テトラサイクリン系薬剤などが，海外ではタルクが多く用いられている。

　癒着療法には功罪ある。治療効果が早く得られること，繰り返し施行可能であること，病棟で比較的簡便に行えることなどのメリットがある一方，薬剤投与後の発熱や胸痛などの症状を伴うことや，胸腔内感染やまれではあるが間質性肺炎の誘発あるいは増悪などのリスクもあり，デメリットに関する説明は不可欠である。

2）各論

　適応：2003年の英国胸部疾患学会（British

Thoracic Society：BTS）ガイドラインによると，難治例や再発例に対するタルクやテトラサイクリンを用いた胸膜癒着療法は気胸をコントロールし得る治療法ではあるが，外科的手技と比べ再発率，膿胸合併率が高く，満足できるものではないとしている[12]。また，日本気胸・嚢胞性疾患学会ガイドラインでは，全身状態不良あるいは手術非適応症例に施行を勧めている[1]。

いずれのガイドラインにも禁忌に関する明確な記載はないが，間質性肺炎あるいは間質影を有する気胸に対する癒着療法は注意を要する。特に，OK-432注入後の間質性肺炎急性増悪の報告例は散見され[13,14]，また癌性胸膜炎に対する治療例ではあるが，OK-432＋アドリアシンによる胸膜癒着療法後の薬剤性肺炎による死亡例も報告されている[15]。間質性肺炎合併気胸に対するOK-432の投与は極力控えるべきである。

使用薬剤および治療効果：胸膜癒着を目的として使用される薬剤として，前述したごとく本邦ではOK-432，ミノマイシン，海外ではタルクが頻用されているが，その他滅菌オリーブオイル[16]，ポビドンヨード[17]，50％ブドウ糖注入[18]による治療有効例も報告されている。

各薬剤とも治療効果はおおむね良好で，成功率75～88％，再発率9～25％などと報告されている[16]。またOK-432に関しては，複数回注入も含めるが同剤による癒着療法を行った気胸症例65例全例（100％）で肺瘻停止に成功したとする報告もみられる[19]。癒着の成否は，気胸の病態あるいは生体の反応など複数の要因が関連するため，各薬剤別の治療効果の厳密な意味での比較は困難であるが，本邦ではOK-432の高い癒着効果は広く知られており，第1選択にしている施設が多いようである。

一方海外では，古くから癒着剤としてタルクが用いられており，癌性胸膜炎に対する癒着療法のメタアナリシスの結果[20]からも，その有用性は示され，第1選択薬として定着している。合併症としては急性呼吸窮迫症候群（acute respiratory distress syndrome：ARDS）などが報告されている[21]。本邦においても，難治性肺瘻に対するタルク使用の報告は散見されるが[14,22]，現状での使用にあったては用法・用量を十分熟知し，保険適用外使用に関し，倫理委員会などによる院内コンセンサスを得ることが不可欠である。

実際の手技：薬剤を胸腔内に注入する前に，消炎鎮痛薬の内服や局所麻酔薬（1％キシロカイン20 cc程度）の胸腔内注入など疼痛対策を十分に行う。薬剤の注入後は，ドレーンをクランプせずに，薬液がすぐに排液されないようにチューブを身体より高く保つ。肺尖部を中心に癒着剤を胸腔に広げるように体位変換を行うことも一般的ではあるが，そのエビデンスは乏しく，むしろ意味がないとする報告もある[23]。

難治性肺瘻に対する，OK-432やミノマイシンの至適1回投与量は不明であるが，OK-432は癌性胸膜炎に対する投与量[24]に順じ5 KEから10 KE注入している報告が多い。ミノマイシンは100～400 mgで，いずれも20～50 ccの生食に溶解して注入するのが一般的なようである。また実際には，複数回行われ，段階的に投与量を増やすことが多い。ちなみに，当院での難治性肺瘻に対するOK-432の初回投与量は3～5 KEとしている。OK-432の極量（総投与量）あるいは治療の限界に関しても不明であるが，OK-432による癒着療法を行った続発性気胸29例中5例（17.3％）で計25～30 KEの投与を要したとする報告[19]もあり，このあたりの総投与量が一つの目安と推測される。

自己血注入は副作用が少なく，疼痛対策も不要である。注入量は50～100 ccが一般的なようであるが，50 ccに比べて100 cc注入のほうが肺瘻閉鎖までの時間が有意に短かったとする報告もある[25]。

膨張不全肺に対する胸膜癒着療法：胸膜癒着術は，壁側胸膜を癒着させ胸腔を閉鎖すれば気胸あるいは胸水貯留を防止できるという発想のもと1930年代から続けられ[26]，膨張不全肺は，癒着が成功しにくい要因と考えられている。し

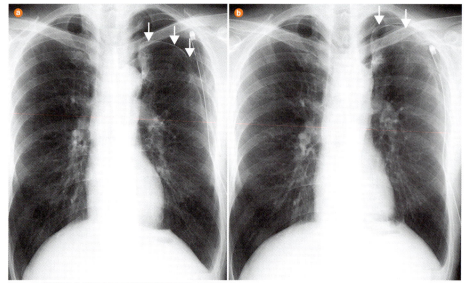

図1 ● 膨張不全肺に対する胸膜癒着療法（症例1）
ⓐ 癒着療法前，ⓑ 癒着療法後（翌日）。

かしながら肺瘻閉鎖効果に関しては，膨張不全肺においても得られることもある。この理由としては，肺瘻の閉鎖が必ずしも胸壁との癒着によるものではなく，臓側胸膜の化学的刺激（胸膜炎）あるいはそれによって産生された胸水が肺瘻閉鎖に働いていることが推測される。

症例を提示する。

症例1：61歳男性。肺気腫合併左気胸。小開胸併用肺部分切除（囊胞切除）施行。術後第3病日に咳嗽を契機に空気漏れが増加し，その後持続した。12 cm水柱圧の持続吸引をかけたが，肺の膨張は得られなかった。第6病日から第10病日までフィブロガミンPを投与したが，空気漏れの改善はみられなかった。肺膨張は不良であったが，第11病日にOK-432 5 KE＋生食20 cc＋1％キシロカイン20 ccを局注したところ，翌日に空気漏れが停止し，肺の膨張不全も改善した（**図1**）。

● **気管支塞栓療法**

「自然気胸治療ガイドライン」[1]によると，破裂したブラ・ブレブに通じる責任気管支を塞栓することにより空気漏れをなくす手技，と記載されている。責任気管支の同定には，気管支鏡下のバルーンカテーテルによる閉塞試験が一般的であるが，解剖学的に閉塞が困難あるいは不十分な場合もある。亜区域支以下のレベルであれば，同気管支へ気管支鏡をウェッジ後，吸引で末梢気道を虚脱させることにより，責任気管支の同定が可能な場合もある。この方法は，簡便であり，時に有用である。

塞栓物質としてはフィブリン糊[27)28)]，コラーゲン製止血剤[29)30)]などに加え，近年シリコン製塞栓子の使用例[31)32)]も多く報告されるようになっている。

塞栓療法のデメリットとしては，閉塞性肺炎や無気肺，塞栓子の逸脱などが挙げられる。

難治性ハイリスク気胸症例に対する手術

手術が困難あるいは極力手術を避けたいと判断し，内科的治療を行ったにもかかわらず肺瘻の閉鎖が得られない症例もある。その場合外科的治療を検討することになるが，手術のタイミング，麻酔法，アプローチ，病巣の処理方法などが問題となる。

● **手術適応・タイミング**

初診時の手術適応の判断もさることながら，治療経過中どの時点で内科的治療の限界を見極

め，手術に踏み切るのかあるいは踏み切らないかを決断することは容易ではない。高齢者あるいは続発性気胸など，いわゆる難治性のハイリスク症例に対する外科治療に関する報告は数多くみられ[33)〜37)]，一定の治療成績が得られてはいるが，それらの報告の多くは麻酔法，病巣の処理法などさまざまな工夫が施されている。したがって，手術を選択する際には，少なくとも十分な病態評価を行ったうえで，綿密な治療スケジュールのもと行うべきである。タイミングに関しては，比較的早い段階での手術を勧めている報告もみられ[35)]，その理由としては，癒着療法により手術がやりにくくなることや，内科的治療の長期化に伴う体力あるいは栄養状態の悪化などが挙げられている。一言で手術といっても，次項で述べるようにさまざまな手技・アプローチがあり，それにより侵襲もかなり異なる。したがって癒着療法が先か手術が先か，あるいは癒着療法で粘るか手術を決断するかという議論は，全身状態はもとより，手術を行う場合に選択し得る術式を想定したうえで行うべきである。またいずれの治療を選択したとしても，可能な範囲でのリハビリテーションや栄養サポートチーム（nutrition support team：NST）の介在による積極的な栄養管理も併せて行っていくことが重要である。

● **麻酔法**

　高齢者あるいは続発性の難治性気胸では，全身麻酔そのものが大きなリスクと考えられる状況も多い。また全身麻酔は認容できても，片肺分離換気の維持が困難と予想される場合もある。このようなハイリスク症例に対する治療として，局所麻酔あるいは硬膜外麻酔併用で気管内挿管をしない自発呼吸下での手術が報告されている[34)36)]。そのほとんどが胸腔鏡下に行われ，肺瘻停止を目的にルーピング，あるいはフィブリン糊やPGAシートなどによる被覆が行われることが多い。

　自発呼吸下手術では，術前ドレーン開放での呼吸状態の評価と術中の呼吸管理が重要である。当院では，術中に大気圧から水封管理に即座に移れるよう胸腔ドレーンと水封バッグを用意し，麻酔科医スタンバイでの呼吸管理のもとで行っている。

　症例を提示する。

　症例2：70歳代男性。特発性間質性肺炎の診断で，9年前より在宅酸素療法を導入していた。右気胸・呼吸不全状態で緊急入院。ドレーン挿入後も空気漏れが持続し，肺の膨張不全も続いた（**図2，3**）。癒着療法は間質性肺炎増悪のリスクが高いと判断し，局所麻酔（プロポフォール鎮静）自発呼吸下2ポート胸腔鏡手術を施行した。ブラの胸壁癒着部の近傍に瘻孔を確認した。癒着は剝離せずに，瘻孔のルーピングを行い，空気漏れを閉鎖。フィブリン糊を塗布し，手術を終了した（**図4，5**）（手術時間45分）。

● **アプローチ**

　自発呼吸下手術は，ほとんど胸腔鏡下で行われる。全身麻酔下では胸腔鏡，開胸どちらも可能であるが，当院では開胸あるいは小開胸を併用することが多い。開胸の利点としては，両肺換気でも操作が可能なこと，視野確保の制限が少なく手術時間短縮につながること，肺の展開，ステープリングがより愛護的に行える場合

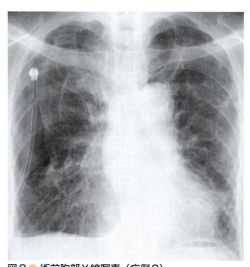

図2● 術前胸部X線写真（症例2）
右気胸があり，肺尖部に癒着を認める。

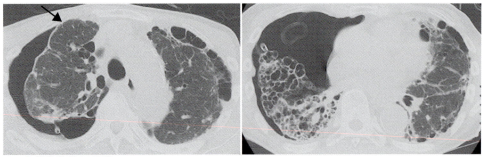

図3● 術前胸部CT写真
蜂巣肺と嚢胞があり、嚢胞周囲の右前胸壁に面状の癒着を認める。

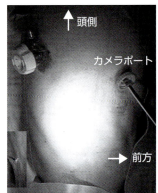 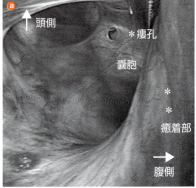 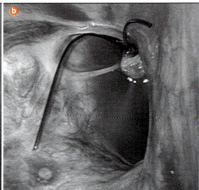

図4● 局所麻酔下2ポート手術
左側臥位、プロポフォールによる鎮静下に手術施行。

図5● 術中写真
ⓐ 瘻孔確認、ⓑ ルーピング後。
瘻孔部を鉗子で把持し、エンドループを用い閉鎖した。

があることなどが挙げられる。当然胸腔鏡のメリットも多々あるが、難治性気胸においては、あまり胸腔鏡操作のみに固執しすぎることなく、必要最小限の創で手術時間の短縮を目指した手術が望ましいと考える。

● 病巣の処理法

通常の気胸の手術と異なり、病巣を切除することは困難な場合が多く、無理なステープリングは傷口を広げる結果にもなりかねない。また癒着剥離による肺損傷のリスクも大きい。これらの理由から、肺瘻閉鎖のみを目的とした手技の報告が多い。

単純結紮（ルーピング）法、嚢胞内フィブリン糊（＋PGAシート）直接注入法[33)38)]、ナイフレスEndo GIAによる閉鎖[36)]、PGAシート＋フィブリン糊被覆、サージセル＋フィブリン糊被覆[34)36)37)]などがある。

おわりに

手術の難しい気胸イコール治療の難しい気胸である。高齢化およびCOPD、間質性肺炎などの疾患の増加に伴い、このような気胸症例の治療に難渋することも少なくない。治療の基本は、手術適応・手技およびそのリスクの検討に加え、手術以外の治療の有効性およびそのメリット、デメリットを勘案したうえで、治療の優先順位を決めることである。場当たり的なものではなく、順序立てたスケジュールのもと、治療を進めることが重要である。

[文献]

★ 1) 日本気胸・嚢胞性肺疾患学会、編. 気胸・嚢胞性肺疾患規約・用語・ガイドライン 2009年版. 東京：金原出版, 2009.

2) Kazui T, Osada H, Fujita H. Thoracic and cardiovascular surgery in Japan during 2004, Annual report. Jpn J Thorac Cardiovasc Surg 2006 ; 54 : 363-86.

3) Cerfolio RJ, Bass C, Katholi CR. Prospective randomized trial compares suction versus water seal for air leaks. Ann Thorac Surg 2001;71:1613-7.

4) 藤原清宏．生体吸収性PGA（ポリグリコール酸）シート被覆および水封式ドレナージによる術後の空気漏れの早期消失の効果．日外科系連会誌 2003;28:738-41.

5) 金田浩由紀, 斉藤朋人, 馬庭知弘, ほか. 肺切除後胸腔ドレーン管理に関する臨床実践の検討. 日呼外会誌 2008;22:146-50.

6) 鈴木隆史．血液製剤輸血の適応と使用法．1. 血液凝固因子製剤（vWF, fibrinogen, factor XIII）．血栓止血誌 2009;20:3-5.

★7) 田中文啓, 江崎寛, 五十部潤, ほか. 遷延性 Air-Leak に対する凝固 XIII 因子濃縮製剤静脈内投与の効果. 胸部外科 1991;44:924-8.

8) 矢島澄鎮, 卜部憲和, 朝井克之. 間質性肺炎を合併した難治性気胸に対し血液凝固 XIII 因子製剤が奏効した1例. 日呼外会誌 2004;18:637-9.

9) Ueyama M, Yoshimori K, Na YL, et al. Three cases of intractable pneumothorax treated successfully with bronchial occlusion using Endobronchial Watanabe Spigots and coagulation factor XIII. JJSRE 2010;32:224-8.

10) 日本医薬品集. 医療薬. ヒト血漿由来乾燥血液凝固第XIII因子. 東京:じほう, 2008:869-70.

11) 長門芳, 栗原正利, 高橋祥司. 手術を回避したい難治性気胸に対する Interventional Radiology（胸腔造影下選択的 Fibrin Glue 閉鎖法: Thoracographic Fibrin Glue Sealing Method）. 日外会誌 2005;106:301.

12) Henry M, Arnold T, Harvey J, et al. BTS guidelines for the management of spontaneous pneumothorax. Thorax 2003;58:39-52.

13) 海老名雅仁, 梅津康生, 高橋徹, ほか. OK-432 免疫療法による間質性肺炎. 分子呼吸器病 1997;1:186-94.

14) 草野英美子, 本間栄, 大津喜子, ほか. タルク末注入と胸腔鏡下肺瘻閉鎖術が奏効した特発性肺線維症合併難治性気胸の1例. 日呼吸会誌 2005;43:117-22.

15) 太田宏樹, 磯部和順, 市川敦央, ほか. 癌性胸膜炎合併肺腺癌に対する OK432＋アドリアシン併用胸膜癒着療法の有用性および薬剤性肺炎の検討. 肺癌 2011;51:482.

★16) 岡田尚也, 成田吉明, 井上玲, ほか. 難治性気胸に対する胸膜癒着療法の臨床的検討. 臨と研 2012;89:1251-5.

17) Agarwal R, Khan A, Aggarwal AN, et al. Efficacy & safety of iodopovidone pleurodesis:a systematic review & meta-analysis. Indian J Med Res 2012;135:297-304.

18) Tsukioka T, Inoue K, Oka H, et al. Pleurodesis with a 50% glucose solution in patients with spontaneous pneumothorax in whom an operation is contraindicated. Ann Thorac Cardiovasc Surg 2013;19:358-63.

19) 杉野圭史, 菊池直, 山崎陽子, ほか. 自然気胸に対するOK-432による胸膜癒着療法の臨床的検討. 呼吸 2009;28:530-6.

20) Tan C, Sedrakyan A, Browne J, et al. The evidence on the effectiveness of management for malignant pleural effusion : a systematic review. Eur J Cardiothorac Surg 2006;29:829-38.

21) Weissberg D. Talc pleurodesis : a controversial issue. Poumon Coeur 1981;37:291-4.

22) 蜂須賀康己, 魚本昌志. タルクによる胸膜癒着療法の検討：当院における25症例. 気管支学 2011;33:206.

23) Dryzer SR, Allen ML, Strange C, et al. A comparison of rotation and nonrotation in tetracycline pleurodesis. Chest 1993;104:1736-6.

24) 日本医薬品集. 医療薬. 溶連菌抽出物. ピシバニール. 東京:じほう, 2008:2542-3.

25) Andreetti C, Venuta F, Anile M, et al. Pleurodesis with an autologous blood patch to prevent persistent air leaks after lobectomy. J Thorac Cardiovasc Surg 2007;133:759-62.

26) Bethune N. Pleural poudrage: new technique for the deliberate production of pleural adhesion as preliminary to lobectomy. J Thorac Surg 1935;4:251.

27) 鈴木昭一郎, 高木啓吾, 菊地敬一, ほか. Fibrin glue を用いた気管支塞栓術に関する実験的研究. 気管支学 1990;12:467-73.

28) 山口豊. 自然気胸および術後気漏に対するフィブリン糊による治療成績. 日胸 1993;52:577-83.

29) 古賀守, 大森一光, 長谷川雅江, ほか. 吸収性ポリグルコース酸フェルトによる内視鏡的閉鎖に成功した術後気管支瘻の1例. 日胸 2001;60:177-81.

30) 内藤敬嗣, 阿部大, 深澤基児. 非結核性抗酸菌膿胸における気管支瘻に対し, ポリグルコース酸シートを用いた気管支充填術が有効であった1例. 日呼外会誌 2012;26:137-42.

★31) 渡辺洋一. 気管支充填術の臨床応用. 呼吸 2006;25:950-5.

32) 魚本昌志, 上平裕樹, 桜井茂, ほか. En-

dobronchial Watanabe Spigot (EWS) を用いた気管支充填術の10例. 日臨外会誌 2003；64：3036-9.

33）田中明彦, 三品泰二郎, 泉　寛志, ほか. 高度気腫性肺嚢胞症例の気胸に対する嚢胞内フィブリン糊直接注入療法の有用性. 胸部外科 2011；64：286-90.

★34）野田雅史, 大石　久, 前田寿美子, ほか. 難治性続発性気胸に対する外科治療. 胸部外科 2011；64：291-5.

35）川島　修, 懸川誠一, 伊部崇史, ほか. 70歳以上の高齢者続発性気胸に対する外科治療. 胸部外科 2011；64：299-30.

36）安藤陽夫, 重松久之, 東　良平. 難治性気胸に対する胸腔鏡下手術の工夫. 胸部外科 2011；64：305-10.

37）片岡秀之, 栗原正利. 間質性肺炎合併難治性気胸の治療. 胸部外科 2011；64：311-5.

38）小貫拓哉, 加藤昭紀, 稲垣雅春. 肺癌放射線化学療法後の続発性気胸に対し, 瘻孔内フィブリン糊/PGAフェルト充填法が奏効した1例. 日呼外会誌 2012；26：46-51.

Ⅳ 一次性自然気胸の病理形態

蛇澤　晶　木谷 匡志　田村 厚久

はじめに

　自然気胸とは，医原性および外傷性以外の原因で肺から胸腔内に空気が漏れる病態である。そのうち，既存の肺病変もしくは全身疾患を有する症例に発症した気胸は二次性自然気胸，基礎疾患の明らかでないものは一次性自然気胸と分類され，後者は若年，特にやせた若年男性に多く発症する病態とされる[1]。

　一次性自然気胸の発生機序に関しては，胸膜直下に形成された気腫性嚢胞が基礎病変となり，その天井部の破綻によって空気漏れが形成されるとする意見がほとんどを占める[2)3)]。しかし，気瘻部（空気漏れの箇所）の確認された症例を対象とした報告はほぼ皆無であり，実際の気瘻部に関する病理所見の記載もほとんどみられない。

　そこで本項では，連続切片を作製し空気漏れを確認し得た自然気胸初発例9例の病理所見を中心に気胸の原因病変および気瘻部の組織像を記載したうえで，気腫性嚢胞・空気漏れの形成機序などについて私見を述べたい。なお，自験9例はすべて男性，平均年齢は26.3 ± 6.4（18〜37）歳，症状出現から手術までの期間は平均6.9 ± 5.1（3〜11）日であった。

序　論

●胸膜の形態像（図1）

　胸膜には，胸壁側の壁側胸膜および肺を被覆する臓側胸膜があり，いずれも胸腔側表面は一層の中皮細胞で覆われているが，臓側胸膜からは肺内に向かって小葉間間質が伸びている。臓側胸膜を弾性線維染色で観察すると，中皮細胞直下に弾性線維が層を形成している（外弾性板）ほか，肺胞組織に接してもう一層の弾性線維層

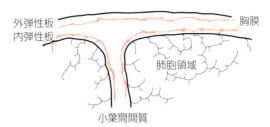

図1● 胸膜および小葉間間質の構造
　胸膜には内・外2層の弾性線維層が走行しており，内弾性板は小葉間間質に連続する。

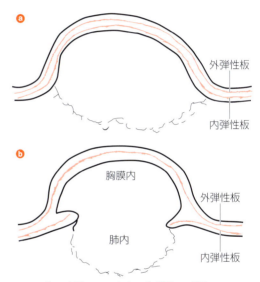

図2● ブラ（ⓐ）およびブレブ（ⓑ）の構造
本文参照。

が認められる（内弾性板）。内弾性板は，常に胸膜内に存在する外弾性板とは異なり，胸膜が小葉間間質と連続している部では小葉間間質の外縁に沿うように走行している。これら弾性線維の所見は気腫性嚢胞の種類（ブラ・ブレブ）を区別するうえで重要である。

●気腫性嚢胞の定義

　胸膜直下に形成される気腫性嚢胞は，肺内に形成されるブラと，胸膜組織内に空気が入り込んでいるブレブに分類される[5]。ブラは肺内の

囊胞であるため，天井部は2層の弾性板を有する胸膜からなっているはずである（図2a）。なお，ブラを1cm以上の径を有する気腫性囊胞とし，胸膜直下のみならず肺内のどこに存在していてもよいとする記載もある[6]が，今回は，自然気胸に関連する病理像のみを扱うため，胸膜直下に存在する気腫性囊胞を表す用語として扱い，大きさは問わないこととする。

一方，ブレブは，胸膜組織内に空気が入り込むことによって形成される囊胞と定義されており[4]，形態学的には，胸膜内を平行に走る2層の弾性線維（外弾性板と内弾性板）が乖離し，両者間に気腔が存在することで認識されるが，胸膜内のみに気腔が形成されることは非常にまれであり，ほとんどが肺内の気腫性病変と連続しているとされる[2)5)]。そのため，胸膜外弾性板は囊胞の天井部に存在するが，内弾性板は囊胞の基部で途絶えてしまうこととなる[2]（図2b）。

以上のような定義によれば，弾性線維染色標本によってブラ・ブレブは容易に区別できるはずであるが，囊胞壁に種々の病変，特に線維化が加わることによって弾性線維が不鮮明となり，鑑別の難しい囊胞が少なくない。そのためか，気胸の原因となる囊胞がブラ[1]なのか，ブレブ[2]なのか，それともどちらも原因となり得るのか[7]，研究者の中で一致をみていない。

■病理像

●気腫性囊胞の肉眼所見（図3）

一次性自然気胸における気腫性囊胞のほとんどは肺尖部に形成される。多くの症例で囊胞は多発しており[8]，うち1個に空気漏れが確認される。囊胞は，空気漏れの有無にかかわらず，径が2mm〜数cmまでと種々の大きさを示し，単房性囊胞ばかりでなく，多房性のこともある。

●気腫性囊胞の組織所見

1）気腫性囊胞の天井部

一次性自然気胸に関する今までの論文では，気腫性囊胞は線維性の天井部を有していると記

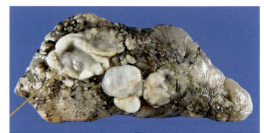

図3● 一次性自然気胸の部分切除標本
多数の気腫性囊胞が胸腔に向かって突出している。ゾンデの先端近傍の組織学的連続切片を作製したところ，気瘻部が確認された。

載されている[2)3)5)]。しかし自験例では，空気漏れを有している囊胞，空気漏れを伴わない囊胞のいずれにおいても，❶びまん性に線維化に陥っている囊胞（図4），❷巣状の線維化が多発している囊胞（図5），❸線維化に乏しい胸膜のみにより天井部が形成されている囊胞（図6）の3種類に分類された。

さらに，線維化には新旧の病変が混在していた。すなわち，❶長い時間経過をうかがわせる硝子性線維化とともに，❷最近形成されたと思われる，線維芽細胞の増生を伴うmyxoidな線維化が同一天井部に形成されていた（図4c, d）。後者の胸腔面には頻繁に中皮細胞・組織球の反応性増殖がみられることが多かった。また線維化内には，小血管・毛細血管の増加や，好酸球や小円形細胞の浸潤が散見された。

天井部の線維化病変は新旧ともに組織破壊性を有しており，既存の胸膜弾性線維が消失・減少していた。その結果，びまん性の線維化を来した天井部ではほとんどの領域で弾性線維が消失していることもあったが，このような囊胞天井部でも少なくとも一部では，1層もしくは2層の胸膜弾性線維が残存していた。また，囊胞の周辺の胸膜から囊胞天井部の辺縁に至る部（囊胞の基部）では，2層の胸膜弾性線維がともに囊胞の天井部に向かって走行していることが確認された（図4c）。他方，線維化に陥っていない天井部は著変のない臓側胸膜からなっており，2層の胸膜弾性線維がほぼ完全に保たれている。また，2層の胸膜弾性線維が乖離し，

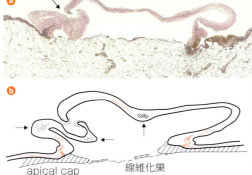

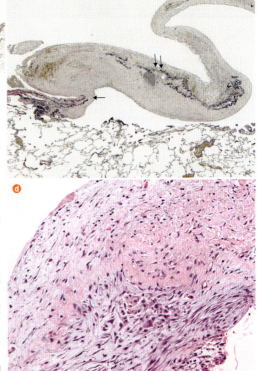

図4● 天井部がびまん性の線維化に陥った気腫性囊胞
ⓐ天井部はびまん性の線維化に陥っているため，囊胞の基部を含めて弾性線維が途切れとぎれになっている。空気漏れ（↓）は囊胞天井部の辺縁に形成されていた。囊胞底部には小線維化巣が散見され，囊胞周囲には apical cap が認められた。
ⓑ（ⓐ）の気腫性囊胞に対して行った組織学連続切片の再構築像：線維化には，新旧の病変が混在しており，myxoid change を示し線維芽細胞の増生を伴う新しい線維化も混在していた（点線↓）。
ⓒ（ⓐ）の気腫性囊胞：連続切片で追跡すると，2層の弾性線維が天井部に確認でき（↓↓），囊胞基部では，2層の弾性線維が一緒となって天井部に向かって走行している（←）ことが明らかとなった（elastic van Gieson 染色）。
ⓓ（ⓐ）の気腫性囊胞の天井部に散在した新しい線維化：myxoid change を伴う線維芽細胞の増生が認められる。

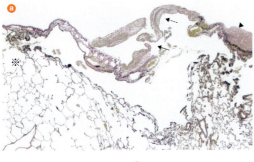

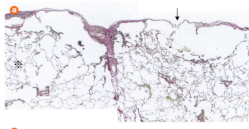

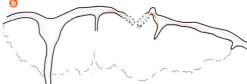

図6● 天井部の線維化に乏しい気腫性囊胞
　空気漏れが天井部のほぼ中央部に認められる（↓）。気腫性囊胞の底部・側面に小線維化巣が散在している（ⓐ elastic van Gieson 染色）。組織学的連続切片の再構築を行ったところ，気瘻部以外の胸膜弾性線維は保たれていることが明らかであった（ⓑ）。

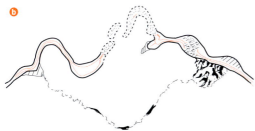

図5● 天井部に巣状線維化巣が多発している気腫性囊胞
ⓐ天井部では空気漏れ（↑）とともに，新しい線維化（点線↑），硝子性線維化も認められる（矢頭）。囊胞周囲の胞隔が線維化に陥っている（※）（elastic van Gieson 染色）。
ⓑ（ⓐ）の気腫性囊胞に対して行った組織学的連続切片の再構築像：病変部以外の天井部は2層の胸膜弾性線維が保たれていた。

両者間に気腔の存在する囊胞（ブレブ）は見いだせなかった。以上の胸膜弾性線維の走行から，自験例にみられた気腫性囊胞はブラと判断された。

2）気瘻部

自験例の気瘻部はすべてブラの天井部に形成されていた。天井部がびまん性の線維化を来した囊胞の気瘻部は天井部の辺縁よりにみられ，ほかでは線維化病変が巣状・多発したブラ，もしくは認められないブラでは天井部の中央よりに形成される傾向があった。気瘻部の径は1mm強のものが1例，ほかは100〜500μmと，小さなものばかりであった。

胸膜欠損部（気瘻部）の周囲には，小円形細胞や好酸球浸潤を伴う水腫性肉芽組織が形成されており，表面および内部にフィブリンが滲出しているほか，表面に組織球が集簇していた。好酸球浸潤の程度は症例により異なるが，高度の浸潤のみられる症例は少数であった。これら肉芽組織は新鮮なものであり，空気漏れ形成に伴って滲出したフィブリンが器質化されたことによって形成された二次的な病変である可能性が高い（図7）。

3）気腫性囊胞の側面・底部における病変

気腫性囊胞の側面・底部に，種々の線維化病巣もしくは間質性病変が肺胞領域に認められることはよく知られており[2)3)8)]，自験例では❶胸膜直下の肺胞領域に帯状に形成される線維化であるapical cap，❷複数の肺胞を巻き込む線維化巣，❸線維性に肥厚した胞隔，❹小円形細胞浸潤を伴う胞隔炎の所見が認められた（図4a，図5a，図6a）。気瘻部の確認された気腫性囊胞のうちapical capは約半数にみられたのみであったが，ほかの所見はすべての囊胞に確認された。また，空気漏れを有しない囊胞でもapical capを伴わないものが少なからず存在したが，ほかの所見はすべてに認められた。

4）気腫性囊胞以外の病変

自験例では，気腫性囊胞とは離れた胸膜直下の肺胞領域にも，巣状・多発性の活動性炎症所

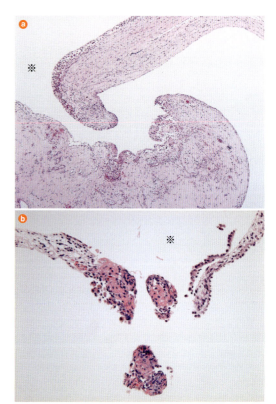

図7● 気瘻部の組織像

天井部がびまん性線維化に陥った気腫性囊胞の気瘻部では，気瘻部表面にフィブリンの滲出を伴う肉芽組織が形成されており，組織球の集簇を伴っている。好酸球浸潤は軽度であった（ⓐ HE染色）。線維化に乏しい天井部を有する気腫性囊胞にみられた気瘻部では，フィブリンおよび好酸球・小円形細胞を伴う滲出が優位であったが，周囲には薄い肉芽組織が形成されていた（ⓑ HE染色）（※：胸腔）。

見が確認された。これらは気腫性囊胞の底部・側壁にみられた炎症性病変の一部と類似しており，小円形細胞浸潤を伴う胞隔炎がすべての症例に，線維性肥厚を示す胞隔や線維化巣が約半数の症例に認められた（図8）。また，これら病変部では胞隔の断裂，すなわち気腫化が高頻度にみられた。

囊胞天井部以外での胸膜では，apical capに接する胸膜が巣状・軽度に硝子性線維化を来していたが，活動性炎症所見は見当たらなかった。

肺深部には喫煙関連と思われるrespiratory bronchiolitis with interstitial pneumoniaの像が1/3の症例に，限局性の小葉中心性肺気腫が1例にみられた。また，軽度の小円形細胞浸潤を伴う細気管支が散見されたが，閉塞・狭窄を示す細気管支は見当たらなかった。

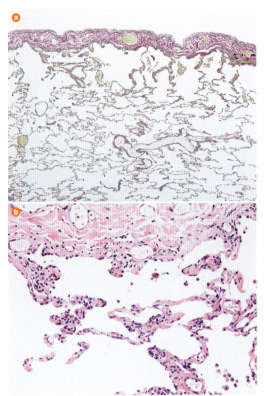

図8 気腫性囊胞から離れた胸膜直下にみられる炎症所見

胸膜直下の胞隔が線維性に肥厚し，一部の胞隔は断裂している（ⓐ elastic van Gieson 染色）。胞隔には線維化とともに小円形細胞浸潤も認められる。胸膜は深層に軽度の小円形細胞浸潤を伴うのみである（ⓑ HE 染色）。

考察

●気腫性囊胞の形成機序

今まで記載してきた病理所見を考慮しながら，気腫性囊胞の形成機序について考察したい。文献的に，一次性自然気胸に関連する気腫性囊胞の形成機序については，❶肺尖部では胸腔圧の陰圧がほかより強いと考えられるために肺胞が過膨張に陥りやすい，❷細気管支の炎症や，細気管支が気腫性囊胞に圧排されながら走行することなどによりチェックバルブ機構が働き気腔が拡張する，などの気腔内圧の亢進に注目した説のほか[2]，❸肺胞領域の炎症により形成された線維化巣の周囲に，いわゆる scar emphysema として気腫化が起こる[3)7)8]，❹肺胞弾性線維の変質が原因となって胞隔が断裂する[1)9]，などの肺組織の破壊を強調した報告がなされている。

どの機序も気腫性囊胞の形成に関与し得るものと考えられるが，形態学的な観察からは，肺胞領域の炎症所見が気腫性囊胞形成の最も重要な要因と考えられた。自験例では空気漏れの有無を問わず，すべての囊胞の底部・側方に，小線維化巣，線維化に陥った胞隔，小円形細胞浸潤を伴う胞隔炎などの炎症所見が認められ，また，気腫性囊胞から離れた胸膜直下にも軽度で巣状の気腫化が散見され，これらの病変内にも気腫性囊胞の底部・側面と同様の炎症所見がみられた。これらの観察からは，線維化病変の周囲に scar emphysema として，もしくは胞隔炎からくる胞隔の脆弱化によって，気腫化が起こり，気腫性囊胞が形成されるものと考えられる[3)7)8]。気腔内圧の亢進も気腫性囊胞形成に関与している可能性はあるが，一義的な原因とは考えにくい。閉塞性細気管支炎や喘息症（特に constrictive bronchiolitis）においてもチェックバルブ機構が働き，気腔内圧が亜急性〜慢性的に亢進することがあるが，これらの病態で気腫性囊胞が形成されることは非常にまれだからである。

すべての症例で気腫性囊胞が多発しているうえに，軽微な気腫性病変が多発しており，ともに肺胞領域の炎症が原因と考えられた。したがって一次性自然気胸における気腫性囊胞は，限局性の炎症が多発する慢性炎症性肺疾患の結果，形成される病態と捉えることも可能である。

●気胸の発現機序

今まで，一次性自然気胸発症の基礎病変となる気腫性囊胞に関しては，ブラ[1]，ブレブ[2]，さらには両者[7]とする報告がなされてきたが，自験例においてはすべて，空気漏れはブラの天井部に形成されていた。ただ，空気漏れの原因を形態学的に明らかにすることはできなかった。空気漏れの有無にかかわらず，多くのブラの天井部に新旧の線維化病巣が存在していることから，何らかの炎症が繰り返されているもの

と考えられ，この炎症が空気漏れ形成に関与しているのではないかと推察された．しかし，ほとんどの症例の気瘻部には気胸発症後に二次的に形成された肉芽組織が認められたのみであり，少数例ではあるが，線維化に乏しい囊胞にも空気漏れが形成されていた．

気胸の手術症例の多くでは胸膜直下に気腫性囊胞は確認されるが，気瘻部の見いだされる囊胞は非常に少ない．当院においても2007～2012年の間に，初発・再発を問わず一次性自然気胸で部分切除術の行われた症例は132例経験されたが，気漏部の確認された症例は初発9例，再発4例，計13例（9.8％）のみであった．この所見から，気腫性囊胞以外の胸膜に空気漏れが形成される頻度のほうが高いのではないかとの意見が出されており，胸膜炎が原因病変の候補として挙げられている[10]．しかし自験例では，胸膜における活動性の炎症はブラの天井部以外の胸膜に見当たらず，胸膜炎が原因とは考えにくかった．一次性自然気胸のブラに空気漏れが見いだしにくい理由は，空気漏れの径が小さいことにあるのではなかろうか．自験例で確認された空気漏れのほとんどは径500μmまでの小さなものであった．一次性自然気胸の多くの症例では気瘻部が小さいために，フィブリンの膜や肉芽組織などにより容易に塞がれてしまう可能性が考えられるのである．

■ おわりに

少数例ではあるが，組織学的連続切片を作製して空気漏れを確認できた症例をもとに，病理像を記載した．結論は，❶空気漏れはブラに形成される，❷ブラには天井部・底部を含めて，多様な慢性炎症所見が認められる，❸肺内の慢性炎症がブラの形成に関与している，❹空気漏れ形成にも何らかの炎症が加わっている可能性がある，などであり，一次性自然気胸における炎症の重要性を強調した．ただ，これら所見は病理形態学上，炎症であることは明らかであるが，その原因は不明である．また，空気漏れ形成の原因病変も推察するに留まった．今後は症例を重ねるとともに古典的な形態学以外の方法論を使い，肺内・囊胞天井部の炎症の原因，空気漏れの原因病変について検討を加えたい．

[文献]

1) Sahn SA, Heffner JE. Spontaneous pneumothorax. N Engl J Med 2000 ; 342 : 868-74.
★ 2) 益田貞彦，斎木茂樹．自然気胸：blebの形態像とその破綻に関して．日胸外会誌 1981；29：1847-55.
★ 3) Churg A. Pneumothorax. In : Thurlbeck W, Churg AM, editors. Pathology of the lung, 2nd ed. New York : Thieme Medical Publishers, 1995 : 1076-80.
4) Miller WS. The pleura. In : The Lung 2nd ed. Springfield : Charles C Thomas, 1947 : 145-58.
★ 5) Reid L. Bullae. The pathology of emphysema. London : Lloyd-Luke, 1967 : 211-39.
6) The definition of emphysema. Report of a National Heart, Lung, and Blood Institute, Division of Lung Diseases workshop. Am Rev Respir Dis 1985 ; 132 : 182-5.
7) 北川正信，北川知行，森田豊彦．気腫性囊胞の病理．日胸 1968；27：475-86.
8) Lichter I, Gwynne JF. Spontaneous pneumothorax in young subject. Thorax 1971 ; 26 : 409-17.
9) Haraguchi S, Fukuda Y. Histogenesis of abnormal elastic fibers in blebs and bullae of patients with spontaneous pneumothorax : ultrastructural and immunohistochemical studies. Acta Pathol Jpn 1993 ; 43 : 709-22.
10) Noppen M. Do blebs cause primary spontaneous pneumothorax? Con : blebs do not cause primary spontaneous pneumothorax. J Bronchol 2002 ; 9 : 319-23.

V 緊急を要する気胸あるいは病態

1 再膨張性肺水腫

澤藤　誠

■はじめに

再膨張性肺水腫（reexpansion pulmonary edema：以下RPE）とは，虚脱していた肺が急速に伸展した際に生じる肺水腫で，通常再膨張した肺の片側のみに発症する。RPEを生じ得る肺の虚脱の原因は，気胸，胸水貯留や巨大肺嚢胞・腫瘍による圧排などさまざまな場合があるが，気胸を背景としたRPEが最も多い。気胸の診療においては，虚脱した肺を拡張させるという気胸の治療そのものが発症の原因となることから，一定の頻度で遭遇する病態である。時に重篤な状態に陥ることもあることから，臨床像や対応法をよく理解しておく必要がある。

■臨床症状

典型的なRPEの初期症状は，胸腔ドレナージを施行して間もなく生じる咳嗽，多量の淡血性の泡沫痰の出現で，呼吸困難，頻呼吸，頻脈や血圧低下もみられる。聴診上ドレナージ側に水泡音を聴取し，胸部X線写真で再膨張肺に肺水腫像を認める。これらの症状の進行は，時に劇的といえるほど急速であり，低酸素血症が進み，人工呼吸器管理を要するほど呼吸状態が悪化する場合もある。

RPEの頻度について，Matsuuraらは胸腔ドレナージが行われた自然気胸146例中21例（14%）に発症したと報告している[1]。Kimらは，胸腔ドレナージを行った気胸症例の胸部X線写真と胸部CTを前向きに検討し，84例中16例（19.0%）に胸部X線写真で確認できるRPEを認め，胸部CTではさらに9例（10.7%）に肺水腫像が確認できたことから，症状を示さない症例のなかにも小範囲の肺水腫を生じている例もあると述べている[2]。Matsuuraらは，肺の虚脱程度別に，軽度（肺の虚脱が肺野の1/3未満），中等度（肺の虚脱が肺野の1/3以上）の気胸症例での発症は，それぞれ13例中0例（0%），64例中5例（7.8%）であったのに対し，完全虚脱例では46例中8例（17.4%），緊張性気胸例では18例中8例（44.4%）にRPEを認め，虚脱の程度により発症頻度に有意差があったと報告している[1]。すなわち高度な虚脱を伴う気胸に対する治療を行う場合，RPEの発症は必ずしもまれではないと考えておくべきである。

Mahfoodらは，気胸の治療後に発症したRPEの報告例47例を検討し，以下のような臨床的な特徴を示した。❶肺の虚脱期間は3日間以上が39例（83%）を占めており，肺虚脱が長期間であった例が多い。❷発症の時期は，ドレナージによる肺再膨張後1時間以内であったものが30例（64%）で，ドレナージ後比較的短時間のうちに発症する。❸持続吸引によるドレナージを行った例が37例（79%）で，急速に肺が再膨張した場合に生じやすい。❹再膨張側のみの片側の肺水腫が44例（94%）であるが，少数ながら反対側にも肺水腫を生じる例もある[3]。これらの指摘は，その後の報告でも同様であり，RPEの特徴として知られている。反対側も含めて両側に肺水腫を生じる理由として，後述するようなRPEの発症に関与する液性因子が血中に流出し対側肺に作用する，あるいは気胸により健側に偏位した縦隔がドレナージにより元に戻るため，健側肺にも圧排とその解除という虚脱・再膨張の機序が働く，という2つの可能性が考えられている。

多くの症例は1週間以内の経過で軽快をみるが，重篤な経過をたどる場合もある。MahfoodらはRPEの死亡率を19%（9/47例）と報告しているが，古い症例も含んだ文献的な検討であ

り，やや過大な結果と思われる[3]。最近では，人工呼吸器管理を要した例，死亡例ともRPE発症例のうち4%であったという報告がある[2]。死亡例では，肺水腫が対側に及んでいた例，高齢であった例などの背景を有するものが多い[3]。

■ 発症機序

RPEは，発症時に気道内から回収される水腫液の蛋白濃度が高く，非心原性の透過性亢進型の肺水腫であることが知られている。

RPE時の気道内水腫液を分析した報告では，RPE時の水腫液の細胞分画は好中球優位で肺に好中球集積が認められ，炎症性メディエータが高値を示している。筆者らは，自然気胸術後に発症し，一時的に人工呼吸器管理を要した再膨張性肺水腫の1例で，経時的な気道内水腫液の検索を行った[4]。この症例ではRPE発症時の気道内水腫液中で，好中球数，IL-8，LTB_4，好中球エラスターゼ値の上昇がみられた。その後肺水腫の軽快に伴い，好中球は減少し，IL-8，LTB_4，好中球エラスターゼの値も減少した。この経過はRPE時の透過性亢進に，急性呼吸窮迫症候群（acute respiratory distress syndrome：ARDS）の発症に類似した好中球が中心となる炎症や組織障害による機序が存在する可能性を示すものと思われる。動物モデルを用いた実験的検討でも，好中球由来の細胞障害因子や好中球遊走因子とRPEの発症との関連を示唆する結果が得られている。Jacksonらは，ウサギを用いた検討で，肺の再膨張前に抗酸化物質を投与することにより肺水腫が抑制されることを示し，活性酸素による血管内皮細胞障害がRPEの際の血管透過性亢進と関連することを示唆した[5]。筆者らのウサギを用いた検討では，抗IL-8抗体の投与が，再膨張肺への好中球集積と肺水腫を抑制し，再膨張肺の肺胞マクロファージや気道上皮細胞で，IL-8の産生が高まっていることが認められた。虚脱後の再膨張肺で産生されるIL-8が，好中球の集積と血管透過性亢進に関与する可能性が考えられた[6]。

一方で，-100mmHgと強い陰圧で肺を再膨張させたウサギのRPEモデルでは，ナイトロジェンマスタードで好中球を除去しても肺水腫は抑制できなかったと報告されている[7]。すなわち好中球の関与する機序以外にもRPEを発症させる要因が存在すると考えられる。Soharaは，虚脱肺，再膨張肺の血管内皮の電子顕微鏡による観察を行い，虚脱時の肺血管内皮は厚く膨化し，再膨張後には引き伸ばされた血管内皮が不整形で一部では破壊されていることを示した[8]。このような細胞の形態の変化は，虚脱肺の急速な再膨張という機械的な刺激が血管内皮の損傷を生じ透過性の亢進を引き起こしている可能性を示唆させる。

RPEの発症機序をこれまでに得られている知見から推測すると，以下のように考えられる。❶肺虚脱により，換気の停止，低酸素性血管収縮による肺血流減少が生じ，肺組織の酸素分圧の低下が起こる。肺内に生じた低酸素環境の下で，細胞内の酸化還元酵素の活性低下や，血管内皮細胞の膨化による柔軟性の喪失など，細胞への障害作用に対する抵抗が脆弱する。❷肺の再膨張により，換気や血流が再開し肺組織の酸素分圧が上がる。酸素分圧の上昇による再酸素化や，再膨張に伴う細胞進展などが刺激となりIL-8など好中球遊走因子の肺内での産生が高まる。血流の再開により肺内に流入した好中球が，産生されていた好中球遊走因子の働きで活性化し，好中球の肺への集積が進む。❸再酸素化により産生が高まった活性酸素や，集積した好中球の細胞障害作用により血管透過性が亢進する。さらに再膨張という機械的刺激により，柔軟性を失った血管内皮細胞が障害されることによっても血管透過性亢進が生じ，肺水腫を発症する。

■ 予防・治療

RPEの確実な予防法，治療法は確立していないが，RPE発症の危険性が高いと思われる例に対して，診断や治療に遅れのないように対

応することが重要である。

RPEは，虚脱期間が長期（3日間以上）で，高度の虚脱を来している肺を，急速に膨張させた場合に発症しやすい。気胸症例では，慎重に問診を行えば，発症時期を推定できることも多く，胸部X線写真上完全虚脱あるいはそれに近いような気胸で，問診上虚脱期間が長いと考えられる例では，RPEの発症を念頭におきながら対応を行う。このような症例では，できるだけ急速な肺の膨張を避けるよう努める。その方法としては，❶**はじめは胸腔穿刺による脱気により肺の緩徐な拡張を試みる**（どの程度の脱気であれば安全であるかの定まった見解はないが，胸水貯留に対するドレナージ後に発症したRPEは，1,500 ml以上の排液を行った例が多いといわれている）。❷**胸腔ドレーンを挿入する場合，水封とし，ただちに持続吸引は行わない。**❸**持続吸引を行う場合にはドレナージ開始後24～48時間以降とする。**❹水封にした胸腔ドレナージにおいては，咳嗽により著しく胸腔内圧が高まると胸腔内からの空気が排出され，その後は胸腔内の陰圧が強くなり肺の膨張がより進みやすい状況になる[9]。したがって，**ドレーン挿入直後に発作様に咳嗽が続く場合には，いったんドレーンをクランプし，咳嗽が落ち着くのを待ち，開放とクランプを繰り返し胸腔内圧の大きな変動を起こさないようにして徐々に肺を拡張させる。**などが考えられる。

RPEの発症は，肺の拡張後，数時間以内で明らかになってくることがほとんどである。ドレーン挿入後，数時間は慎重に経過を観察し，呼吸状態が悪化した際の対処が遅れないようにする。ドレーン挿入後，先に述べたような呼吸困難，咳嗽，喀痰喀出，低酸素血症（SpO_2の低下）などの症状を認めた場合，ただちに胸部X線写真を撮影する。典型的なRPEでは，再膨張肺のみの片側性の肺野の透過性低下を来し，多くの場合胸部X線写真でRPEの診断が可能である（図）。

RPEが発症した際の治療の中心は，低酸素

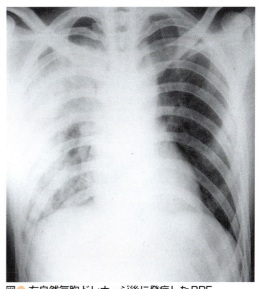

図 ● 右自然気胸ドレナージ後に発症したRPE

血症に対する呼吸管理である。十分な酸素投与を行い，それでも呼吸状態が安定しない場合には，気管内挿管を行い，PEEPを伴う人工呼吸器管理とする。非侵襲的陽圧換気法による管理も可能ではあるが，RPEでは喀痰（水腫液）の喀出量が極めて多いことに注意する。挿管をした場合であっても頻回に気管内吸引を行い，反対側（健側）への吸引を防止するように努める。片側性に生じたRPEの重症例では，肺のコンプライアンスが左右で大きく異なるため，通常の両肺換気では，健側肺の機能的残気量の増加を招く一方で，患側肺は低換気となり，換気が全体に非効率となり呼吸状態が悪化してくることがある。このような場合，気管チューブをダブルルーメンチューブに入れ替え，2台の人工呼吸器を用いて左右分離肺換気を行うことにより良好な結果が得られたとの報告がある[10]。患側のみにPEEPをかけることで換気血流の不均等の是正を得る方法であるが，PEEPの左右差で縦隔偏位を来すことがあり，管理に特別な注意が必要となる。

薬物療法は，予防的な投与を含め現在のところ確かな有効性の裏づけがあるものはないが，実地臨床ではステロイド，好中球エラスターゼ阻害薬（シベレスタットナトリウム水和物；sivelestat sodium hydrate）などが使用されて

いる。ステロイドは，RPEが肺血管透過性亢進型肺水腫であることから，ARDS急性期に対する使用法に準じて，パルス療法としてメチルプレドニゾロン500～1,000 mgを投与する。Sivelestat sodium hydrateは，RPEの発症に好中球エラスターゼが関与している可能性が高いこと，発症時期が明確であり発症早期から使用できることから効果の期待がある。特に人工呼吸器管理が必要な重症例では投与を考慮してよいと思われる。

RPEでは循環動態についても注意を払う必要がある。重症例では，肺血管透過性が急速に亢進することから，短時間のうちに血漿成分が血管内から肺の間質や肺胞腔に移動する。そのため循環血液量が急に減少し循環血液量減少性ショック（hypovolemic shock）を生じる。このような場合には輸液により循環血液量を確保し，必要に応じ昇圧薬を使用する。

■おわりに

RPEは気胸の診療に際して，一定の頻度で遭遇する病態であり，臨床上は以下の点に注意を払う必要がある。❶虚脱期間が長期（3日間以上）で，高度の虚脱を来している気胸症例では，RPE発症の危険が高い。❷前述のような症例では，肺を急速に膨張させないように穿刺脱気や間欠的な胸腔ドレナージなどを行う。❸再膨張後，数時間は，呼吸状態の悪化（RPEの発症）を来す兆候がないか慎重に経過観察を行う。発症時に，低酸素血症に対する対応が遅れないようにすることが重要である。

[文献]

1) Matsuura Y, Nomimura T, Murakami H, et al. Clinical analysis of reexpansion pulmonary edema. Chest 1991 ; 100 : 1562-6.
2) Kim YK, Kim H, Lee CC, et al. New classification and clinical characteristics of reexpansion pulmonary edema after treatment of spontaneous pneumothorax. Am J Emerg Med 2009 ; 27 : 961-7.
★ 3) Mahfood S, Hix WR, Aaron BL, et al. Reexpansion pulmonary edema. Ann Thorac Surg 1988 ; 45 : 340-5.
★ 4) Nakamura H, Ishizaka A, Sawafuji M, et al. Elevated levels of interleukin-8 and leukotrien B4 in pulmonary edema fluid of a patient with reexpansion pulmonary edema. Am J Respir Crit Care Med 1994 ; 149 : 1037-40.
5) Jackson RM, Veal CF, Alexander CB, et al. Re-expansion pulmonary edema : a potential role for free radicals in its pathogenesis. Am Rev Respir Dis 1988 ; 137 : 1165-71.
6) Nakamura M, Fujishima A, Sawafuji M, et al. Importance of interleukin-8 in the development of reexpansion lung injury in rabbits. Am J Respir Crit Care Med 2000 ; 161 : 1030-6.
7) Jackson RM, Veal CF, Alexander CB, et al. Neutrophils in reexpansion pulmonary edema. J Appl Physiol 1988 ; 65 : 228-34.
★ 8) Sohara Y. Reexpansion pulmonary edema. Ann Thorac Cardiovasc Surg 2008 ; 14 : 205-9.
9) 長谷川英之, 坂本 洋, 大河内明子, ほか. 自然気胸の胸腔ドレナージ法の研究. 日胸 1990 ; 46 : 174-82.
10) Cho SR, Lee JS, Kim MS. New treatment method for reexpansion pulmonary edema : differential lung ventilation. Ann Thorac Surg 2005 ; 80 : 1933-4.

V 緊急を要する気胸あるいは病態

2 両側性同時気胸

山本 達也

両側性同時気胸とは

両側性同時気胸とは，発症が同時性であるか異時性であるかにかかわらず，同一時点で両側に気胸が存在することをX線写真上確認できるもの（一側ドレナージ中で空気漏れのある状態で対側に気胸を発症したものを含む）とされている[1]。

両側性自然気胸は自然気胸の10〜18％に発生し，うち両側性同時気胸は自然気胸の1〜5％とする報告が多く[2〜5]，頻度的には決して多くはない。しかしながら，頻度は極めて低いものの，両側性同時気胸により重篤となる例も経験されるため[6)7)]，常に警戒しておくべき疾患といえよう。

上記の定義を当てはめるならば，気胸の手術中に対側に気胸を発症した場合は，（例えば手術中に呼吸状態が悪化し，手術を中止して撮影した胸部X線写真で対側気胸が確認されたような症例なら）両側性同時気胸といえるが，手術終了時の胸部X線写真で対側気胸が確認されたような場合は，両側性同時気胸とはいえないであろう。

症状と診断

両側性同時気胸の症状は，他項で触れられているところの気胸の症状に準ずる。突然の両側胸痛や背部痛・咳嗽・労作時あるいは安静時呼吸困難を訴えるケースが大半であるが，片側のみの症状であったり（**図1**，症例1），局在のはっきりしない胸の違和感などで来院することもある。また，まれながら無症状で偶然に胸部X線写真で発見されるようなこともある。しかし，そのような比較的軽度の症状を呈していても，短時間のうちに呼吸状態が悪化する例も経験さ

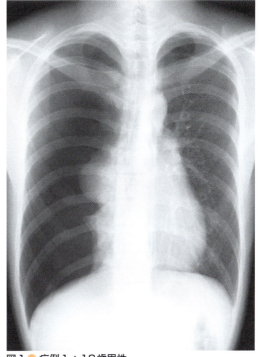

図1● 症例1：18歳男性
右背部痛と息切れを主訴に受診。胸部単純X線写真で右側Ⅲ度，左側Ⅰ度の気胸を認めた。右側に対してドレナージを実施したのち，両側のブラ切除手術を実施した。手術時は右側の空気漏れは停止しており，左側→右側の順で実施した。

れる（**図2**，症例2）。また，理学的所見，すなわち聴診上の呼吸音減弱や打診上の鼓音，視診における胸郭運動の低下といった所見は，患側が両側であるがゆえに左右差を見いだすことが困難で，胸部X線検査を行うまで確信をもって診断することができないケースが珍しくない。全身状態が不良でX線検査の余裕がない場合は，判断の遅れが致命的結果を生むことになり得る。左右の局在がはっきりしない突然の胸痛や激しい咳嗽，高度な呼吸困難症状を訴えて受診した患者に関しては，心疾患や気管支喘息重責発作との鑑別は困難であることも多く，体型や病歴，発症の経緯などから常に両側性同時気胸の可能性を想定して対処すべきである。

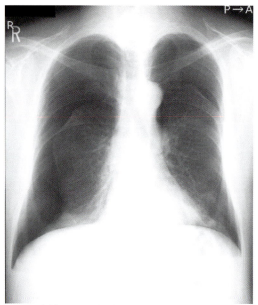

図2● 症例2：59歳男性
胸部の不快感を主訴に来院。外来で受診を待っている間に呼吸困難高度となった。胸部単純X線写真で両側Ⅱ度の気胸を認めた。より虚脱が高度であった右側→左側の順にドレナージを実施した。両側とも空気漏れが停止していたが，両側のブラ切除手術を実施した。

　気管支塞栓療法や手術を検討する際には，空気漏れの原因となっているブラの位置や分布を把握する必要がある。胸部HRCTでの評価は必須といえる。

治　療

　両側性同時気胸の治療手段は，一側性気胸の治療に準ずる。症状が軽く虚脱も軽度であったとしても，発症から1日以内の場合は，気胸が進行する可能性が十分にあるため，両側ドレナージを実施する施設もあるが，虚脱がより高度な一側にドレナージを実施しておけば，まずは致命的事態となるリスクを回避できると考える。その後に対側の虚脱が進行するようであれば，そちら側にもドレナージを実施する。

　高度な症状を訴えて受診した症例で胸部X線検査の余裕もないような場合は，前項で述べたように理学的所見だけで確信をもって診断することは極めて困難である。高度の両側性同時気胸に対し，不用意に陽圧換気や気管内挿管を実施すると，気胸を進行させてしまいより事態を悪化させかねない。心疾患や気管支喘息重責発作などの可能性も考え，すぐに陽圧換気や気管内挿管が可能な準備を整えて，まずは左右どちらかで肺の虚脱が強いと考えられる側の第3肋間鎖骨中線上をサーフロー針などで穿刺し，脱気音とともに症状の改善を認めれば両側性同時気胸と判断されよう。逆に事態が改善しなければ陽圧換気を含め他疾患を想定した治療を即座に実施しなければならない。

　両側性同時気胸は重篤となる可能性がある以上，一側性気胸よりも慎重に治療の適用を考えるべきであろう。症状が軽度で虚脱の程度が軽く，発症から1日以上経過している場合には，ドレナージをせずに安静で経過をみることもあるが，その場合でも突然の虚脱進行に備えて，入院監視下に置くべきである。さらに「将来に両側性同時気胸を発症する可能性を極力下げる」ことを念頭に以後の治療方針を決めることが肝要である。その意味で，気胸の原因となるブラに対してより根本的対応が可能である手術を，一側性の気胸よりも積極的に考えるべきである。

　とはいえ，全身麻酔時の陽圧換気が気胸の進行を惹起する可能性は十分にあるため，術前に両側ともにドレナージを行わずに手術することは，かえって危険である。虚脱が高度な一側，または両側に対しドレナージを実施して手術に備えるべきと考えるが，発症から1週間以上経過して虚脱が軽度で，かつ虚脱の進行がみられないようなケースでは，一側のみにドレナージを実施して安全を確保してあれば，あえて両側にはドレナージを行う必要はないと考えている。

　手術は，一期的に行うか二期的に行うかは患者の耐術能によるが，併存疾患のない若年の症例に対しては一期的手術を第1選択とする報告が多い[5)8)]。一方で，高齢者や併存疾患を有する症例では無理に一期的に行う必要はない。二期的に手術を実施したり，一側のみに手術を行い，対側には癒着療法や気管支塞栓療法などの保存的治療を適用したり，あるいは耐術能のな

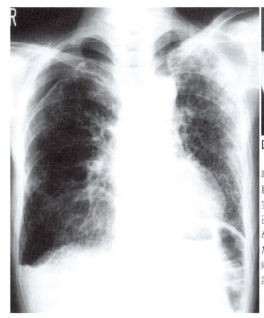
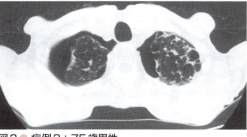

図3 ● 症例3：75歳男性

重喫煙者。COPDおよび肺線維症のため通院中に咳嗽と呼吸困難が増悪して来院。胸部単純X線写真で両側I度の気胸を認めた。呼吸困難が強いため右側に対してドレナージを実施、左側は安静で対処した。右側の空気漏れが遷延し、自己血注入による胸膜癒着療法を試みるも奏功しなかったため、右上葉気管支に対して気管支塞栓療法を実施して治癒した。高齢者のCOPDに続発する気胸に対しての手術療法は、両側気胸であってもほかの内科的治療を尽くした後に実施検討するべきである。

い症例では両側とも保存的に対処するなど、柔軟に適用している（図3，症例3）。

　手術は、術前に両側のドレナージが実施されている場合には、空気漏れの多い側から実施すべきである。これは術中の片側換気の際に、空気漏れが少ない側で換気をした方が安全との理由による。

　手術の時期は、できれば少なくとも一側の空気漏れが停止するか減少するまで待ったほうが、手術時の換気を確保する観点で望ましいと考えるが、年齢や全身状態、併存疾患の状況などを総合的に勘案して決める。われわれの施設では、若年者で併存疾患がないようなケースでは、早期社会復帰を考慮して可及的早期に手術を考えている。一方で、高齢者や併存疾患を有するケースでは、極力保存的に対処し、手術は最終手段という位置づけで考えているが、それでもドレナージの長期化による感染のリスクや日常生活動作（activities of daily living：ADL）の低下のリスクを考慮すれば、保存的治療はおおむね1カ月を限度としている。

　一側のみにドレナージが実施されている場合には、ドレーンを入れていない側から手術を実施すべきである。これも仮にドレーンが入っていない側で片側換気を行った場合、術中に気胸が進行し危険となる可能性があり、逆にドレーンが入っていてドレナージが効いてさえすれば、仮に空気漏れが増しても致命的事態になることは避けられるからである。

　手術の際は、常に対側の換気が有効にできているかを確認するべきである。対側のドレナージがなされている場合は、ドレナージチューブが屈曲したり圧迫されたりしないよう注意を払い、それが有効に効いているか否かを麻酔科医が常に監視できるようにドレナージバッグの位置を工夫している。手術中に酸素化の悪化がみられたような場合は、対側の換気が有効かどうかを即座に確認し、疑問があれば手術を中止して胸部X線写真を撮影するぐらいの注意が必要である。

　一側の気胸に対する手術中、あるいは手術後の短期間のうちに対側に気胸の発症した症例に遭遇することも少なからず経験される。このようなケースでは、手術側は既治療ととらえることができるため、将来に両側性同時気胸になる可能性は低いと想定される。したがって新たに気胸となった側については、通常の一側性気胸に準じて治療を考えるべきであろう。

　気胸のドレーン挿入中で空気漏れが停止した状態のときに対側気胸が生じた症例、あるいは

ドレーン抜去後に対側が気胸になったような症例は，定義のうえでは両側性同時気胸とはいえない。しかしながら，これらの場合は両側ともに根本的治療すなわち手術が実施されておらず，将来両側性同時気胸を発症する可能性は十分考えられる。したがって，われわれの施設では両側性同時気胸に準じて積極的治療を考慮している。

10歳代で発症したような若年の自然気胸の場合，手術をしても将来またブラが形成され，気胸を再発するケースにしばしば遭遇する。われわれの施設では，10歳代の一側性自然気胸に対しての手術の適応は慎重に行っており，原則として初発では手術を推奨していないが，再発を繰り返すケースに加え，両側性同時気胸のケース，あるいは両側性異時気胸の場合は，「将来に両側性同時気胸を発症する可能性は極力下げる」という基本的考えに立って，早い段階での手術を勧めている。

■まとめ

❶ 両側性同時気胸とは，発症が同時性であるか異時性であるかにかかわらず，同一時点で両側に気胸が存在することをX線写真上確認できるもの（一側ドレナージ中で空気漏れのある状態で対側に気胸を発症したものを含む）とされている。

❷ 突然の胸痛や咳嗽，高度な呼吸困難症状などの典型的症状だけでなく，局在のはっきりとしない胸部不快感や背部痛を訴えて受診した患者に際しては，体型や病歴，発症の経緯などから常に両側性同時気胸の可能性を想定して対処すべきである。

❸ 将来，両側性に同時に気胸になる可能性を極力下げる，という観点から，一側性の気胸よりも手術をより積極的に検討する。

［文献］

1) 日本気胸・囊胞性肺疾患学会，編．気胸・囊胞性肺疾患規約・用語・ガイドライン，第1版．東京：金原出版，2009．
★ 2) 青山 徹，前原孝光，安藤耕平，ほか．両側自然気胸の臨床経過および手術適応の検討．日呼外会誌 2010；24：988-92．
3) 小鹿猛郎，向山憲男．両側自然気胸手術症例の臨床的検討．日呼外会誌 1996；10：112-6．
4) 門倉光隆，谷尾 昇，野中 誠，ほか．両側自然気胸症例の検討．日呼外会誌 1992；6：536-42．
5) 松添大助，岩崎昭憲，永松和恵，ほか．両側自然気胸の検討．日呼外会誌 1995；9：813-7．
★ 6) 関みな子，宮沢直人．急激に発症し治療に難渋した両側同時性緊張性気胸の1例．日呼外会誌 2003；17：128-32．
7) 宮地洋介，谷口直樹，嵩下英次郎，ほか．特発性両側同時気胸から緊張性気胸を発症した1例．日臨外会誌 2013；74：1807-10．
★ 8) 北村一雄，大畑正昭，奈良田光男，ほか．両側自然気胸に対する外科療法．日胸外会誌 1989；37：117-21．

V 緊急を要する気胸あるいは病態

3 緊張性気胸

江口 圭介

■はじめに

Tension pneumothoraxは緊張性気胸と邦訳されている。緊張性気胸は，発見時期によっては胸部X線写真を撮影して判断する時間的余裕もない緊急事態であるから，救命処置を迅速かつ適切に遂行するためにも，臨床症状のみで判断可能なレベルの病態の理解が必要となる。

■定　義

緊張性気胸とは，何らかの原因で胸膜腔と大気との間に一方弁を形成する交通が生じ，胸腔内に空気が一方的に流入し，患側胸腔内圧が大気圧よりも高まることが呼吸循環動態に影響して起こる緊急状態を指す。重要なのは減圧せずに放置しておけば死に至る病態であるという点であるが，厳密な診断基準はないようである。

■発生頻度

緊張性気胸の発生頻度の正確な集計は困難である。Ecksteinらは6,241例の重度外傷患者のうち108例（1.7％）に対して救急搬送中に胸腔穿刺を行ったと報告している[1]。またLudwigらは3,500例の剖検例で77例に気胸を認め，うち39例が緊張性気胸の状態であったと報告しているが，これらの気胸の原因には人工呼吸器装着と心肺蘇生が関与しているとしている[2]。Holcombらによると米軍特殊部隊の3年間の戦死者82例のうち緊張性気胸が死因と考えられるのはヘリからの転落による1例であったと報告している[3]。

■原　因

緊張性気胸では，胸腔内へ通じる大気の流入孔が一方弁として働くため，吸気時に弁が開き呼気時に弁が閉じる作用により，空気が逃げることなく胸腔内へ流入を来した結果，気胸が進行し胸腔内圧を上昇させる。その「流入孔」は気道の一部（まれに消化管）と胸腔の間に形成される場合と，胸壁の穿孔から胸腔に交通して形成される場合がある。例えば刺創などではその両方が形成されることもある。

外傷性気胸では，鈍的外傷，鋭的外傷とも緊張性気胸の原因となり得るが，鈍的外傷では肺損傷や気管・気管支の断裂が，鋭的外傷では，銃創や刺創などの胸壁貫通性外傷が原因になり得る。医療現場においては，カテーテル穿刺の際の肺損傷や，気管挿管の際の気管損傷，人工呼吸による陽圧呼吸療法中の圧損傷，針灸治療に起因する肺損傷などが緊張性気胸を引き起こす可能性があり，特に集中管理を要する重症患者では緊張性気胸のイニシエータとなり得る穿刺行為が頻回に行われていることと，プロモータとなる人工呼吸器による陽圧換気が施行されることが重なり，急激かつ重篤な経過をたどる場面が想像される。

自然気胸も緊張性気胸の原因となり得るが，若年者によくみられる単純な囊胞破裂による自然気胸が緊張性気胸の原因となるのはまれであり，画像診断上で緊張性気胸に近似した所見を呈したという報告例でも重篤な呼吸循環動態の変化は認められていない[4]。このような場合，囊胞の破裂で一方弁が形成されて胸腔内圧が上昇したとしても，完全に片肺虚脱が起これば，健側肺だけで換気されるので，それ以上に内圧が高まりにくいと推測される。また若年者の縦隔は柔軟であり偏位が誘張されやすい。胸腔内の癒着の合併[5]や，肺の基礎疾患による続発性気胸（図1）[6]，特発性食道破裂[7]を原因とするものなどが報告されている。

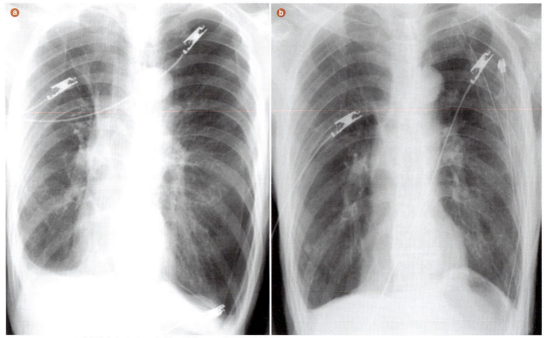

図1 ● COPDを基礎疾患とする患者に発生した左緊張性気胸
　縦隔の健側（右）への偏位，患側横隔膜の下方への圧排，患側の胸郭の拡大および肋間の開大が認められる（ⓐ）。左肺の虚脱は軽度であるが，COPDにより呼気気道抵抗が高いために肺瘻があっても虚脱しにくく，胸腔内圧が進行性に高まっていったものと考えられる。胸腔ドレーン挿入を用意している間に低酸素の増悪，意識レベル低下が認められたが，ドレナージによって回復した（ⓑ）。

　両側同時性の気胸による緊張性気胸は，必ずしも片側の緊張性気胸と同様の「緊張」状態が成立しているかどうか不明であるが，緊急事態に変わりないので特に区別する必要もないかもしれない。ただしこの場合は縦隔の偏位の所見は認められないので注意が必要である。

■鑑　別

　胃や腸管などが外傷性横隔膜ヘルニアから胸腔内に脱出し，肺や心臓を圧迫することで緊張性気胸と間違いやすい病態を呈することがある。この場合ドレナージを施行しても改善せず，むしろ消化管を誤って穿刺してしまう危険性が生じる。また脱出した消化管が自然に穿孔を発生する場合もあるので注意が必要である。

■症状と病態

　緊張性気胸の病態を考えるときには，その発症が自発呼吸の状態と，人工呼吸器装着による陽圧呼吸状態とでは大きく異なる点は重要である。自発呼吸で発症した際の病態の中心は低酸素であり，胸腔内圧の上昇による心臓や大血管の圧迫による循環不全の影響は少なく，最終的な心停止も低酸素によって起こる。それに対して陽圧呼吸下での緊張性気胸は急激に胸腔内に流入した空気により心臓循環系の圧迫が起こるため病態の主体が循環不全であるという違いがある[8]。

　Leigh-Smithらが緊張性気胸報告例の臨床症状を集計している[9]。それによると18例の自発呼吸例では胸痛と呼吸切迫が共通の症状とし，50〜75％に頻脈と片側の胸の呼吸減弱，25％に低Sp_{O_2}，気管の偏位，低血圧，10％未満にチアノーゼ，胸部打診上の患側の鼓音，意識の低下，片側の胸部過膨張と呼吸運動低下，急性上腹部痛，心尖部の移動などが認められ，血圧低下や静脈の怒張など循環不全の兆候は少なかった。一方71例の人工呼吸器装着例では，より急激な発症で低酸素状態，心拍数の増大と血圧降下が起こり，33％の報告例では片側の過膨張，呼吸運動低下と呼吸の減弱があり，20％の報告例では皮下気腫と静脈の怒張が認められ

たとのことである。

　また外傷に起因する緊張性気胸の場合，大量出血や心血管損傷，多発肋骨骨折によるflail chestなどを合併していることも考えられ，緊張性気胸特有の症状のみで判断するのが難しい場合があることも念頭におく必要がある。

■画像診断

　胸部単純X線写真によって確認し得る緊張性気胸の所見を**図2**に示す。むろん全例ですべての所見が認められるわけではないが，主な所見は，肺の虚脱と患側の胸郭の膨張，肋間の開大，横隔膜の圧排，縦隔構造の健側への偏位などで，その他皮下気腫や胸水，外傷であれば骨折や刺入された異物，血胸も確認されることがあるであろう。

　受傷現場もしくは発症現場，救急搬送中や人工呼吸器装着時に急速な悪化を認めた場合など画像診断を行う猶予がないことも少なくなく，その場合は臨床症状のみの判断で緊急処置が必要である。緊張性気胸を疑う場合，画像診断が可能な場合でも医師が撮影に付き添い，患者から目を離さない対応が必要である。

■治　療

　治療は一刻も早く患側胸腔の減圧を行うことにつきる。緊急時には血管用カテーテルによる胸腔穿刺が行われている。血管用カテーテルによる穿刺は手軽で迅速に行える利点はあるが，胸膜腔に先端が到達せず脱気できない，あるいはほかの重要臓器や健側の肺を誤穿刺する危険性がある。Ballらの報告によると3.2 cm長の血管用カテーテルで65％以上の減圧不成功例があるのに対して4.5 cm長だと4％程度に抑えられたとのことである[10]。腋窩中線上よりも鎖骨中線上の穿刺の方が胸壁は薄く胸膜腔へは到達しやすいが，針を胸壁に垂直に胸膜腔内へ刺入しないと胸膜外へ針先が迷入するので注意が必要である。放射線診断を施行する猶予がない状

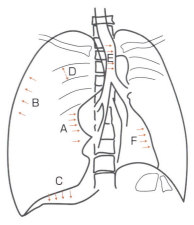

図2● 胸部単純X線写真上認められ得る緊張性（右）気胸の所見
A：肺の虚脱，B：患側の胸郭の拡大，C：横隔膜の下方への圧排，D：患側の肋間の開大，E：気管の健側への偏位，F：心陰影の健側への偏位。

況では，携帯用の超音波検査装置などで確認してから穿刺するのが好ましい。また，特に胸部外傷の場合は，可能であれば指が挿入できる程度に開胸して減圧し胸腔ドレーンを挿入するのが確実である。

■おわりに

　緊張性気胸は致死的状況であるが，適切な判断が下せれば比較的単純な処置で状況を劇的に改善できる可能性がある。救急医療のみでなく，人工呼吸器による麻酔や治療に携わる医療関係者には十分な知識が必要である。

　謝辞：本稿執筆に際し，貴重な画像資料を提供していただいた川崎市立川崎病院救命センター・救命科，田熊清継先生に深謝いたします。

[文献]

1) Eckstein M, Suyehara D. Needle thracostomy in the prehospital setting. Prehosp Emerg Care 1998；2：132-5.
2) Ludwig J, Kienzle GD. Pneumothorax in a large autopsy population. A study of 77 cases. Am J Clin Pathol 1978；70：24-6.
3) Holcomb JB, McMullin NR, Pearse L, et al. Causes of death in U.S. Special Operations Forces in the global war on terrorism：2001-2004. Ann Surg 2007；245：986-91.

4) Ben-Chetrit E, Merin O. Images in clinical medicine. Spontaneous tension pneumothorax. N Engl J Med 2010 ; 362 : 10.
5) Patterson BO, Itam S, Probst F. Spontaneous tension haemopneumothorax. Scand J Trauma Resusc Emerg Med 2008 ; 16 : 12.
6) Spindelboeck W, Moser A. Spontaneous tension pneumothorax and CO_2 narcosis in a near fatal episode of chronic obstructive pulmonary disease exacerbation. Am J Emerg Med 2012 ; 30 : 1664.
7) Venø S, Eckardt J. Boerhaave's syndrome and tension pneumothorax secondary to Norovirus induced forceful emesis. J Thorac Dis 2013 ; 5 : E38-40.
★ 8) Subotich D, Mandarich D. Accidentally created tension pneumothorax in patient with primary spontaneous pneumothorax--confirmation of the experimental studies, putting into question the classical explanation. Med Hypotheses 2005 ; 64 : 170-3.
★ 9) Leigh-Smith S, Harris T. Tension pneumothorax--time for a re-think? Emerg Med J 2005 ; 22 : 8-16.
10) Ball CG, Wyrzykowski AD, Kirkpatrick AW, et al. Thoracic needle decompression for tension pneumothorax : clinical correlation with catheter length. Can J Surg 2010 ; 53 : 184-8.

V 緊急を要する気胸あるいは病態

4 自然血気胸

河野 光智

はじめに

 非外傷血気胸はまれであるが，最も頻度が高いのは外傷や明らかな原因がない自然気胸に合併する血胸（自然血気胸あるいは特発性血気胸）である。短時間に胸腔内へ大量出血した場合，ショックとなって生命にかかわる事態となり得る病態である。出血部位は肺尖部付近の壁側胸膜に存在することが多い[1]。もともと肺表面の嚢胞と壁側胸膜の癒着があり，気胸が起きて肺が虚脱する際にその癒着が剥がされ，癒着の内部にある血管（vascular adhesion band）が引きちぎられて出血すると考えられている[2〜4]。その他に新生血管のある肺嚢胞の破裂，壁側胸膜やブラへの先天性流入血管の破裂なども考えられている。1828年にLaennecが初めて剖検例で報告し，1876年にWhittakerらは穿刺吸引を繰り返すことによって治療に成功した。自然気胸はしばしば胸腔内に少量の血液の貯留を伴うものであるが，大森らは400 ml以上の血液貯留を治療の対象として特発性血気胸と定義し，これが英語論文でも引用されることが多い[5]。Hwongらは793例の自然気胸患者のうち，30例（3.8％）に血胸の合併を認めた[6]。Wuらは363例中24例（6.6％）に血胸を認めた[7]。これらの2施設での報告をまとめると54例の自然血気胸のうち，血圧が低下するほどの出血は15例（28％）で生じていた。越湖らは本邦で報告された105例をまとめ，総出血量が平均1,978 ml，ショック状態に陥った症例が32例（30.5％），手術が行われたのが92例（87.6％）で残りの7例（12.4％）はドレナージのみであったと報告している[1]。86人（48.9％）は胸腔鏡下手術（video-assisted thoracoscopic surgery：VATS）での手術を受けていた。出血点は92人の患者で記載があり，51人（55.4％）は壁側胸膜から，14人（15.2％）は臓側胸膜から，6人（6.5％）は壁側と臓側胸膜ともに出血していた。興味深いことに手術後でもチューブドレナージ後でも観察期間中（5カ月〜8年）の再発の報告はない。

 東海大学医学部付属病院呼吸器外科では1994〜2014年までの21年間で767例の自然気胸を診療し，そのうち29例（3.7％）に血胸の合併を認めて手術を行った。3例でショック症状を呈し，輸血を行った。VATSで血腫を除去し，主に肺尖部近傍のvascular adhesion bandからの出血を止め，肺嚢胞の切除を行っている。総出血量は平均1,350 mlほどであった。

症状および診断

 突発する胸痛と体動時の呼吸困難は自然気胸と同様であるが，痛みの程度が強いことが多い。胸腔内出血によって頻呼吸，チアノーゼ，冷汗，頻脈などのショック症状を呈することもある。激しい胸痛とショック症状などから心筋梗塞などの鑑別が重要である。理学的所見では患側胸部での呼吸音の減弱と，打診での気胸の鼓音と血胸による濁音が聴取される。

 胸部X線撮影は血気胸の診断のために最も有用である。血液の胸腔内貯留はX線写真でair-fluid levelとして認められる。しかしながら自然血気胸患者のうち10％ではX線写真では気胸を認めるだけ，血胸が診断されない[6]。X線撮影が出血よりも早く施行されていた可能性がある。超音波検査やCT撮影をした場合は別であるが，チェストチューブを挿入して初めて血胸の存在を知ることになる。血性の胸水が採取されたら，そのヘマトクリット値を測定し末梢血のヘマトクリット値の50％以上であれば血胸と判断してよい。ヘマトクリット値が5％未

満でも血液のように見えることもあるのでヘマトクリット値を測定すべきである。ヘマトクリット値が測定できない場合は赤血球数を測定してそれが末梢血の赤血球数の50％を超えていたら血胸と判断する[8]。

■治　療

　最初の治療はモニタリングと酸素投与，輸血も含めた輸液，そしてドレナージである。出血が大量の場合には緊急止血術が必要となる。血気胸と診断されたらただちにチェストチューブを挿入して貯留した空気と血液をドレナージする。凝血によって閉塞しやすいので太めのチェストチューブ（32Fr以上のトロッカーカテーテルやソラシックカテーテル）を入れた方がよく，水封式とする。画像情報をもとに症例ごとに挿入部位を検討する必要があり，胸腔内に癒着がある症例では肺などを損傷せずに安全に挿入でき，空気と血液がドレナージされやすい部位にチューブを留置する。胸腔内に空気と血液が大量に貯留している場合は1本のチェストチューブは空気の排出のため胸腔の上部に，もう1本は血液を除去するため下方に留置してもよい。挿入直後の排液が多量の場合は血圧の変動や胸痛などの症状に注意し，ドレーンを途中でクランプしながらゆっくりと排液する。挿入後はX線撮影によってドレーンの位置を確認するとともに，血液と空気のドレナージによって肺の拡張が得られたことを確認する。持続性のエアーリークと出血の有無と程度を評価する。可能な症例は出血が24時間以内に止まる症例ではドレナージのみの保存的治療が可能である[9]。一般的に1時間当たり100 ml以上の出血が認められる，または血圧の低下を来している症例は手術の適応である[10]。本邦では大森らは手術適応を，❶持続的な出血が100〜150 ml/時以上続く場合，❷胸腔内に大量の凝血塊の存在，❸ショック状態を認めた症例とした[5]。胸腔内のドレナージできない出血や凝血塊を手術適応として加えているのは，凝血塊が残ると，自然吸収されることも多いが，膿胸やびまん性胸膜肥厚を形成し，後々肺剥皮術が必要となることがあるからである[5)11)]。

　自然血気胸に対する手術は出血部位の電気凝固やクリップなどによる止血とブラの切除であることが多い。アプローチは開胸手術とVATSがあるが，第1選択は自然気胸と同様にVATSが増えてきている[1]。前述の海外の2つの報告では54例中49例がVATSで良好な結果を得ている[6)7)]。越湖らの報告でも2000年以降の報告37例中23例でVATSが施行されていた。VATSでは出血部位として多い肺尖部を含め胸腔内の観察に優れている。自然血気胸の患者は若く，全身麻酔をかけるリスクも低いので，早期の社会復帰を考えてVATSで可及的早期手術を行ってもよいのかもしれない[1)12)]。

　東海大学医学部付属病院では径3 mmの細い内視鏡を使用して，2カ所の小切開創から胸腔にアプローチするVATSを行っている。平均手術時間は90分で，術後のドレーン留置期間は平均1.7日であった。早期に手術を行うことによって輸血が回避できたり，入院期間を短縮できるなどの利点があると考えている。

　近年ではinterventional radiologyの進歩が著しく，また近年では胸壁からの出血に対して動脈塞栓術の報告も出ている[13]。ショックを認めず，手術を行うリスクの高い症例には治療のオプションとなり得る。

［文献］

1) 越湖　進，木村文昭，田代善彦，ほか．胸腔鏡下手術を施行した特発性血気胸の3例．日臨外会誌 2009；70：1323-8.
2) Ross CA. Spontaneous hemopneumothorax. J Thorac Surg 1952；23：582-92.
3) Fry W, Rogers WL, Crenshaw GL, et al. The surgical treatment of spontaneous idiopathic hemopneumothorax : a review of the published experience with a report of thirteen additional cases. Am Rev Tuberc 1955；71：30-48.
4) Helwig FC, Schmidt EC. Fatal spontaneous hemopneumothorax : review of the literature

and report of a case. Ann Intern Med 1947 ; 26 : 608-17.
★ 5) 大森一光, 大畑正昭, 奈良田光男, ほか. 特発性血気胸28例の経験. 日胸外会誌 1988 ; 36 : 1059-64.
6) Hwong TM, Ng CS, Lee TW, et al. Video-assisted thoracic surgery for primary spontaneous hemopneumothorax. Eur Cardiothoracic Surg 2004 ; 26 : 893-6.
7) Wu YC, Lu MS, Yeh CH, et al. Justifying video-assisted thoracic surgery for spontaneous hemopneumothorax. Chest 2002 ; 122 : 1844-7.
8) Light RW. Pleural diseases, 6th ed. Philadelphia : Wolters Kluwer/Lippincott Williams & Wilkins Health, 2013 : 504.
9) de Perrot M, Deleaval J, Robert J, et al. Spontaneous hemopneumothorax--results of conservative treatment. Swiss Surg 2000 ; 6 : 62-4.
★ 10) Hsu NY, Shih CS, Hsu CP, et al. Spontaneous hemopneumothorax revisited : clinical approach and systemic review of the literature. Ann Thorac Surg 2005 ; 80 : 1859-63.
11) Deaton WR Jr, Johnston FR. Spontaneous hemopneumothorax. J Thorac Cardiovasc Surg 1962 ; 43 : 413-5.
12) Tay CK, Yee YC, Asmat A. Spontaneous hemopneumothorax : our experience with surgical management. Asian Cardiovasc Thoracic Ann 2015 ; 23 : 308-10.
13) 野嵜悠太郎, 川井陽平, 中村俊介, ほか. 経カテーテル的動脈塞栓術と胸腔鏡による血腫除去により軽快した自然血気胸の1例. 日救急医会誌 2014 ; 25 : 165-70.

V 緊急を要する気胸あるいは病態

5 外傷性気胸

川井 廉之　高橋 伸政　池谷 朋彦　村井 克己　星 永進

■ はじめに

　外傷性気胸は最も頻度の高い外傷形態の一つであり，日常診療でも経験する機会が多い。全身状態が安定している外傷症例では身体所見と画像検査から確定診断がなされた後に治療が行われるが，外傷性気胸は悪化すると呼吸と循環の悪化を来し致命的となる緊張性気胸を呈することがある。このため，外傷初期診療においては，患者の生理学的徴候を重視し，生命の危機的状態にある症例では画像検査による確定診断に固執することなく身体所見から迅速に診断と治療を行うことが要求される[1]。

　また，外傷性気胸には肺損傷の程度や気管気管支損傷によるものなど胸部損傷が多岐にわたるほか，意識障害の合併や人工呼吸を要する症例，他部位の合併損傷など自然気胸とは異なる臨床上の特徴がある。ここでは外傷性気胸の診療と治療上での注意点を述べる。

■ 頻　度

　母集団によって発生頻度はさまざまであるが，重症外傷例の20％以上に気胸を認めたとする報告があり[2]，胸部X線写真では認められず胸部CT検査で指摘し得るいわゆるoccult pneumothoraxは全鈍的外傷の2～8％に及ぶとされる[3]。

■ 分　類

　胸腔内に気体が貯留した状態が気胸であるが，気体の由来が，肺，気管気管支，食道などの損傷による胸腔内のものを内開放性気胸，合併する胸壁損傷のため胸腔外から流入した外界由来ものを外開放性気胸とし，それらの中でショックを伴うものを緊張性気胸として3つに

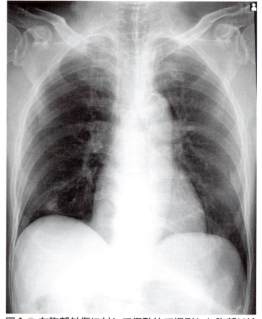

図1 左胸部外傷に対して仰臥位で撮影した胸部X線写真

　肺尖部の無血管野は認められないが，左側の肋骨横隔膜角の鋭化（deep sulcus sign）が認められ，左胸腔内圧の上昇が推察される。

分類される[3]。

❶気胸の多くは肺，気管気管支などの胸腔内の損傷部からの気体が胸腔内に貯留した状態をさし，後で述べる外開放性気胸と区別する意味では内開放性気胸である。発生機序は，本邦では鈍的外傷によるものが多く，a) 急激な気道内圧上昇によるもの，b) 転位を伴う肋骨骨折などの骨片によるもの，c) 急激な速度変化によるもの，d) 直達外力によるものなど多彩である。一方，穿通性外傷の多くは成傷器による直接的なものである。空気漏れの原因は肺損傷によるものが多いが，空気漏れが大量の場合には気管・気管支損傷を考慮する。

❷外開放性気胸とは胸壁が刺創などで損傷し，気体が外界から胸腔に流入した状態をさす。この際，創から大気が吸引され，sucking

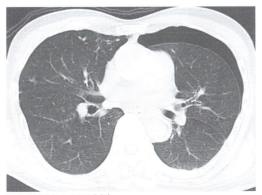

図2● 図1と同じ症例
　引き続き撮影した胸部CT検査において気胸の存在が確認された。

chest woundと呼ばれる特徴的な像を呈する。胸壁の欠損が気管径の2/3以上になると，胸腔内と大気の圧が等しくなり肺は完全に虚脱する。治療上の注意点としては，胸壁の創の閉鎖は，肺損傷の合併を念頭におき胸腔ドレナージを行った後に行う。通常胸腔ドレナージは創とは別の清潔部位からとする。

❸胸腔内圧が上昇し，呼吸のみならず循環にも影響を及ぼしショックを呈する気胸を緊張性気胸と呼ぶ。肺の虚脱による呼吸不全に加え，胸腔内圧の上昇によって胸腔内への静脈灌流が阻害され循環不全を呈する。気胸のなかで最も緊急度の高い病態であり，迅速な胸腔内の減圧を要する。特に，外傷症例では重度の肺損傷や気管気管支損傷を背景に有する可能性があり，陽圧換気を適応した場合に急激な状態の悪化を来し得る。

診　断

　身体所見として，患側の胸郭膨隆，頸静脈怒張，努力様呼吸，呼吸音減弱，反対側への気管偏位，皮下気腫の存在，打診での鼓音が認められ，ショックを伴う場合は緊張性気胸と判断する。胸部X線写真（**図1**）では肺の虚脱の程度や合併する肋骨骨折，肺挫傷，血胸，胸腔内の癒着の情報が得られる。ただし，外傷症例の胸部X線写真の多くは仰臥位で撮影されるため，胸腔内の空気は最も腹側の肺底部前面に貯まり，肋骨横隔膜角の鋭化（deep sulcus sign）を呈するものの，立位で認められる肺尖部の腔の出現は200～400 mlの気体の貯留を要するとされ[1]，胸部X線写真では気胸の20～35%が診断できない[3]。

　患者の全身状態が安定していれば胸部CT検査を行う。胸部CT検査（**図2**）では，気胸の存在の有無だけではなく胸部X線写真以上に詳細な肺の損傷，部位，背景肺の状態や胸腔内の合併する損傷の評価において重要な役割を果たす。

　先に述べたとおり，胸部X線写真ではoccult pneumothoraxの存在が否定できないため，引き続き陽圧換気が行われる場合や全身麻酔下での他部位の手術が予定されている場合には胸部CT検査で気胸の有無を診断しておくほうが安全である。

　近年，超音波検査を用いた気胸の診断法においてポータブル胸部X線写真より高い感度と特異度が得られたとする報告があり，外傷初期診療における迅速な診断はもちろんのこと，ベッドサイドで繰り返し行える検査としても有用と思われる[4]。

　以上のように諸検査によって診断はより確実となるが，緊張性気胸によって生命の危機的状態にある場合では画像診断に依存することなく，身体所見から迅速に緊張性気胸を診断し胸腔内の減圧を行わなければならない。

治　療

　気胸の治療の原則は胸腔ドレナージである。手技や詳細は別項にゆずり，ここでは外傷性気胸における留意点を中心に述べる。

　外傷性気胸における胸腔ドレナージは，胸腔内の減圧と肺の拡張による呼吸状態の改善を目的とするドレナージだけでなく，空気漏れの程度や出血量を知る情報としての役割があり，治療方針を検討するうえでも重要である。

　一方，胸部CT検査で指摘し得るが臨床症状を認めない軽微な気胸に対する胸腔ドレナージの要否に関しては議論の余地がある[5]。胸腔ド

レナージを行わず経過観察で改善するとする報告が多くみられ，陽圧換気を行った患者においても緊張性気胸の発生率には有意差がなかったとする報告もあるため[6]，全例に胸腔ドレナージを適応することは過大侵襲になる可能性がある。ただし，鎮静下に陽圧換気を行う場合や意識障害を認める例では，症状の変化を早期にとらえることが難しいため，緊張性気胸への進展を予防するために胸腔ドレナージを積極的に適応するべきである。

　初期診療において，胸腔ドレナージの用意に時間を要する場合や病態が切迫している場合には，少しでも胸腔内の減圧を目的として胸腔穿刺を行う。

● 胸腔穿刺

　胸腔穿刺は，患側の鎖骨中線，第2肋間より，その場にあるできるだけ太い静脈内留置針を刺入し，針が胸腔に達したら外筒を進め，脱気を確認して内筒を抜去する。呼吸や循環動態の改善が不十分であれば，外側や肋間を下げた位置に追加する。穿刺だけでは，空気漏れの程度や胸腔内の出血量の評価が困難であり，また空気漏れがない場合には胸腔内に空気を吸引してしまうため，その後，引き続き胸腔ドレナージに移行する。

● 胸腔ドレナージ

　胸腔ドレナージは，前記したとおり受傷部を避け留置することが好ましく，基本的には患側の第4あるいは第5肋間の高さで，前〜中腋窩線の間を挿入部とする。腹部外傷などにより腹圧が上昇している症例では，横隔膜が挙上しているため低位からの挿入は避ける。皮膚切開を挿入部のやや尾側におき，ペアンなどで肋骨上縁から胸腔内に鈍的に達し，同経路でドレーンを肺尖・背側に向かって留置する。背側に留置するのは，外傷性気胸の多くは血胸を伴うためである。また，血腫による閉塞を回避し確実なドレナージを行うことを目的として，自然気胸の際に用いるドレーンより太い28〜32 Frの胸腔ドレーンが推奨されている[1]。胸腔ドレーン留置後，空気や血液の流出と呼吸性変動によってドレーンが胸腔内に留置されていることを確認し，その後の移動や体位変換の際にドレーンが抜去されないように確実に固定する。ドレーン留置後のバイタルサインの評価を行うとともに，胸部X線写真でドレーン先端の位置，肺の拡張の程度を確認しておく。

　緊張性気胸のように留置前に胸部X線写真を撮影する時間がない場合には胸腔内の癒着の情報も乏しいため，ドレーンの留置前に挿入経路から指を用いて胸腔内の癒着を確認する。ただし検索できる範囲は限られているので，ドレーンの挿入は愛護的に行い，抵抗がある場合には挿入の位置の変更を考慮する。

● 胸腔ドレーンの管理上の注意

1) 空気漏れ

　大量の空気漏れを認める場合には気管・気管支の損傷を疑い，気管支鏡などを用いた精査や開胸術を念頭におく。ただし，精査や根治術を行うまでの間にも可能な限り呼吸と循環動態の安定を試みるべきであり，ドレナージが不十分な場合にはドレーンの追加や，呼吸不全に対する分離肺換気による換気補助によって状態の改善に努める。

2) 出血

　ドレーンからの排液が大量であった場合には止血を検討しなければならないが，出血源によって止血のアプローチが異なる。肋間動脈からの出血では血管内治療が奏功する可能性があり，肺実質からでは合併する空気漏れとともに外科的治療を要する。一方，心大血管からの出血ではただちに止血術を行わないと救命が困難であり，判断が遅れてはならない。

　精査を行うことが困難な場合や血管内治療の施行までの余裕がない全身状態不良例では開胸止血術が検討される。古典的な緊急開胸基準として，ドレナージ施行時1,500 ml以上，200〜

250 ml/時の持続性出血，持続する輸血が必要な場合がある[5]．これに対して，手術遅延は予後を悪化させる点から上記基準よりはるかに少量で開胸術に踏み切るべきとする報告がある[7]．予後の改善のためには，開胸術の適応をドレーン排液を絶対的な基準とするのではなく，患者の全身状態から判断するべきである．

● 手術加療

ここでは持続する空気漏れに対する手術加療をまず述べ，肺損傷に対する緊急手術の概略についても触れる．

1）持続する空気漏れに対する手術

一般的に7日以上つづく空気漏れに対して手術加療が検討され，全身状態が安定している症例では胸腔鏡下手術も選択し得る[3]．空気漏れが持続する原因として，肋骨骨折の骨片による胸膜損傷や浅い穿通性外傷など肺葉の末梢の損傷の場合には損傷部の縫合や自動縫合器による楔状切除が有用である．また，外傷性気胸であっても自然気胸と同様に肺囊胞の破裂が関与していると考えられる症例を経験する．外傷との関連を証明することは困難であるが，手術の際に空気漏れの原因が患者肺の囊胞であった場合には自然気胸と同様の囊胞切除が有用である．また，囊胞切除は遅発性の再発の予防にも有効である可能性がある[8]．

2）気管支・肺損傷に対する緊急手術の適応

先に述べた大量出血や大量の空気漏れの際に適応される．肺挫傷のように，肺葉の末梢の損傷に対する手術は前述のとおりである．肺裂傷のように損傷が肺葉深部に達する症例では肺葉切除が検討され，複数の肺葉に重度の損傷が及んでいる場合や肺門部での修復が困難な脈管，気管支の損傷時には救命目的で肺全摘術が選択されることがある．ただし急性期の肺葉切除，肺全摘術の予後は不良であり，特に肺全摘術の死亡率は50％以上と報告されている[9]．

深部に達する穿通性外傷の場合には深部での出血や空気漏れが問題となる．表層のみの修復

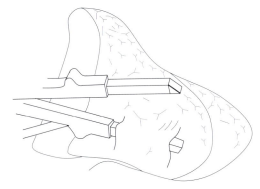

図3 ● Pulmonary tractotomy

では深部での出血が持続し気道内に流入することで呼吸状態が急激に悪化する危険性がある．これに対して深部の損傷部を表在化し到達する手段としてpulmonary tractotomyがある（図3）．自動縫合器を用いる場合では，片側のブレードを創内に挿入して創を開放することで，短時間で出血部や気瘻部に到達でき[10]，症例によっては前述した肺葉切除などを回避できる可能性がある．

[文献]

★ 1）日本外傷学会，日本救急医学会，監．改訂第4版外傷初期診療ガイドラインJATEC．東京：へるす出版，2012：1-25．

2）Di Bartolomeo S, Sanson G, Nardi G, et al. A population-based study on pneumothorax in severely traumatized patients. J Trauma 2001 ; 51 : 677-82.

★ 3）DuBose JA, O'Connor JV, Scalea TM. Lung, trachea, and esophagus. In : Mattox KL, Moore EE, Feliciano DV, editors. Trauma, 7th. New York : McGraw-Hill, 2013 : 468-84.

4）Wilkerson RG, Stone MB. Sensitivity of bedside ultrasound and supine anteroposterior chest radiographs for the identification of pneumothorax after blunt trauma. Acad Emerg Med 2010 ; 17 : 11-7.

5）Mowery NT, Gunter OL, Collier BR, et al. Practice management guidelines for management of hemothorax and occult pneumothorax. J Trauma 2011 ; 70 : 510-8.

6）Wilson H, Ellsmere J, Tallon J, et al. Occult pneumothorax in the blunt trauma patient : tube thoracostomy or observation? Injury 2009 ; 40 : 928-31.

7）水島靖明，上野正人，西内辰也，ほか．胸腔

ドレナージ排液量からみた重症胸部外傷の手術適応の再検討. 日救急医会誌 2008 ; 19 : 409-15.
8) 伊坂哲哉, 高橋　航, 前原孝光, ほか. 鈍的外傷による遅発性外傷性気胸のリスク因子の検討. 日呼外会誌 2014 ; 28 : 420-6.
9) Martin MJ, McDonald JM, Mullenix PS, et al. Operative management and outcomes of traumatic lung resection. J Am Coll Surg 2006 ; 203 : 336-44.
10) Petrone P, Asensio JA. Surgical management of penetrating pulmonary injuries. Scand J Trauma Resusc Emerg Med 2009 ; 17 : 1-8.

V 緊急を要する気胸あるいは病態

6 肺切除の既往を有する気胸

松谷 哲行

はじめに

肺癌や良性腫瘍，炎症性肺疾患の外科治療後に，ブラの破裂により同側あるいは対側の気胸になることがある。このような状態では，呼吸に余裕がなく重篤な呼吸困難を起こし，肺全摘後などの極端な例では心停止になることもある。

ドレーン挿入で治癒することが多いが，外科的治療の際は，術側肺のブロックができないため，麻酔や手術に工夫が必要となる。

疫 学

1936年にStephansによって，初めて肺切除後の気胸が報告された[1]。1960年以後にまとまった報告がなされるようになり，肺切除後の対側気胸の発生頻度は0.15〜2.1％ほどである[2)〜6)]（表）。術式ごとの報告では，肺全摘の対側気胸の発生頻度は1.2〜1.8％と報告されている。肺葉切除の報告は，肺全摘後ほど重要視されないため報告が少なく，門倉らの報告[5)]では324例中3例（0.9％）に対側気胸が発症している。なお門倉らの報告では[5)]，肺嚢胞性疾患に対する部分切除後の対側気胸すなわち異時性両側気胸が「その他」の分類に多く含まれており，全体の対側気胸発生頻度（2.1％）やその他の術式での対側気胸の発生頻度（3.0％）に関しては解釈が必要である。疾患別にみると原発性肺癌切除症例の対側気胸の発生頻度は1.1％となっており[5)]，Blalockの報告した1.2％と同程度であった[2)]。

発症時期は，術中，術直後や術後早期から術後20年以上経過してからの発症と多岐にわたる。

近年，肺癌の高齢化が進み背景肺に気腫性変化を伴っていることが多く，気腫性肺病変を伴った高齢者肺癌の手術例増加により，肺切除後の対側気胸が増えると予想されている。

表 肺切除後の対側気胸の報告例

年	著者	術式	症例	対側気胸	頻度
1960	Blalock	全摘(肺癌)	340	4	1.20%
1964	荒井	全摘(結核)	111	2	1.80%
1987	鈴木	肺癌切除	550	2	0.36%
		全摘	70	1	1.40%
1997	門倉	肺切除術	719	20	2.10%
		全摘	56	1	1.80%
		葉切	324	3	0.90%
		その他	339	16	3.00%
2011	松浦	葉切，全摘	1294	2	0.15%

病 因

肺切除後の気胸の原因としては，鈴木，門倉，Maniwaらが考察しており[4)5)7)]，肺嚢胞（ブラ，ブレブ）の存在や気腫性変化が重要であり，肺葉切除術や肺全摘術により残存する肺が過膨張を起こし既存の気腫病変が増大し気胸につながると考えられている。肺切除後の経過において，縦隔の偏位が著しい症例やFEV$_1$％＜70％の症例は気胸を発症する頻度が高く，その予測として役に立つとも報告されている[7)]。

ほかの原因としては，手術中の縦隔胸膜の損傷，麻酔時および術後咳嗽時の気道内圧の過度の上昇に伴う肺実質損傷，まれではあるが肺癌の転移や多発癌，肥満度の指標であるbody mass index（BMI）が20以下のいわゆる気胸体型を有する症例などが挙げられる[4)5)]。

気腫性病変は，肺切除後の残存肺の容積の変化で過膨張を起こすことや，麻酔時の陽圧換気，亜酸化窒素吸入による閉鎖腔の内圧上昇，術後咳嗽による気道内圧の上昇などによっても残存肺の過膨張を起こし，肺切除後の気胸の原

因となる．そのため，術前に気腫性病変を指摘した際は，亜酸化窒素を用いない麻酔法を行ったり，過度な陽圧換気を控えたりする工夫が術後の気胸の予防につながる．さらに，鈴木ら[4]は肺切除術を行う際は対側の気腫性病変の有無を把握して，術後の対側気胸の可能性もインフォームド・コンセントに含めた方がよいとしている．

■ 病　態

肺切除後の気胸の症状は一般の気胸と変わらないが，肺全摘後は呼吸困難が強く出現し，死亡例も報告されている．緊急時では仰臥位での撮影が多く虚脱が少ない場合は気胸を見逃す危険がある．重篤な症例では，蘇生操作の気管内挿管による陽圧換気でかえって状態を悪化させることがある．蘇生操作によっても低酸素が改善せず，高アシドーシスや高二酸化炭素血症が遷延する際は，胸部X線写真で気胸の有無を再度確認することが重要である．死亡した報告例の検討では，胸部X線写真ができ上がる前に心停止となった症例がある一方で，自覚症状発現から数時間以上は耐えており，確定診断となる胸部X線写真の時間的余裕は十分あるものもある[4)8]．

■ 治　療

● ドレナージ＋癒着療法

救急処置として胸腔穿刺による脱気で症状の改善が図れるが，穿刺のみで治癒するのはほとんどなく，ドレーンによる持続吸引が必要である．胸腔ドレナージ後は通常の気胸に準じた治療を行うが，肺瘻がなくなっても気胸が再発すると重篤になるため，根治術を考慮するべきである．

胸腔ドレナージ後に，OK-432や塩酸ミノサイクリンなどの薬剤による胸膜癒着療法を追加することは，門倉らが肺葉切除後に発症した対側気胸の2例に胸膜癒着療法を行い良好な結果を報告している[5]．しかし，胸膜癒着療法により再発率は低下するが，手術が必要になった際に癒着療法による散在性の強固な癒着は手術操作が困難となり好ましくないと考えられる．

● 外科治療

ドレナージ＋癒着療法で治癒しなかった症例や，気腫性病変が明らかで再発が危惧される症例では，外科的な根治術が必要となる．肺切除後の気胸に関するこれまでの報告例でも多くが手術による治療を行っている．麻酔技術の向上で分離肺換気が可能となり胸腔鏡下で行われることが最近では多くなってきている．手術は，呼吸機能を温存するために切除を避けて，肺瘻部位の閉鎖が望ましいと考えるが，ブラが広範囲に存在する際は自動縫合器を用いた肺部分切除が必要となる．術後の呼吸運動の妨げとならないように，胸腔鏡を用いた低侵襲な手術が望ましいが，癒着などで困難な場合は腋窩開胸による小開胸の追加程度にとどめておきたい[4]．

● PCPS, ECMO

肺全摘後の気胸に対する手術では，麻酔管理において過換気を行った後に換気を停止して手術を行うこともあるが，呼吸循環動態が不安定であり血液の酸素化の維持が困難となるおそれがあり，何かしらのバックアップが必要である．体外補助循環として経皮的心肺補助法（percutaneous cardiopulmonary support：PCPS）（図1）や，体外呼吸補助手段として膜型人工肺（extracorporeal membrane oxygenation：ECMO）（図2）を手術の際に準備して安全性を確保することを検討する必要もある．

PCPSは，静脈から脱血し血液を酸素化した後に動脈に返血し，循環および呼吸を保つものであり，ECMOは，静脈から脱血し酸素化した血液を静脈に返血し，呼吸のみを補助するものである．PCPS，ECMOいずれも膜型人工肺で血液を酸素化し，遠心ポンプなどを動力として還流させる．PCPSは，循環補助が可能であ

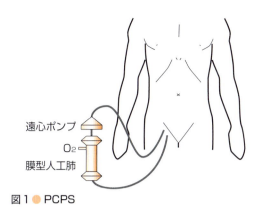

図1 ● PCPS

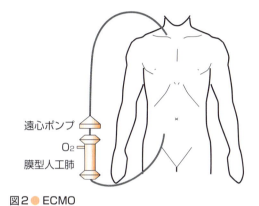

図2 ● ECMO

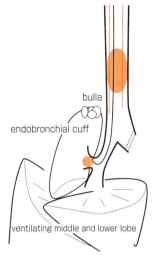

図3 ● Double lobe ventilation
(Maniwa T, Saito Y, Kaneda H, et al. Pneumothorax after pneumonectomy : surgery with successful double lobe ventilation. Jpn J Thorac Cardiovasc Surg 2006 ; 54 : 359-61 より引用)

り血液の酸素化効率が高いが，動脈穿刺が必要となる．ECMOは動脈穿刺がない分，下肢の阻血の問題が少なく血流障害や塞栓症の合併症が少なく止血が簡単であり，PCPSと比べ簡便に用いることができる．

PCPSやECMOの術中の使用基準について門倉らは，❶気道内分泌物の増加などにより術中の呼吸状態が悪化しFi_{O_2} 0.5でPa_{O_2}が100 Torr以下，あるいはFi_{O_2} 1.0でPa_{O_2}が150 Torr以下，さらに参考としてPa_{CO_2} 50 Torr以上となった場合．❷血液ガス所見は許容範囲内であっても，血圧，脈拍などの変動が大きく不安定，と示している．

実際には，PCPSやECMOが必要と思われる症例においては，麻酔導入後にPCPSでは大腿静脈および大腿動脈に，ECMOでは大腿静脈および内頸静脈に6 Frのシースを入れておく．シースは側臥位を取った際の上側となる側に留置し，シースの入っている下肢は伸展位をとる．術中にPCPSやECMOが必要となったらシースよりガイドワイヤーを挿入し，動脈には15 Frの，静脈には19 Frのカテーテルに入れ替えて回路に接続する．

ヘパリン化するなど抗凝固薬を用いることで術中の出血傾向が懸念されるが，ヘパリンコーティングされた回路を用いることで活性化凝固時間（activated clotting time：ACT）値を低くすることができ，出血傾向が問題となることは少ない．

● 麻酔法

術中管理は，麻酔科医も含めて十分な配慮が必要であり，麻酔科医と連携して上記の補助手段の応用によって安全に施行し得ると考えられている．Maniwaら[9]は，COOPDECH bronchial blockerを用いて選択的に肺瘻のある肺葉を閉塞した二葉換気による麻酔を報告している（図3）．気腫性病変は肺尖部にできやすく上葉をブロックするのにガイドワイヤーで誘導する工夫を行っている．

おわりに

肺切除後の気胸は，気腫性肺病変と関連があり残存する肺が過膨張を起こすことで発症す

る．肺全摘後では重篤化することがあり，外科的治療には呼吸補助を用意するなどの工夫が必要となることがある．近年，高齢者肺癌の手術例の増加に伴い肺切除後の気胸は増加すると予想される．

［文献］

1) Stephans HB. A consideration of contralateral pneumothorax as a complication of intrathoracic operations. J Thorac Surg 1936 ; 5 : 471-5.
2) Blalock JB. Contralateral pneumothorax after pneumonectomy for carcinoma. Dis Chest 1960 ; 37 : 371-7.
3) 荒井他嘉司，木下　巌，村上　肇．肺結核の全切除術後にみられた対側自然気胸について．胸部外科 1964 ; 18 : 883-92.
★ 4) 鈴木一也，堀口倫博，坂元隆一，ほか．肺癌術後対側気胸の2手術例．日胸外会誌 1987 ; 35 : 1927-9.
★ 5) 門倉光隆，山本　滋，片岡大輔，ほか．一側開胸術後対側気胸症例の検討．日胸外会誌 1997 ; 45 : 1547-51.
6) 松浦求樹，西川敏雄，藤原俊哉，ほか．肺切除後対側気胸手術5例の検討．胸部外科 2011 ; 64 : 280-3.
7) Maniwa T, Saito Y, Saito T, et al. Evaluation of chest computed tomography in patients after pneumonectomy to predict contralateral pneumothorax. Gen Thorac Cardiovasc Surg 2009 ; 57 : 28-32.
8) 平田　保，松村道夫，高瀬　浩，ほか．肺全切除後の対側自発性気胸．日胸 1970 ; 29 : 808-12.
★ 9) Maniwa T, Saito Y, Kaneda H, et al. Pneumothorax after pneumonectomy : surgery with successful double lobe ventilation. Jpn J Thorac Cardiovasc Surg 2006 ; 54 : 359-61.

V 緊急を要する気胸あるいは病態

7 手術中・術直後の気胸

大塚 崇

はじめに

自然気胸は多くの場合呼吸困難や胸痛などの症状を伴う。しかしながら、術中、術後の気胸は外科医、麻酔科医らがモニターや異常所見から気づかなくてはならない病態である。

手術中の気胸

●肺手術中の気胸

肺切除中の対側の気胸は、❶分離肺換気により起こる対側の気胸、❷手術操作による対側の気胸がある。前者は両側肺嚢胞、肺気腫などの場合にリスクが高い[1)2)]。術中の対側気胸に気づかないということはcatastrophicな結果となることがある。Finlaysonらは**肺切除術の術中に低酸素血症や血圧などの変化がはっきりしなかったにもかかわらず術中の対側緊張性気胸を報告している**[1)]。気道内圧の上昇（45〜50 cmH$_2$O）が最初の兆候であったとしている。またAkindipeらは片肺移植の際に対側の気胸になった3例を報告している[3)]。3例中2例は肺気腫、1例は間質性肺炎が原病であり、肺の脆弱性が関与しているものと考えられる。救命できた症例はSa$_{O_2}$の急激な低下、頻脈を認めてから、すぐに胸部X線写真で評価し、ドレーン挿入した症例であった。迅速な外科医、麻酔科医の判断が必要な症例である。また術中気胸の診断に超音波が有効であったとする報告があり[4)]、術中の体位変換が難しい場合は有用であると考えられる。

●食道、腹部の手術に伴う気胸

食道切除に伴う気胸も報告されている。食道の解剖学的位置から対側の胸膜、肺の損傷を起こすことは手技上起こり得ることである[5)6)]。また腹腔鏡手術による気胸[7)]も報告されている。いずれにしろ迅速な診断が必要である。

●脊椎手術

脊椎の前方固定術に伴う気胸[8)]の報告、椎弓切除に伴う気胸の報告がみられる。後方アプローチによる椎弓切除が気胸のincidenceが4.4％と前方アプローチの気胸のincidence 27.3％よりも少ないとする報告がある[9)]。

●気管内挿管に伴うもの

気管内挿管でのチューブによる気管、気管支損傷も報告されている[10)〜12)]。Marty-Aneらによると気管、気管支膜様部損傷は挿管困難症例、過度のカフ圧、チューブのmalpositioning、解剖学的異常、COPDなどが原因とされている。またその膜様部損傷の部位により開胸手術を行った症例、保存的治療で治癒したものが報告されている。

術直後の気胸

●胸部手術後の気胸

胸部の手術後はルーチンに胸部X線写真で評価をするべきである。上記で述べたように肺嚢胞、肺気腫など肺の脆弱性が危惧される症例では術対側にも注意するべきである。

●その他の手術直後の気胸

食道、腹部、脊椎手術後も気胸が危惧されるような症例、聴診、血中酸素濃度などから疑わしいと判断される場合には胸部X線写真で術後に評価するべきである。

■ おわりに

以上術中・術直後の気胸について述べた。外科医と麻酔科医による迅速な判断，診断と術中，術後のモニターが肝要である病態である。

[文献]

1) Finlayson GN, Chiang AB, Brodsky JB, et al. Intraoperative contralateral tension pneumothorax during pneumonectomy. Anesth Analg 2008 ; 106 : 58-60.
2) Iwata T, Inoue K, Nishiyama N, et al. Contralateral pneumothorax after lung cancer surgery: report of two cases. Osaka City Med J 2008 ; 54 : 41-6.
3) Akindipe O, Fernandez-Bussy S, Baz M, et al. Intraoperative contralateral pneumothorax during single-lung transplantation. Gen Thorac Cardiovasc Surg 2008 ; 56 : 302-5.
4) Omar HR, Mangar D, Camporesi EM. Utilization of intraoperative transthoracic ultrasound for diagnosis of pneumothorax. Anesthesiology 2012 ; 116 : 967-8.
5) Guthrie G, Moyes L, Forshaw M. An unusual cause of collapsed lung after transhiatal oesophagectomy : a case report. Cases J 2008 ; 1 : 55.
6) Pac M, Basoglu A, Kocak H, et al. Transhiatal versus transthoracic esophagectomy for esophageal cancer. J Thorac Cardiovasc Surg 1993 ; 106 : 205-9.
7) Tai YP, Wei CK, Lai YY. Intraoperative pneumothorax during laparoscopic cholecystectomy. Acta Anaesthesiol Taiwan 2006 ; 44 : 231-4.
8) Roush TF, Crawford AH, Berlin RE, et al. Tension pneumothorax as a complication of video-assisted thoracoscopic surgery for anterior correction of idiopathic scoliosis in an adolescent female. Spine (Phila Pa 1976) 2001 ; 26 : 448-50.
9) Xu R, Garces-Ambrossi GL, McGirt MJ, et al. Thoracic vertebrectomy and spinal reconstruction via anterior, posterior, or combined approaches : clinical outcomes in 91 consecutive patients with metastatic spinal tumors. J Neurosurg Spine 2009 ; 11 : 272-84.
10) Marchese R, Mercadante S, Paglino G, et al. Tracheal stent to repair tracheal laceration after a double-lumen intubation. Ann Thorac Surg 2012 ; 94 : 1001-3.
11) Ratzenhofer-Komenda B, Prause G, Offner A, et al. Tracheal disruption and pneumothorax as intraoperative complications. Acta Anaesthesiol Scand Suppl 1997 ; 111 : 314-7.
12) Marty-Ane CH, Picard E, Jonquet O, et al. Membranous tracheal rupture after endotracheal intubation. Ann Thorac Surg 1995 ; 60 : 1367-71.

V 緊急を要する気胸あるいは病態

8 レスピレーター管理中の気胸

佐藤 庸子　小谷 透

はじめに

　レスピレーター管理中の気胸は，呼吸不全の治療に加え緊張性気胸を併発するリスクも高く医療スタッフのストレスは大きい。日々の管理の中で気胸を回避するための戦略が必要である。しかし，気胸に対応するために人工呼吸がその効果を十分に発揮できなくなることも避けなければならない。そのためには気胸のリスク因子が何かを把握する必要がある。はたして人工呼吸中の気胸はすべて陽圧換気が原因となる圧外傷（barotrauma）なのだろうか？ 圧を下げることが適切な対処法だろうか？

　本項では当集中治療室（intensive care unit：ICU）での経験，成績を提示し検討したため，一般病床での呼吸管理にはなじまない点があることも付け加えておく。

人工呼吸管理と圧外傷

　圧外傷（barotrauma）とは内外圧格差が大きいことにより生じる障害で，身近には潜水や航空機飛行中の圧変化による中耳障害が知られる。人工呼吸中では陽圧により生じる肺胞と周囲の血管鞘との間の高い圧差により肺胞上皮が破綻し，肺胞壁を破ったガスは血管鞘に沿って広がるので組織学的には肺間質の気腫として観察される。肺門部に達し縦隔に拡がると縦隔気腫に，さらに胸腔内に拡がれば気胸，胸腔外・皮膚方向に拡がれば皮下気腫として認められる。

　患者の肺胞内圧を著しく上昇させる状況であれば，短時間に大きな圧変化を作る強制換気であろうと持続的に圧付加を行う呼気終末陽圧（positive end-expiratory pressure：PEEP）であろうと，いずれも圧外傷の原因となり得る。人工呼吸中の咳嗽や人工呼吸器との非同調（ファイティング）は圧格差上昇の原因として見逃せない。

　人工呼吸管理中の気胸発症に関してはさまざまな報告があるが，中でも1988年のAmatoら[1]の報告は注目される。急性呼吸窮迫症候群（acute respiratory distress syndrome：ARDS）患者において理想体重当たり12 mlの1回換気量と高いプラトー圧では42％に気胸を発症し71％の死亡率を示したのに対し，6 ml/kgの1回換気量とプラトー圧を制限した群では気胸の発症率は7％，死亡率は38％であり，1回換気量とプラトー圧が気胸の発症に関連していると報告した。最近の人工呼吸管理の考え方では1回換気量とプラトー圧の制限が基本戦略となり，肺保護的な換気を行うことが広く推奨されている[2,3]。この結果，過剰な換気設定が避けられたためか，1990年代にはARDS患者での気胸やその他の空気漏れ（エアリーク）の発症は約11％[4]，35 cmH$_2$O以下のプラトー圧であれば換気設定と気胸に関連はなく[5]，気胸の発症はARDSの原因や肺の状態によるものであった[4,5]。2000年代には人工呼吸中の空気漏れ発症率は2.9％，ARDSであっても6.5％と減少し，その原因は気道内圧や1回換気量ではなくもともとの状態が悪い肺疾患であった[6]。また，ARDS患者においてはより高いPEEPは早期の気胸発症を増やす傾向にあると報告されている[7]が，一方で無気肺を改善するためにより高いPEEPを用いるopen lung ventilationや高い圧を一定時間かける手技のリクルートメントマニューバーを用いても気胸の発症に差はなかったという報告もある[8]。

　過剰な換気設定は厳に慎むべきであるが，やむを得ず高い換気圧やPEEPが必要な場合は，

気胸発症のリスクが高いことを医療チーム内でよく認識し，高圧管理の必要がなくなり次第，早急に圧が下げられるように呼吸不全の原因を治療することが何より重要である。

当院での現状

東京女子医科大学病院中央集中治療室において，2011年1月から2012年7月までに入室した1,183例を調査したところ，陽圧人工呼吸総数は235例（19.9％）であった。なお，当ICUは外傷性気胸を診る機会は少なく，臓器移植後や膠原病，血液疾患などの免疫抑制患者が多いことが特徴である。そのためステロイド高用量／長期間使用が80例（6.8％）と多い。また陽圧人工呼吸管理は，患者の吸気努力に応じて流量が変化する圧規定式換気（pressure control ventilation：PCV）を用いており，平均PEEPは9.5 cmH$_2$Oであった。

陽圧人工呼吸管理中に縦隔気腫，皮下気腫あるいは気胸（以後，空気漏れ）を発症した症例は10例であったが，そのうち発症前に明らかな肺嚢胞を認めなかった9例（3.8％）について検討した。平均年齢は64歳，男女比は5：4であった。背景疾患は，膠原病7例（そのうち5例は間質性肺炎を合併），腎臓移植後患者の感染症2例であり，全例がステロイド高用量／長期間使用患者であった。発症時の陽圧換気様式は，非侵襲的陽圧換気療法（noninvasive positive pressure ventilation：NPPV）2例，気管挿管7例であった。発症時になんらかの強制換気を行っていた症例は2例，continuous positive airway pressure（CPAP）によりPEEPだけを付加した自発呼吸管理が6例，高いPEEPを用いたCPAPの変法であるairway pressure release ventilation（APRV）が1例であった。空気漏れ発症時のPEEP値は，強制換気ならびにCPAP症例で5～16 cmH$_2$O，APRVを用いた1例では28 cmH$_2$Oであり，全空気漏れ症例の平均は13.1±6.7 cmH$_2$Oと全人工呼吸症例の平均よりも高い値であった。

9例全例で縦隔気腫を発症し，気胸は4例であった。ドレナージを要した症例は気胸腔の大きい2例で，ともに両側性気胸で両側にドレナージを行った。生存は3例，死亡は6例であった。死亡原因は，間質性肺炎の増悪3例，感染症2例，原疾患（膠原病）の増悪1例で，空気漏れが原因となる死亡例はなかった。

間質性肺炎はしばしば気胸を合併する。重症例では急性期に急激に肺気量が減少し，これを安定させようと咳嗽が続くことが誘因の一つである。間質性肺炎は進行性で拘束性障害のためドレナージが奏功しないこともあり，気胸発症は特発性間質性肺炎の予後不良因子といわれている[9]。ステロイドはその強力な抗炎症作用から免疫抑制を要する患者群では欠くことのできないキードラッグであるが，組織の脆弱化や修復機転の抑制，易感染作用があり，間質性肺炎においてはステロイドが気胸発症の危険因子でもある[9]。

海外で行われた臨床研究の多くは，1回換気量を規定した量規定式換気（volume control ventilation：VCV）を用いている。VCVは吸気流速が固定されているために患者の自発呼吸との同調性が悪く，ARDSでは治療開始から48時間は筋弛緩薬使用により気胸の発生率が減少すると報告されている[10]。またVCVでは換気の不均一分布を生じやすくコンプライアンスの高い肺領域が優先的に換気されるために局所的な肺胞過伸展が生じる可能性がある。

臨床の実際：診断

前項で示した通り，**当ICUでの気胸の最大のリスク因子は，換気設定ではなく，ステロイド使用歴であった。**もともと肺嚢胞がある場合や長期／高用量ステロイド使用例はハイリスク症例ではあるが，酸素化維持に必要な人工呼吸器設定を優先し行っている。ただし，人工呼吸器との同調性向上と鎮咳作用を期待して麻薬による鎮痛鎮静を十分に行う。われわれはフェンタニル20 µg／時を基本持続静注速度とし年齢

や病態に応じ調整している。

モニタリングではSpO$_2$による連続監視を行う。PaO$_2$が100 Torrでも350 TorrでもSpO$_2$は100%を示すため，95～96%を示すように吸入酸素濃度を調整し，酸素化悪化の早期発見に努める。緊張性気胸に対応するため3点式の心電図（electrocardiogram：ECG）もルーチンで使用する。患者診察の基本である視診，聴診，打診は怠らない。気胸腔が大きいと胸郭運動に左右差が現れるため視診による患側の診断が可能である。スタッフには常時聴診器を携帯させるかベッドサイドに聴診器を常備し，日々評価することも重要である。人工呼吸中は患者に深呼吸や声音振盪を行ってもらうことは困難であり，外来での診断手法が使用できない。短時間で適切に診断しなければ致命的になる場合があるため，地道に診断技術を磨くことが肝要である。

ハイリスク症例では，消毒類やガウン，縫合セット，複数サイズの胸腔ドレーンなどを緊急ドレナージセットとしてベッドサイドに準備している。これらの準備はハイリスク症例であるというスタッフへの強いメッセージにもなる。

呼吸不全を主因としてICUに入室した急性期患者ではポータブルX線検査を毎日行っているが，気胸を疑う場合にはさらにその都度行う。低酸素を来す場合，上記のごとく聴診，視診，皮下気腫有無の鑑別のため触診を行いつつ循環動態やECG波形を確認することが気胸とその他の呼吸不全増悪の鑑別に有用である。しかし，画像診断は必須の鑑別手段と考える。筆者が経験した興味ある症例を紹介する。重症肺炎でICUにおいて治療中の小児患者で急激にSpO$_2$が低下し，視診で胸郭の動きに明らかな左右差を認め，動きの少ない胸郭側では呼吸音が減弱していたため臨床的に気胸を疑った。ポータブルX線の準備中にさらにSpO$_2$が低下したが循環動態の変動は軽度で，ただちに胸腔穿刺を行うべきか迷った。小児科医と連携し画像診断を先行して行った結果，気胸ではなく喀痰による片肺の完全無気肺であった。明らかなショックを呈するような緊張性気胸でなければ画像診断は必須と考える。腹側に気胸腔がある場合臥位での撮影による診断は難しいが，SpO$_2$も含め連続的に評価することで変化を見逃さないよう注意する。

当ICUでは長期ステロイド薬投与や血小板減少などの患者が多いため，緊張性気胸以外は可能な限り胸部CTで確認後，透視下に胸腔ドレナージを行っている。空気漏れの症状もなく単純X線写真では発見できず，たまたま撮影した胸部CTで診断し得た症例もあった。人工呼吸中の患者をCT室まで移動することにはリスクも伴うが，確定診断およびドレーンの挿入部位，留置位置を検討するには単純X線撮影に比べCT検査の優位性は疑う余地がない。看護師，臨床工学技士とも連携し安全に移動できるような体制を整えたい。また移動用あるいは移動可能な人工呼吸器はぜひとも準備しておきたい。患者搬送のためのチェックリスト作成や，いつでも搬送できるようにライン類の整理を日ごろから行っている。医療安全の観点からも施設の特徴を考慮しあらかじめ対応策を整えておくことは重要である。

臨床の実際：空気漏れ発症時の人工呼吸管理

空気漏れの診断後，**PEEPをゼロとしたり換気圧を極端に下げる医療者が多いが，一律に圧を下げるのは論理的でない**。空気漏れには何らかの原因による肺組織の損傷が伴っているため，損傷が改善しなければ空気漏れは止まらない。肺手術で行うリークテストでは，自動縫合器など小さな針穴からの空気漏れは圧を下げればなくなるため，換気圧低下が空気漏れの治療になると思いがちであるが，その考えにはいくつかの問題がある。第1に，大きな組織損傷では圧低下により空気漏れが止まるとは限らない。第2に，陽圧の力を借りて肺胞内圧を維持している肺において極端に圧を下げると，肺胞

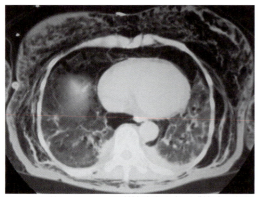

図1 関節リウマチ，間質性肺炎患者が感染症を契機に間質性肺炎急性増悪を発症，ステロイドパルス複数回施行後に発生した空気漏れ

組織の菲薄化による皮下気腫の進行は止められなかったが，胸腔ドレナージによって肺容量と酸素化は維持できた．

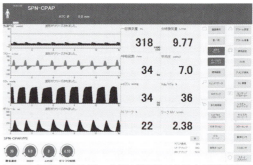

図2 気胸によるリーク量が測定できる人工呼吸器のグラフィック画面

この症例では気管チューブや回路の漏れはなかったため，2.38L/分の漏れが気胸によるものであった．

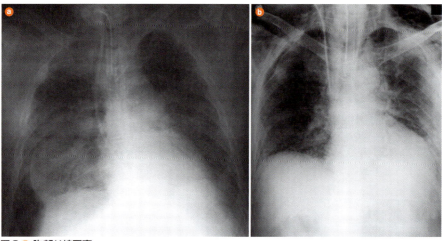

図3 胸部X線写真

ⓐ 重症ARDSに対して気管切開，人工呼吸管理中に気胸を発症．比較的高いPEEP圧は変更せず，適切なドレナージで管理した．
ⓑ 膠原病による間質性肺炎に対して気管切開，人工呼吸管理中に気胸を発症．皮下気腫，縦隔気腫も伴う．ドレナージせずFi_{O_2}を上げることで対処した．

は安定性を失い酸素化の低下や肺胞低換気による高二酸化炭素血症を来す．その結果は致命的な影響をもたらす．第3に，陽圧が減少し十分な肺胞内圧が維持できないと肺胞は虚脱し，肺はもとの容量に戻る機会を失い周囲組織との癒着が遅れる．周辺肺領域や対側肺が代償性に過膨張すれば気胸を起こした部位はさらに圧迫され容量が減少する場合もある．

確かにPEEPや換気圧が高いとリーク量は増大するが，ドレナージにより有効かつ十分なガスの逃げ道を作れば肺は適正な容量を維持できる（**図1**）．当ICUではまず適切な胸腔ドレナージを行い，次に換気設定の変更を検討する．ドレナージでは20 Frのダブルルーメントロッカーを標準とし，空気漏れが多い場合にはより太いトロッカーを選択する．癒着療法を念頭にしない場合や緊急ではシングルルーメンを選択する．また最新の人工呼吸器では回路内流量を常時測定しているため，気胸によるガスリーク量が計測可能でありドレーントラブルのモニタリングに利用できる（**図2**）．空気漏れが多くドレーンで抗えない場合には太いドレーンに入れ替えるか，複数のドレーンを入れ対処する．人工呼吸器設定では，ドレナージが完了するま

で，まず一時的にFiO_2を上げて対処する。緊張性気胸で循環動態が不安定である場合に限り，一時的に圧を下げることもある。ハイリスク症例以外で気胸が発症した場合には，発症前のPEEPあるいは換気圧についてその設定の妥当性（より低い設定ができなかったのか）を再検討する。同時に鎮静を含めた管理に改善点がなかったかを調査する。気胸の診断とともに闇雲にPEEPや換気圧を下げたり，用手換気に切り替えたりすると，前述のとおり低酸素血症の治療を遅らせたり，人工呼吸を開始した肺病変の治療に支障を来すこともある。**呼吸不全の病態に見合った適切な圧を保って肺容量を維持しつつ，必要であれば的確なドレナージを行うよう努力する**（図3）。

まとめ

人工呼吸管理中の気胸について解説した。人工呼吸療法はここ数年大幅に進歩しており，気胸発症のリスクを軽減させるためにも肺保護戦略に則った管理が求められる。人工呼吸時は気胸のリスクを十分に評価し，気胸発症後は十分なドレナージを行い，陽圧レベルの管理は肺の状況に応じて判断することが重要と考える。

[文献]

1) Amato MBP, Barbas CSV, Medeiros DM, et al. Effect of a protective-ventilation strategy on mortality in the acute respiratory distress syndrome. N Engl J Med 1998 ; 338 : 355-61.
2) The Acute Respiratory Distress syndrome network. Ventilation with lower tidal volumes as compared with traditional tidal volumes for acute lung injury and the acute respiratory distress syndrome. N Engl J Med 2000 ; 342 : 1301-8.
3) 小谷 透. VILIをどう防ぐ？：モニタリングを活用した肺保護換気戦略. Clinical Engineering 2013 ; 24 : 52-6.
★ 4) Weg JG, Anzueto A, Balk RA, et al. The relation of pneumothorax and other air leaks to mortality in the acute respiratory distress syndrome. N Engl J Med 1998 ; 338 : 341-6.
★ 5) Boussarsar M, Thierry G, Jaber S, et al. Relationship between ventilator settings and barotraumas in the acute respiratory distress syndrome. Intensive Care Med 2002 ; 28 : 406-13.
★ 6) Anzueto A, Frutos-Vivar F, Esteban A, et al. Incidence, risk factors and outcome of barotraumas in mechanically ventilated patients. Intensive Care Med 2004 ; 30 : 612-9.
7) Eisner MD, Thompson BT, Schoenfeld D, et al. Airway pressure and early barotraumas in patients with acute lung injury and acute respiratory distress syndrome. Am J Respir Crit Care Med 2002 ; 165 : 978-82.
8) Gil Cano A, Garcia MIM, Romero MG, et al. Incidence, characteristics and outcome of barotraumas during open lung ventilation. Med Intensiva 2012 ; 36 : 335-42.
9) 井上幸久，古家 正，小野 宏，ほか. 続発性気胸を合併した間質性肺炎の臨床的検討. 日呼吸会誌 2010 ; 48 : 724-8.
10) Papazian L, Forel JM, Gacouin A, et al. Neuromuscular blockers in early acute respiratory distress syndrome. N Engl J Med 2010 ; 363 : 1107-16.

V 緊急を要する気胸あるいは病態

9 気管気管支狭窄に伴う気胸

井上 慶明　中山 光男　菊池 功次

はじめに

　一般に気胸の原因としては，ブラ（bulla），ブレブ（bleb）の破裂あるいは悪性腫瘍の直接浸潤や感染性疾患による胸膜の破綻など末梢肺組織の病変が考えられるが，気管気管支など中枢気道の狭窄が気胸の原因となる場合がある。気胸全体の中で気管気管支狭窄に伴う気胸の占める割合は少なくまれな原因であるものの，その存在と病態を知っておくことは重要である。本項では気管気管支狭窄に伴う気胸の発生機序について考察を加え，症例を提示する。

病態：発生機序と原疾患

　気管気管支狭窄に伴う気胸の場合，気管や気管支など中枢気道に狭窄が生じ，チェックバルブ機構が働いて末梢肺の過膨張を引き起こし破綻が生じるという発生機序が考えられる。

　気道の狭窄で生じる気流障害は，気流障害の程度が吸気と呼気により変動する変動性（可動性）狭窄と，呼吸サイクルを通じて一定である固定性狭窄との2つに分けられる。変動性狭窄の代表例が腫瘍による狭窄であり，良性疾患としては過誤腫，平滑筋腫など，悪性疾患では扁平上皮癌や腺様嚢胞癌，甲状腺癌気管浸潤などが挙げられる。一方，炎症性の瘢痕性狭窄が固定性狭窄の代表である。

　変動性狭窄では気道内外の圧差，すなわち気管気管支内と気管気管支周囲との圧差が狭窄の程度に影響し，呼気時には気管気管支周囲の圧（胸腔内圧）は気道内圧より大きくなるため，狭窄部での著しい呼気流量の制限が生じ，吸気時には狭窄部は拡張し吸気流量の障害が少なくなることによりチェックバルブ機構が発生する。なお，末梢肺の過膨張が原因となるため，肺に気腫性変化がみられる場合には，より高率に破綻が引き起こされると考えられる。

診　断

　気胸の診断は通常，胸部単純X線写真で行われる。気管および中枢気管支は胸部単純X線写真の盲点であり，しばしば病変が見落とされる。特に，肺虚脱時の胸部単純X線写真では，虚脱肺の重なりにより気管気管支病変の指摘が困難となることが予想される。しかし，中枢気道の病変は胸部単純X線写真でも気管気管支の透亮像の欠損として確認できることもあるため，気管気管支の透亮像が十分に確認できるよう比較的高圧で条件の良い写真を撮影し，虚脱した肺のみにとらわれることなく，通常の読影を心がけ，気管気管支の狭窄が疑われた場合には，胸部CTや気管支鏡検査などの精査を行うことが重要である。

　胸部CT検査を行えば比較的容易に腫瘍を認めることができる。しかし，肺が虚脱した状態のCT画像でコンソリデーションを認めても，単なる無気肺として判断されてしまうことがあるため，少しでも判断に迷う陰影を認めた場合は，肺の拡張を待って再度評価する必要がある。

　原疾患の診断確定のためには気管支鏡検査が必要である。気管支鏡検査で気管気管支に病変が認められれば，病理組織学的診断を行い、病変の性状や広がりなどを確認して治療方針を決定する。

治　療

　肺の虚脱に関しては胸腔ドレナージなどの通常の気胸に対する治療を行い，次いで原疾患による気道狭窄を解除する手術や内視鏡的処置による根治的治療を施行するが，悪性腫瘍で根治

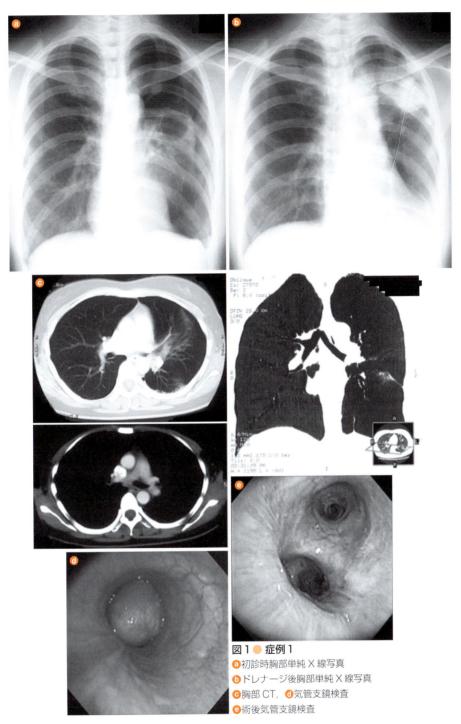

図1 ● 症例1
ⓐ 初診時胸部単純X線写真
ⓑ ドレナージ後胸部単純X線写真
ⓒ 胸部CT，ⓓ 気管支鏡検査
ⓔ 術後気管支鏡検査

的治療が難しい場合は，YAGレーザーやステント留置などの姑息的治療を選択する．

症例提示

●症例1

41歳女性．2年前より咳嗽と喘鳴を認めていたが，医療機関への受診はせず経過観察していた．半年前に胸痛を主訴に近医を受診し，肺炎と左気胸の診断を受けた．肺炎は抗菌薬で軽快し，左気胸は軽度のため経過観察で改善した．今回左気胸の再発を認め当科紹介となった．初診時の胸部単純X線写真では左気胸のみの指摘であった（図1a）が，ドレナージ後の胸部単純X線写真では左上肺野のコンソリデーション

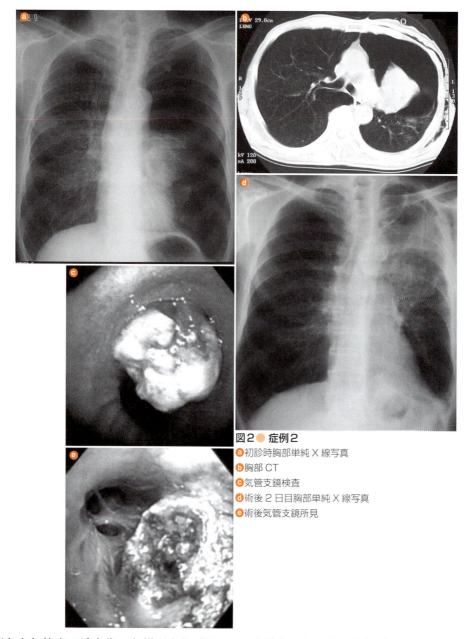

図2 症例2
a 初診時胸部単純X線写真
b 胸部CT
c 気管支鏡検査
d 術後2日目胸部単純X線写真
e 術後気管支鏡所見

および左主気管支の透亮像の欠損があり（図1b），胸部CTでは左主気管支に内腔を閉鎖するような腫瘤影を認めた（図1c）。腫瘤精査のために気管支鏡検査を行い，左主気管支内に表面平滑で弾性硬の腫瘤を認めた（図1d）。腫瘤はポリープ状でB^6入口部に基部があり，生検の結果，軟骨性過誤腫と診断された。腫瘍が有茎性であり，腫瘍より末梢にも気管支鏡挿入は可能であったため，気管支鏡下に高周波スネアを用いて腫瘍を切除し，その基部をYAGレーザーで焼灼した。気管支鏡下腫瘍摘出術による合併症は認めず，術後4年の現在，腫瘍および気胸ともに再発なく順調に経過している。術後の内視鏡写真を示す（図1e）。

●症例2

68歳男性。COPDによる慢性呼吸不全で通院中に突然の胸痛および呼吸困難を認め，胸部単純X線写真で左気胸を認めた（図2a）。ドレーン挿入後の胸部CTでは下葉の含気は認めるものの左上葉は完全に虚脱しており，葉間部に囊胞を認めた（図2b）。胸腔ドレナージを行うも，

虚脱の改善がないため手術を施行した．空気漏れを認めた下葉の肺嚢胞を切除後，water sealing testを行った際，上葉に含気を認めなかったため触診で確認したところ舌区に腫瘤を触知した．術中に行った気管支鏡検査で，左上下葉分岐部の上葉支側からポリープ状に突出する腫瘍を認めた（図2c）．術後2日目の胸部単純X線写真では，左肺門部付近に虚脱時には指摘できなかった腫瘍影が指摘され（図2d），術後5日目には気胸が再発した．腫瘍は生検で非小細胞低分化癌と診断された．この腫瘍によりチェックバルブ機構が働いて末梢の気道内圧が上昇し気胸が再発した可能性が考えられたが，多発遠隔転移を有する進行肺癌であったため姑息的治療としてYAGレーザーを用いた経気管支鏡的腫瘍摘出術を施行し，上区および舌区の開存を得ることができた（図2e）．腫瘍摘出術の翌日には，上葉の含気は改善し空気漏れも消失した．

おわりに

これまで述べたように気管気管支狭窄に伴う気胸は，中枢気道に狭窄が起こると吸気時に末梢肺に入った空気が呼気時に出にくくなり，チェックバルブ機構が働いて末梢にブラが発生し，破綻するためと考えられている．

一方，著明な気管狭窄（頸部）で気道を確保するため，気管切開を行った後に発生した気胸をわれわれは経験している．この症例では術前に気胸がないことを確認しており，気管切開手術の30分〜1時間の間に気胸が発生した．

この症例では気管切開後にドレーンを挿入したが胸腔内のエアが抜けた後はまったく空気漏れはなく，翌日ドレーンを抜去した．本症例ではブラの発生，破綻は考えにくい．原因としては，手術創から皮下や縦隔に空気が引き込まれ縦隔気腫の発症後に縦隔胸膜が破綻することにより生じた気胸が考えやすいが，気管狭窄を合併した症例ではあったものの通常の手技で気管切開術を終えたことを鑑みると，仮説の一つとしてではあるが，肺表面から空気漏れを引き起こして気胸が生じるなど胸膜損傷以外の機序で気胸が生じた可能性もあると考える．

気管気管支狭窄に伴う気胸に関してはほとんど報告がなく今後も症例を重ねることで発生の機序がより明らかになっていくと考えられた．

VI 特殊な気胸

1 月経随伴性気胸

儀賀 理暁　杉山 亜斗　中山 光男

はじめに

月経随伴性気胸（catamenial pneumothorax）は，子宮内膜症の亜型の一つと考えられる。

子宮内膜症は骨盤内子宮内膜症とそれ以外の子宮内膜症に分類されているが，子宮内膜組織が胸郭内に存在し，そのことが原因となって何らかの症状を呈する疾患が胸郭内子宮内膜症（thoracic endometriosis）である[1]。骨盤内子宮内膜症は成人女性の5〜15％に存在し[2]，さらに近年は増加傾向であることが指摘され[3]，同様に胸郭内子宮内膜症も増加傾向にある[1]。

胸郭内子宮内膜症には，catamenial pneumothorax, catamenial hemothorax, catamenial hemoptysis, lung nodules の4つの病態が含まれる[5]。このうち，月経随伴性気胸は胸郭内の子宮内膜症が原因となって発症する気胸であり，1958年にMaurerら[6]が報告，1972年にLillingtonら[7]が命名した。胸郭内子宮内膜症に含まれる4つの病態のうち，80％が月経随伴性気胸であると報告されている[5]。

臨床像

月経随伴性気胸は，月経開始後72時間以内に発症することが多いが，月経開始直前や月経周期の間に発症する場合もある。また，月経の度に毎回発症するわけではないが，多くは数回，まれに10回以上の再発を認めるケースがあった[5]。

Koromらによれば，月経随伴性気胸229例の平均年齢は34歳（15〜47歳），右側が91.7％，左側が4.8％，両側が3.5％である。そのうち79％に手術が行われ，その胸腔内所見は横隔膜子宮内膜症や欠損孔などの横隔膜病変が38.8％，臓側胸膜子宮内膜症が29.6％，ブラ（bulla）やブレブ（bleb）あるいは瘢痕病変などが23.1％，所見なしが8.5％であった[4]。

病　態

月経随伴性気胸の発症機序は，いまだに不明である。横隔膜子宮内膜症による空気腹腔由来説[6]，プロスタグランジンF2α説[8)9)]，肺胸膜子宮内膜症説[7]などが提唱されているが，確証には乏しく，それぞれ単独のあるいは複数因子の関与があるとされている[10]。

空気腹腔由来説は子宮，卵管を通じて腹腔内に流入した空気が，横隔膜子宮内膜の変化により生じる横隔膜欠損孔を通じて胸腔内に入るという考え方である。しかし，そもそも気胸発症前後で腹腔内に空気像を認めるという報告はなく，仮に多少の空気が腹腔内に存在していたとしても，気胸を発症させるほどの大量の空気が胸腔内に流入すると考えるのはやや無理があると言わざるを得ない。また，子宮摘出後の気胸の発症も報告されている。

プロスタグランジンF2α説は，脱落子宮内膜中で増殖して血中に移行したプロスタグランジンF2αが肺血管や気管支を攣縮させ，その結果肺胞組織が破壊されることによって気胸が発生するという考え方である。これは，胸腔内所見で気腫性囊胞を認めた症例や子宮内膜症を確認できなかった症例における気胸発症の機序を説明し得るものと思われる。

肺胸膜子宮内膜症説は，❶子宮内膜組織が横隔膜に生着，欠損孔の形成後に胸腔内に侵入し臓側胸膜に生着，これが月経に伴う変化を来して気胸の原因となる，❷血行性転移した末梢気道の子宮内膜の変化によりチェックバルブ機構が働き気胸が起こるという考え方である。

しかし，どの説も推定の域を超えておらず，

発生機序に関する新たな知見がまたれるところである。

圧倒的に右側発症が多い理由としては，腹水の流れが時計回りであるため子宮内膜組織が右横隔膜に生着しやすい[11]，右横隔膜下には円靱帯や片鎌状靱帯などが存在し解剖学的な構造上，子宮内膜組織が停滞し生着しやすい[1]といった理由が挙げられているが，これも確証はない。

診断

月経随伴性気胸では，通常の自然気胸と同様，胸痛，咳，呼吸困難などの症状を呈するが，肩甲骨周辺痛，頚部放散痛（diaphragmatic pain）などが認められる場合もある。症状の程度は比較的軽度から中等度であることが多く，重篤な症状を呈するケースは少数である[5]。

気胸の有無については，胸部単純X線写真，胸部CTで診断し得る。CTや，MRIの脂肪抑制T1強調画像によって，横隔膜の子宮内膜病変が描出される場合がある。

しかし，その気胸が月経随伴性気胸であるか否かは，月経開始時期との関連を検討して臨床的に診断せざるを得ない。**また，対象者の多くが出産可能な女性であることを鑑みると可及的に放射線被曝量を減ずる必要性があり，その意味でも病歴聴取や身体所見に重きをおいた臨床診断の重要性が高いといえよう。**

胸水中のCA125が高値であるという報告[12]があるが，あくまでも子宮内膜症の存在に関する補助的な診断基準であり，月経随伴性気胸そのものを診断し得る検査所見であるとはいい難い。

手術や審査胸腔鏡を施行した場合，黒[13]，茶，赤褐色の結節として子宮内膜を，あるいは横隔膜の小孔を確認し得ることがある。横隔膜以外の壁側胸膜に病変が確認されたという報告は非常に少ないが，後述のとおり，自験例では壁側胸膜にも小結節を確認することができた。

病理組織学的には，異型性のない子宮内膜腺上皮様の所見やヘモジデリンの沈着を確認し得る場合がある。

治療

月経随伴性気胸の治療法としては，外科的治療，ホルモン療法，胸膜癒着術，ドレナージ，保存的治療（経過観察）などが挙げられ，外科的治療とホルモン療法が二本柱である。外科的治療は，横隔膜に肉眼的小孔を認める場合は横隔膜病変の切除縫縮やメッシュによる補強が，胸膜・肺病変を認める場合は同部の切除が行われる。ホルモン療法は，偽閉経療法が行われている。

鏡視下手術の普及とともに外科的治療が広く行われるようになり，その診断的価値と有効性が多数報告されている。しかし，手術単独では再発も多く，その長期成績は明らかにされてない。責任病巣が横隔膜病変であっても胸膜・肺病変であっても完全切除が難しいこと，また術後に横隔膜小孔の再形成がみられることなどが，外科的治療単独での完全治療を困難にしている。

偽閉経療法は，GnRHアゴニスト，テストステロン誘導体であるダナゾール，中用量ピル（卵胞ホルモン＋黄体ホルモン）が用いられる。低用量ピルによる偽妊娠療法や卵巣機能の抑制といった治療法が選択される場合もある。子宮内膜症の症状改善率は約93％，気胸発症の抑制率は75％と報告されているが[14]，偽閉経療法は骨塩の減少，更年期様症状の出現などの副作用のため投与期間が限られており，投薬中止後に気胸が再発する例が多い。また，GnRHアゴニスト療法単独の有効率は63％だが，副作用の問題から3年以上継続できた症例は9％に過ぎないと報告[15]されており，時として気胸の再発を容認せざるを得ない場合もある。近年，子宮内膜症に対して開発された，プロゲステロン受容体に対する選択性の高い第4世代の経口プロゲスチンが用いられるようになった。この薬剤は，卵巣機能抑制作用と子宮内膜症細胞に対する直接増殖抑制作用を示し，長期投与が可能である。したがって今後，月経随伴性気胸に

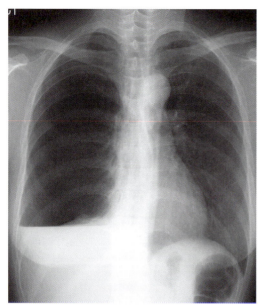

図1 ● 胸部単純X線写真

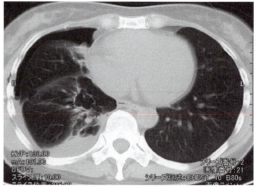

図2 ● 胸部CT

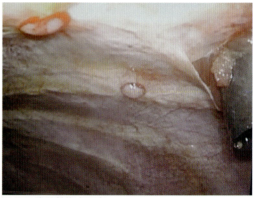

図3 ● 胸腔鏡術中写真

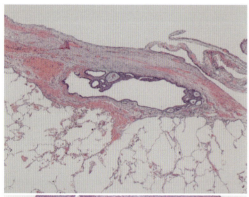

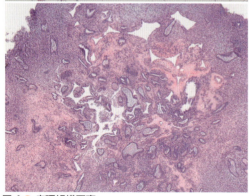

図4 ● 病理組織写真

対するホルモン治療の主軸となり得る可能性がある。

　胸膜癒着術は一時的には有効であるが再発率も高く，あくまでも補助治療として位置付けられている。

　以上のように月経随伴性気胸は難治性であり，外科的治療，ホルモン療法，胸膜癒着術を組み合わせた集学的治療が必要である。

　しかし，診断の項目でも述べたように，対象者の多くが出産可能な女性であることを鑑みると，放射線被曝，薬剤投与，身体的・精神的侵襲の大きさに細心の注意を払う必要がある。したがって，本人の希望，症状，社会・生活環境，肺の虚脱の程度，再発回数などのさまざまな条件を十分に検討し，状況によっては，できるだけ検査や治療を控えて慎重に経過観察を継続するという姿勢が望ましい場合もあると考える。

症例提示

症例：44歳，女性。
主訴：咳，臥床時の呼吸困難。
既往歴：26歳，肺炎。数年前より，子宮内膜症で通院中。
喫煙歴：なし。
現病歴：咳と臥床時の呼吸困難で近医を受診。胸部単純X線写真で右気胸を認め，当科を紹介

受診。緊急入院のうえで胸腔ドレナージを施行し，4日後に退院。3カ月後に右気胸の再発を認め，再入院となった。

胸部単純X線写真所見：右肺の虚脱，鏡面形成を認める（図1）。

胸部CT所見：右気胸と胸腔内容液の貯留を認める。胸膜や横隔膜に特記すべき異常所見はない（図2）。

術中所見：全身麻酔下に胸腔鏡手術を施行。胸腔鏡を挿入して観察すると，壁側胸膜，肺表面，横隔膜上に赤褐色調の小隆起病変を多数認めた（図3）。Water sealing testで空気漏れは明らかではなかった。下葉に肺囊胞を認めた。壁側および臓側胸膜の小隆起病変の生検，肺囊胞切除，polyglycolic acid sheetを用いた横隔膜被覆を施行した。

病理組織学的所見：子宮内膜様間質と内腔に分泌物を伴う腺管構造を含む，内膜腺上皮様所見を認めた。（図4）

術後経過：手術施行から約2カ月後の月経時に再度右肺の虚脱を認めた。婦人科でホルモン療法が開始され，ジェノゲストの長期投与で約2年間再発なく経過中である。

[文献]

★ 1) 栗原正利．胸郭内子宮内膜症．別冊・医学のあゆみ 呼吸器疾患：state of arts 2003-2005. 東京：医歯薬出版，2003：723-6.
 2) Olive DL, Schwartz LB. Endometriosis. N Engl J Med 1993 ; 328 : 1759-69.
 3) 岩部富夫，原田 省，寺川直樹．不妊の原因と検査：子宮内膜症．臨産婦 2000；54：532-5.
★ 4) Korom S, Canyurt H, Missbach A, et al. Catamenial pneumothorax revisited : Clinical approach and systematic review of the literature. J Thorac Cadiovasc Surg 2004 ; 128 : 502-8.
★ 5) Alifano M, Trisolini R, Cancellieri A, et al. Thoracic endometriosis : current knowledge. Ann Thorac Surg 2006 ; 81 : 761-9.
 6) Maurer ER, Schaal JA, Mendez FL Jr., et al. Chronic recurring spontaneous pneumothorax due to endometriosis of the diaphragma. JAMA 1958 ; 168 : 2013-4.
 7) Lillington GA, Mitchell SP, Wood GA, et al. Catamenial pneumothorax. JAMA 1972 ; 219 : 1328-32.
 8) Rossi NP, Goplerud CP. Recurrent catamenial pneumothorax. Arch Surg 1974 ; 109 : 173-6.
 9) Fonseca P. Catamenial pneumothorax : a multifactoral etiology. JTCS 1998 ; 116 : 872-3.
 10) 中井玲子，吉村雅裕，宮本良文，ほか．異なる機序により再発を繰り返した月経随伴性気胸の一例．日呼外会誌 2001；15：515-20.
 11) Suginami H. A reappraisal of the coelomic metaplasia theory by reviewing endometriosis occurring in unusual sites and instances. Am J Obstet Gynecol 1991 ; 165 : 214-8.
 12) 内藤龍男，中村慎吾，末次 勧，ほか．胸水中CA125が高値を示した月経随伴性気胸の1例．日胸 1995；54：1016-9.
 13) Yamazaki S, Ogawa J, Koide S, et al. Catamenial pneumothorax associated with endometriosis of the diaphragm. Chest 1980 ; 77 : 107-9.
 14) Shiraish T. Catamenial pneumothorax : report of a case and review of the Japanese and non -Japanese literature. Thorac Cardiovasc Surg 1991 ; 39 : 304-7.
 15) 伴場次郎，正木幹雄，松下 央，ほか．月経随伴性気胸に対する治療法の検討．日胸 1983；42：571-7.

VI 特殊な気胸

2 高齢者気胸

深澤 基児　武士 昭彦

■ はじめに

　高齢者の気胸は若年者と全身状態や肺の状態など背景が著しく異なり重篤になりやすく，時にはそのまま消耗してさまざまな合併症を併発し呼吸不全や死に至ることもある。そのような「治療に難渋」する，「重篤」になる可能性がある高齢者気胸に対して，十分な理解と適切な対応ができるようにしておくことが臨床医として重要である。

■ 高齢者気胸

　「気胸・嚢胞性肺疾患規約・用語・ガイドライン」には高齢者気胸の用語はなく，年齢の定義も明確ではないが，明らかに若年性の自然気胸とは異なる病態である。気胸は原因によって原発性と続発性に分類されるが，高齢者の気胸は，加齢や喫煙による肺自体の気腫性変化や他疾患合併症例が多く，続発性気胸に分類されると考える。また，若年者よりも他疾患合併例も多く，リスクが高いために若年者と同様の手術が困難なことも考えられる。本項では75歳以上の症例を対象とした。

■ 自験例

　当院では気胸患者を外科内科ともに診療しており，治療に難渋する症例に関して外科に紹介となるため，胸腔ドレナージのみで改善する症例は内科で完結するため明確な症例数は把握できない。そのため，本項に提示する症例は，胸腔ドレナージだけでは改善せず空気漏れが10日以上持続するものを対象とした。

　高齢者にとって闇雲に胸腔ドレナージを長引かせることは，せん妄の出現や認知症の増悪なども引き起こし，長期入院による消耗で生命の危険性も出てくる。当院では10日以上の空気漏れがある高齢者気胸に関しては可能な限り積極的に追加処置をすることとしている。今回1998〜2010年までの当院で経験した高齢者気胸の症例を提示する。

● 手術

　1998〜2010年までに当院で経験した気胸手術症例は313例で，75歳以上の高齢者手術症例は26例（8.3％）であった。男性24例・女性2例で，75〜90歳（平均79.1±3.9歳），ブリンクマン指数800以上の重喫煙者は18例（69.2％）であった。全身麻酔下で24例に手術を行い，2例に局所麻酔下胸腔鏡手術を施行した。21例は胸腔鏡でアプローチしたが，うち5例（23.8％）は開胸手術へ移行した。手術は肺部分切除，胸膜縫縮に加え，フィブリン糊塗布や吸収性のポリグリコール酸（polyglycolic acid：PGA）シート被覆を追加する症例が多かった。1例は責任病変の同定が不可能で，滅菌精製タルク散布のみを施行した。3例に術後7日以降に気漏を認め，2例に癒着療法を追加した。1例は術後6カ月で再発を認めた。また1例が術後急性呼吸窮迫症候群を発症し死亡した。23例（88.5％）が退院帰宅でき，2例が長期療養型施設へ転院可能だった（表1）。

● 胸膜癒着術

　29例に癒着療法を施行した（表2）。癒着剤はOK-432（5〜10 KE）またアスベストフリーのタルク末（2.5 g）を生食100〜200 mlに混入して留置されている胸腔ドレーンより注入した。ベッドサイドで行え，患者背景，術後発熱，合併症，術後在院日数，自宅退院例などを表2に示す。5例（17.2％）が無効で4例に同術式

表1● 手術患者26人の背景および手術成績

年齢	75〜90歳（79.1±3.9歳）			
性別	男性 24人	女性 2人		
既往症	COPD 8例	高血圧 15例	虚血性心疾患 6例	
	心房細動 3例	肺癌 1例	慢性関節リウマチ 1例	
麻酔	全身麻酔 24例	局所麻酔 2例		
アプローチ	胸腔鏡 21例	開胸 5例		
術式	PR 2例	PR＋F 4例	L＋F 4例	PR＋F＋S 7例
	L＋F＋S 4例	L＋F＋T 4例	T 1例	
術後空気漏れ	3例（2例に癒着療法追加）			
術後在院日数	9〜148日（23.1±21.1日）			
合併症	急性呼吸窮迫症候群 1例	肺炎 1例		
再発	1例			
予後	退院帰宅 23例	長期療養施設転院 2例　死亡 1例		

PR：肺部分切除，L：囊胞結紮，F：フィブリン糊塗布，S：PGAシート貼付，T：タルク末散布

表2● 胸膜癒着術患者29人の背景および成績

年齢	75〜90歳（79.0±4.8歳）		
性別	男性 25人	女性 4人	
癒着剤	OK-432 13例	タルク 16例	
術後在院日数	2〜34日（12.2±7.8日）		
術後発熱	21例（10例は38°以上の発熱）		
合併症	肺炎 2人	膿胸 1人	間質性肺炎 1人
術後空気漏れ	5例（4例に複数回施行）		
再発	4例		
予後	退院帰宅 26例	在院死亡 3例	

を複数回施行した。再発は4（13.8％）例にみられた。

● 気管支充填術

5例に対し，気管支鏡下に気管支充填術を施行した。当院ではPGAシートを俵状に形成作成した充填材およびフィブリン糊を使用している。5例とも低肺機能患者で全身麻酔がかけられないようなリスクの高い症例であった。3例は単回で術直後より空気漏れが消失したが，1例に2回充填術を要した。1例は複数回同術式を施行しても無効であった。大きな合併症なく空気漏れは消失した。

■ 治　療

本来，臓側胸膜の破綻から発症する自然気胸の病態を考えると，臓側胸膜の処置を基本とすべきで，自然気胸の胸腔鏡下手術は当を得ていると考えられる。しかし術後気胸再発率は，従来行われていた開胸での肺縫縮術では1〜3％[1]と低い頻度であったが，胸腔鏡手術が導入されてから決して低くない再発率が報告されている[2]。そのため，単に肺囊胞を切除，結紮縫縮するだけではなく，多くの処置を追加することで再発を抑える努力をしている[3]が，現在でも課題が残されている。

さらに前述のように高齢者の気胸症例は肺気腫やさまざまな他疾患合併を認め，単に臓側胸膜の処置のみでは空気漏れを消失させられないだけではなく，再発のリスクも高くなってくる。再発を繰り返すことで患者の生活の質（quality of life：QOL）が損なわれ，高齢者では特に日常生活動作（activities of daily living：ADL）が低下し，自宅退院が困難になるケースも多い。このように高齢者気胸では標準治療というものはなく，全身状態や病状に合わせた治療を行う

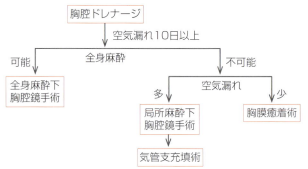

図1● 高齢者気胸治療のフローチャート

必要がある。

　以上を考慮し，当院における高齢者気胸の治療方針を図1に示す。空気漏れが10日以上持続し，空気漏れ消失の目処が立たない症例に対しては全身麻酔が可能であれば積極的に手術を選択している。まん然と胸腔ドレーン留置期間が長くなるとそれだけ体力，精神力とも消耗し，リハビリも満足にできない状態が続き，performance status（PS）は確実に低下する。可能な限り術前後のPS低下を防ぐためにも，手術適応の正しい判断を必要とする。

　さらに高齢者は前述のとおり肺気腫が高度であったり陳旧性の胸膜炎の既往で癒着が目立つことが多く，本来低侵襲手術として胸腔鏡下手術を選択しても，癒着剥離に伴う出血や副損傷が目立ち手術時間が長くなるとかえって過大侵襲となる。困難症例に対し開胸移行することを躊躇することは避けたい。また低肺機能患者や全身麻酔がかけられないようなリスクの高い症例に対しては，硬膜外麻酔や局所麻酔下に胸腔鏡手術を行う報告[4]も数多く認めるが，やはり手術中の患者のストレスは相当なものであり，全身管理を含め全身麻酔が発達した現在ではむしろ低侵襲なこともあり，慎重に適応を決めるべきと考える。

　一方保存的治療として胸膜癒着術が広く普及している。癒着材としては，OK-432[5]，タルク末[6]のほか，テトラサイクリン系抗菌薬[7]，抗癌性抗菌薬のブレオマイシン[8]，フィブリン糊[9]が使用されている。ベッドサイドで行えること，全身麻酔を必要としないことより，低肺機能患者や合併症が多いリスクの高い症例に対して行われるが，胸膜炎による発熱胸痛を伴い，かえって術前より状態を増悪させることもある。また，癒着術で臓側胸膜だけではなく壁側胸膜にも処置を加えることは，本来臓側胸膜の破綻から生じる気胸の病態を考えるとリーズナブルではない。癒着療法によって確実に呼吸機能は低下することを念頭に行わなければならない。さらに空気漏れが著明である場合は，胸膜瘻孔を通じての癒着剤の肺内吸引による化学的肺臓炎を起こす[10]こととなり，致命的になる可能性がある。

　当院でも癒着療法の適応は，肺の拡張が良好で，呼気時のみに認めるある程度軽度な空気漏れに対し行っている。また，保存療法として近年気管支充填術が行われるようになってきた[11]。充填剤としてはシリコン性のEndobronchial Watanabe Spigot（EWS®）[12]やフィブリン糊，金属コイルなどが使用されている。特にEWS®は高価であり，入手に時間がかかるなどの問題があったが，2013年7月1日現在，保険適用となった。やはり癒着療法と同様に，低肺機能であるリスクの高い症例に適応があるが，複数回処置が必要なこともあり，今後の課題でもある。

■ **症例提示**

　76歳，男性。呼吸困難を主訴に来院した。重喫煙者で，以前に2度右気胸を発症し，ドレナージおよびタルク注入による胸膜癒着療法を施行された。入院時SpO_2 90 Torr前後と酸素化

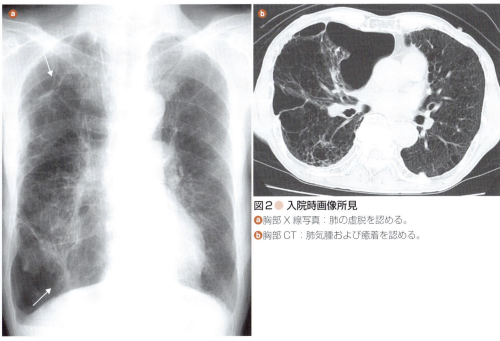

図2 入院時画像所見
ⓐ 胸部X線写真：肺の虚脱を認める。
ⓑ 胸部CT：肺気腫および癒着を認める。

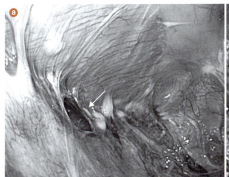
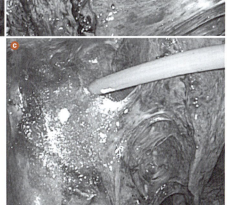

図3 術中所見
ⓐ 高度癒着の中に気瘻部（→）を認める。
ⓑ 周囲の癒着を剥離し結紮縫縮。
ⓒ PGAシートおよびフィブリン糊を被覆。

が低下していた．胸部X線写真（**図2a**）およびCT（**図2b**）を撮影したところ，右気胸の再発の診断となった．胸腔ドレーンを留置すると吸気呼気時ともに空気漏れが目立ったが，ドレナージ後の酸素化は改善し，酸素投与なしで$SpO_2 > 95$ Torrと保たれていたため，今回手術となった．手術は全身麻酔で胸腔鏡下に行った．気腫性変化に加え，癒着療法による癒着も高度であった．最低限癒着剥離を行い，気瘻部を同定し同部を結紮縫縮した後，PGAシートおよびフィブリン糊を被覆した（**図3**）．術後経過良好で12病日で退院した．

■ おわりに

　高齢者気胸は，時に重篤で病悩期間が遷延することが多い。基本的な治療は胸腔ドレナージであるが空気漏れが持続する場合，全身状態を考慮し，手術や胸膜癒着術，気管支充填術などを選択すべきである。

［文献］

1) 西村　理．自然気胸の再発．大畑正昭，編．自然気胸最近の治療法．東京：克誠堂出版，2001：49-54.
2) 野田雅史，磯上勝彦，小林俊介．若年者自然気胸の術中診断に基づいた術式についての検討：切除断端再発の観点から．日呼外会誌 2003；17：474-9.
3) Muramathu T, Nishi T, Ishimoto S, et al. Preventing recurrence of spontaneous pneumothrax after thoracoscopic surgery: a review of recent results. Surg Today 2010；40：696-9.
★ 4) 鷲尾一浩，安藤陽夫，永広　格，ほか．高齢者難治性気胸に対する胸腔鏡下手術についての検討．気胸 1998；1：115.
5) 山崎　東．胸膜癒着に関する実験的研究．東京慈恵医大誌 1984；99：673.
★ 6) Daniel TM, Tribble CG, Rodgers BM. Thoracoscopy and talc poudrage for pneumothoraces and effusions. Ann Thorac Surg 1990；50：186-9.
7) Hurewitz AN, Wu CL, Mancuso P, et al. Tetracycline an doxycycline inhibit pleural fluid metalloproteinases: a possible mechanism for chemical pleurodesis. Chest 1993；103：1113-7.
8) Hnatiuk OW, Dallard TA, Oster CN. Bleomycin sclerotherapy for bilateral pneumothoraces in patient with AIDS. Ann Intern Med 1990；113：988-90.
9) 山口　豊．自然気胸および術後空気漏に対するフィブリン糊による治療成績．日胸 1993；52：577-83.
10) 門倉光隆，野中　誠，山本　滋，ほか．胸膜癒着剤注入後に発生した肺炎の2例．日胸 1992；51：677-81.
11) 小室康男，斉藤陽久．難治性気胸に対する気管支充填術．気管支学 1987；8：701-9.
★12) 渡辺洋一，松尾圭祐，玉置明彦，ほか．難治性気胸，気管支瘻に対するEWS（Endobronchial Watanabe Spigot）を用いた気管支充填術の有用性．気管支学 2001；23：510-5.

VI 特殊な気胸
3 術後再発

橋詰 寿律

■はじめに

この項目では気胸手術後の再発に対する現状について述べる。

初回の気胸に対する治療の方法には 安静，脱気，胸腔ドレナージなどの保存的治療と手術療法がある[1]。その治療方針の選択については施設間で多少の差異はあるものと考えられる。また外科療法においては本邦では1994年，胸腔鏡下手術が保険適用となって以来広く行われるようになり，標準術式となっている。日本胸部外科学会の2010年のannual reportによると，気胸手術13,840例中12,673例（91.6％）が胸腔鏡下で行われている[2]。ただし肺と胸膜の間の癒着が広範な場合や低肺機能などのため分離肺換気が困難な場合は，従来の腋窩開胸や標準開胸の選択が必要となり得るのが現状である。このように気胸に対する胸腔鏡下手術は標準術式となったが，その再発率が10～20％と従来の開胸手術での再発率5％程度に比べて高いことも問題とされており，4倍の再発率であったとのメタアナリシスの報告もみられる[3]。

■手術後の再発に対する治療法

そこで気胸手術後再発症例の治療法についてであるが，エビデンスに基づいた定まったガイドラインは現時点ではないが，多くは再発時も初回気胸と同様な治療方針で治療しているものと考えられる。すなわち，気胸手術後の再発時にも安静，脱気，胸腔ドレナージなどの保存的治療法と手術療法がある。その治療法の選択についても一般的に気胸が軽度であれば，外来で安静のみで経過観察し，中等度以上であれば脱気または胸腔ドレナージを必要とし，気胸の再発を繰り返している場合や空気漏れが持続している場合，または肺囊胞が明らかに確認されるような場合は外科療法が選択される。また外科療法のアプローチは初回気胸と同様に原則として胸腔鏡下手術が選択される。

ただし癒着が広範に存在する場合や，低肺機能などの理由で分離肺換気が困難な場合は開胸手術の選択を余儀なくされることも初回治療と同様であるが，術後再発気胸の場合には，癒着が広範となる頻度およびその程度が初回より高くなることが多く，このため開胸手術ないし胸腔鏡下手術であっても小開胸の併用を必要とする頻度が初回手術より高いものと考えられる。

再発の原因は種々であるが，最も多いのがブラ切除断端近傍のブラの新生であり，その他はブラ切除断端とは無関係な部位でのブラの新生，初回手術時のブラの発見の見落としである。このため最近では多くの施設で気胸手術に再発予防のためブラの単純切除のみでなく，吸収性ポリグリコール酸（polyglycolic acid：PGA）シート（Neoveil®），再生酸化セルロース（oxidized regenerated cellulose：ORC）シート（Surgicel®），バイクリルメッシュ（Vicryl® Mesh）などの補強材を使用し臓側胸膜を肥厚させ，気胸の再発予防の目的で使用している。これは初回手術においても再発手術においても同様である。

その効果については，胸腔鏡下に囊胞を切除するのみでは再発率が従来10～20％と報告されていたが，上記のような胸膜補強材を併用することにより再発率が5％以下にまで減少させることができたとの報告もみられる[4～6]。すなわち胸膜補強材を使用することにより，胸腔鏡下手術であっても従来の開胸手術とほぼ同等程度に再発率を低下させることができるものと考える。再発症例の検討で，前原ら[7]は補強材を使用した310例の気胸手術症例のうち11例

（3.5％）に再発を認め，そのうち保存的治療1回のみで治癒したものが7例（63.6％），2回保存的治療を行った症例が2例（18.2％），すなわち11例中9例（81.8％）は保存的治療のみで治癒しており，最終的に胸腔鏡下手術を施行した症例は2例（18.2％）のみであり，再発気胸に対する保存的治療も初回気胸と同様に有意義であると述べている。

術後再発の気胸に対しては，初回気胸と同様に保存的治療を試み，外科療法の選択についても初回気胸と同様な方針でよいものと考える。

■症例提示

症例は18歳，男性。左自然気胸に対して胸腔鏡下肺嚢胞切除術を施行。胸膜補強材を使用する以前の症例であり1年後に気胸が再発した。胸腔鏡で観察すると初回手術時の肺嚢胞切除断端部のステイプルライン上に空気漏れを伴った新生ブラを確認した（図）。本症例において初回手術時に胸膜補強材を使用しておけば気胸の再発は免れた可能性があるものと思われた。

■胸膜補強材について

胸膜補強材の有用性については先述したとおりであるが，その補強材の選択については各施設での判断によるものと思われる。PGAシートは術後の慢性炎症を惹起したり胸壁との強固な癒着が起こり再手術を困難にするとの報告もあるが，気胸の再発を起こしても完全虚脱が少なく軽度・中等度の気胸が多く外来治療が可能であったとの報告もみられる[7]。術後の胸壁との癒着を回避するために癒着の少ない再生酸化セルロースを用いている施設もみられる。どの補強材が最も優れているかを証明したデータはなくいずれも経験的なものと考えられる。われわれはPGAシートの方が気胸の再発予防にはより確実であると考え使用しているが，術後の胸壁との癒着も考慮し必要な部位にのみ小範囲に使用するよう努めている。

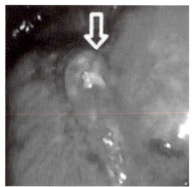

図● ステイプルライン上の新生ブラ

■癒着療法について

タルク，テトラサイクリン系薬剤，OK-432，自己血，またはフィブリン糊などを胸腔内に注入して，壁側胸膜と肺とを癒着させることで効果を得ているという報告もみられるが[6)8)]，❶癒着することにより呼吸機能が多少なりとも損失すること，❷気胸が再発しても初回と同様に胸腔鏡下手術ができるのにその可能性を損なうこと，❸将来，肺癌など，ほかの肺疾患が発生した際に外科治療の障害になり得ること，❹壁側胸膜と肺を癒着させた後の術後出血の報告があることなどにより再発予防のために広範な癒着を起こさせることは，ほかの方法が選択できないときのみに限定すべきであり，慎重であらねばならないと考える。これは初回の気胸でも術後再発気胸にも同様にあてはまることと考える。

■おわりに

気胸手術後の再発気胸に対しても，初回気胸時と同様に保存的治療も有効であり，また外科療法を選択する際には胸腔鏡下治療が標準術式である。ただし再手術のため壁側胸膜と肺との癒着などのため，小開胸が併用されることは初回手術より頻度が高くなるものと考える。

初回治療でも気胸術後の手術であっても，嚢胞切除のみでなく胸膜補強材の使用など何らかの再発の予防策を加えることは有効と考える。

[文献]

1) 日本気胸・嚢胞性肺疾患学会, 編. 気胸・嚢胞性肺疾患規約・用語・ガイドライン, 2009年版. 東京：金原出版, 2009.
2) Kuwano H, Amano J, Yokomise H. Thoracic and cardiovascular surgery in Japan during 2010. Annual report by The Japanese Association for Thoracic Surgery. Gen Thorac Cardiovasc Surg 2012；60：680-708.
3) Barker A, MaratosEC, Edmonds L, et al. Recurrence rates of video-assisted thoracoscopic versus open surgery in the prevention of recurrent pneumothoraces：a systematic review of randomized and non-randomized trials. Lancet 2007；370：329-35.
★ 4) Sakamoto K, Takei H, Nishii T, et al. Staple line coverage with absorbable mesh after thoracoscopic bullectomy for spontaneous pneumothorax. Surg Endosc 2004；18：478-81.
★ 5) Nakanishi K. An apical symphysial technique using a wide absorbable mesh placed on the apex for primary spontaneous pneumothorax. Surg Endosc 2009；23：2515-21.
6) Muramatsu T, Nishii T, Takeshita S, et al. Preventing recurrence of spontaneous pneumothorax after thoracoscopic surgery：a review of recent results. Surg Today 2010；40：696-9.
★ 7) 前原孝光, 高橋　航, 伊坂哲哉. 原発性自然気胸における胸膜補強後の術後再発に対する治療方針とその治療成績. 日気嚢疾会誌 2013；13：2-6.
8) Dubois L, Malthaner RA. Video-assisted thoracoscopic bullectomy and talc poudrage for spontaneous pneumothoraces：effect on short-term lung function. J Thorac Cardiovasc Surg 2010；140：1272-5.

VI 特殊な気胸

4 難治性気胸

泉 陽太郎　中山 光男

はじめに

難治性気胸とはどのような病態をさすのか。気胸・囊胞性肺疾患学会ガイドライン2009年版[1]あるいはBritish Thoracic Society[2]やAmerican College of Chest Physicians[3]の指針にも難治性気胸ははっきりとは定義されていない。一方栗原は難治性気胸を以下の3つに分類している[4]。

❶気胸治療後の再発を繰り返してしまう難治性気胸。

この分類は続発性自然気胸に多く，慢性閉塞性肺疾患（chronic obstructive pulmonary disease：COPD），リンパ脈管筋腫症（lymphangioleiomyomatosis：LAM），バート・ホッグ・デュベ（Birt-Hogg-Dubé：BHD）症候群，月経随伴性気胸などが含まれるとされる。また若年者の原発性自然気胸のなかにも繰り返し気胸になる症例があり，このような病態については切離部周辺に早期にブラが新たに出現する可能性，いわゆるブラ新生が示唆されている。最近は自然気胸の手術の大部分は胸腔鏡下に行われている。開胸手術に比べ約4倍の再発率があると報告されているが[2,5〜7]，再発率をエンドポイントとした臨床試験はまだ少ないため何ともいえない部分もある。当施設では自然気胸に対して基本的には胸腔鏡下に肺部分切除を行い，再発が懸念されるような症例では吸収性ポリグリコール酸（polyglycolic acid：PGA）シートにより切除部位を中心に被覆を行っている。酸化セルロース膜のほうが壁側胸膜と癒着せず，かつ臓側胸膜を補強する効果が高いとする報告もある[4]。

❷空気漏れが遷延する難治性気胸

間質性肺炎（interstitial pneumonia：IP），COPDなどでは空気漏れが遷延する症例が多い。肺切除後の空気漏れの頻度も高く，手術以外の治療法が必要となる可能性が高いとされる。またCOPDに合併した気胸では壁側胸膜を7〜8mm大に一部剝離してプレジェットとして用いるような工夫も考えられる。

❸肺以外の合併症のために手術などが困難な難治性気胸

低肺機能やほかの併存疾患のために手術を含めた治療ができない，あるいは行いにくい場合がここに含まれるとされる。また，空気漏れが遷延しているような症例では，感染の兆候がみられる場合がある。このような症例ではただちに手術をするのではなく，抗菌薬の投与や可能であれば胸腔洗浄などを行って2，3週間様子をみていると空気漏れが止まる場合もある。

このように難治性気胸という概念はかなりの広がりをもっており，必ずしも明確ではない。難治性とは結果論的な部分もあり，何をもって難治性なのかを考え出すとよくわからなくなるが，一方で実臨床においてはなかなか治らない，あるいは治療方法が立案しにくい，いわゆるやっかいな気胸は実感として存在する。本項ではわれわれが経験した癌性胸膜炎合併気胸症例を例示しながら，難治性気胸の治療方法を中心に概説を試みたい。

症例提示

症例は60歳代，男性。息切れを主訴に近医を受診。胸部単純X線写真で右側胸水を指摘され当科へ紹介となった（**図1a**）。胸水細胞診でclass V，扁平上皮癌を疑い，胸壁にも腫瘍があり針生検で扁平上皮癌と診断された。右肺上葉に原発巣と思われる病変があり，悪性胸水を伴う肺癌と診断された（**図1b**）。胸水は被包化されている印象もあり，ドレーン挿入は行わな

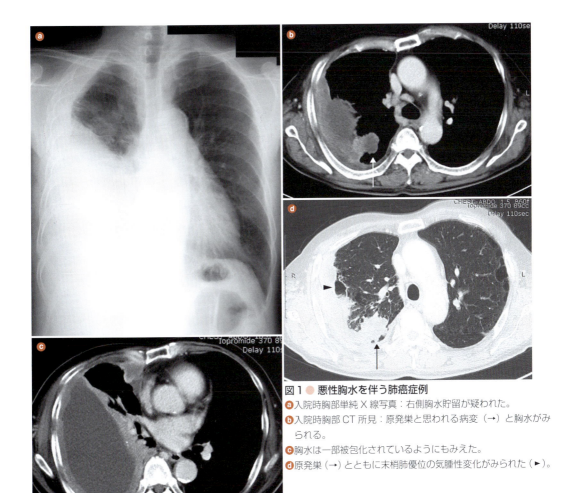

図1 ● 悪性胸水を伴う肺癌症例
a 入院時胸部単純X線写真：右側胸水貯留が疑われた。
b 入院時胸部CT所見：原発巣と思われる病変（→）と胸水がみられる。
c 胸水は一部被包化されているようにもみえた。
d 原発巣（→）とともに末梢肺優位の気腫性変化がみられた（▶）。

かった（図1c）。なお末梢肺優位の気腫性変化がみられた（図1d）。

まずは抗癌薬治療が行われたが，その後も胸水の減少はみられず，呼吸困難の改善も得られないため胸腔ドレーンを挿入した。胸水は排出されたが，肺の拡張はほとんどみられなかった。胸腔ドレーン挿入後2日目から空気漏れが出現したため，頭側かつ腹側にドレーンをもう1本追加した（図2）。空気漏れの程度は陰圧はかかるが咳や会話によって空気漏れがみられるという程度であった。肺癌の原発巣は臓側胸膜に接しており，空気漏れの原因となっている可能性があった。またその他の末梢肺には気腫性変化もみられ，こちらが原因かもしれなかった。胸部CTを再度撮影したところ，原発巣と思われる病変は空洞化していた。抗癌薬投与による

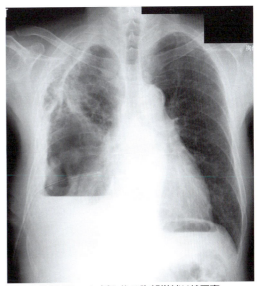

図2 ● 胸腔ドレーン挿入後の胸部単純X線写真

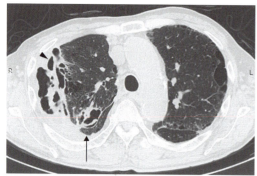

図3● 気瘻部位のCT所見
空気漏れの原因としては，空洞化した原発巣（→）かまたはその近傍の気腫性変部位（▶）が最も疑われた。

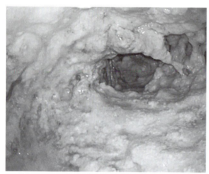

図4● 局所麻酔下に胸腔内を観察
いわゆる鍾乳洞様の所見であり，気瘻部位は明らかではなかった。画面奥が肺尖部。

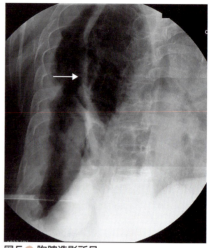

図5● 胸腔造影所見
若干の泡が観察され（→），空洞化した原発巣あるいはその少し頭側にあるブラ（いずれも右上葉）のどちらかが空気漏れの原因と考えられた。ちょうど頭側ドレーン先端が位置している領域であった。

影響が考えられた。CTによる再確認で空気漏れの原因としては，空洞化した原発巣かまたはその近傍の気腫性変化部位が最も疑われた（**図3**）。

胸腔ドレーン挿入後7日間経過観察したが，空気漏れの減少はみられなかったため治療を行うこととした。全身状態を考慮し，なるべく侵襲が少ない方法から試みることとした。まずはOK-432，10 KEを生食100 mlに溶解し頭側の胸腔ドレーンから投与した。約2時間ドレーンはクランプし，この間約20分おきに体位変換を行い，その後ドレーンは開放した。空気漏れの程度は変わらず，5日あけて再度投与を行った。空気漏れは継続したため，その8日後に局所麻酔下に胸腔鏡観察を行った。気瘻部位の確認，および気瘻部位周辺の状況によっては縫合，フィブリン糊投与などを想定して行った。臓側および壁側胸膜は播種巣と思われる白色の脆弱な組織に覆われており，いわゆる鍾乳洞様の所見であった（**図4**）。その一部を除去しながら観察を行ったが，気瘻部位は特定できなかった。胸腔鏡下に右胸腔内全体にフィブリン糊を散布して終了した。

気瘻部位確認のもう一つの方法として，その翌日胸腔造影検査を施行した。呼吸に伴い若干の泡が観察され，空洞化した原発巣あるいはその少し頭側にある気腫性変化部位（いずれも右上葉）のどちらかが空気漏れの原因と考えられた（**図5**）。ちょうど頭側のドレーン先端が位置している領域であったため，その翌日に頭側胸腔ドレーンからOK-432と自己血を投与した。

依然空気漏れは治まらず，その1週間後に気管支鏡による気管支塞栓術を施行した。まず各区域支をバルーンで閉塞し空気漏れの変化を観察した。右B^2が関与する可能性が考えられたため閉塞を試みた。長さ約1 cmのシガレット状に巻いたPGAシートを作成し，それを生検鉗子を用いて複数個各区域支に挿入した。その後内視鏡用散布チューブを用いてフィブリン糊を散布した（**図6**）。

空気漏れは一過性に消失したが，翌日には再び出現した。さらに翌週の観察ではB^2の可視範囲に塞栓はみられなかった。右上葉支全体を

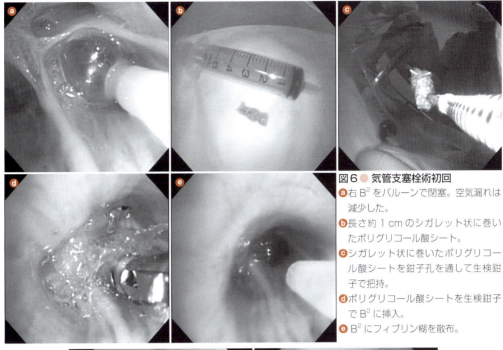

図6● 気管支塞栓術初回
ⓐ 右 B^2 をバルーンで閉塞。空気漏れは減少した。
ⓑ 長さ約1cmのシガレット状に巻いたポリグリコール酸シート。
ⓒ シガレット状に巻いたポリグリコール酸シートを鉗子孔を通して生検鉗子で把持。
ⓓ ポリグリコール酸シートを生検鉗子で B^2 に挿入。
ⓔ B^2 にフィブリン糊を散布。

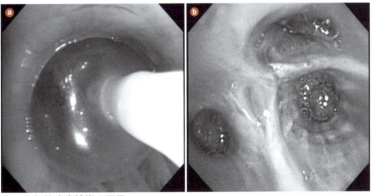

図7● 気管支塞栓術2回目
ⓐ 右上葉支をバルーンで閉塞。空気漏れは著明に減弱した。
ⓑ ポリグリコール酸シートを生検鉗子で上葉支全体に詰め、フィブリン糊を散布。

バルーンで閉塞すると空気漏れが完全に消失するため今度は前回と同じ方法で B^1, B^2, B^3 をすべて閉塞した（**図7**）。処置後空気漏れは著明に減弱した。

また、血清中のXⅢ因子が低値67%であったため、翌日よりXⅢ因子の投与を5日間行った。その2週間後に空気漏れは停止し、ドレーンを抜去、退院となった（**図8**）。その1カ月後に癌死するまで気胸はみられなかった。進行肺癌症例でもあり、ドレーンを抜去し何とか退院できたことは幸運であった。

■考　察

本例では胸腔鏡による観察ならびに胸腔造影が行われたが、空気漏れの原因ならびに部位は結局明確には特定できなかった。また治療としては胸腔ドレナージ、複数の方法による胸膜癒着術、気管支塞栓術、XⅢ因子投与が行われた。胸膜癒着術に関しては気胸・嚢胞性肺疾患学会ガイドラインに記載されている方法を用いた。テトラサイクリン系抗菌薬やOK-432の報告は多く有効性は高いとされる[5)8)~11)]。また自己血投与の有効性も報告されている[12)13)]。しかし、

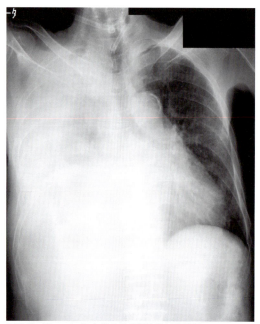

図8● ドレーン抜去後の胸部単純X線写真

いずれも海外では必ずしも多く行われていない方法である．逆に海外で使用頻度の高いタルクは本邦では現在あまり普及していないが，今後本邦でも使いやすくなる可能性があり，期待できる治療選択肢である．気管支塞栓術[14]，XIII因子投与[15]についても本邦では比較的多く行われている治療法である．本例ではいずれの治療が奏功したかはっきりはしないが，何とか空気漏れの消失が得られた．実臨床的には癌性胸膜炎を合併した比較的典型的な難治性気胸症例といえるであろう．

難治性気胸症例に対する決まった系統的なアプローチはないと思われるが，気瘻部位の同定，そしてなるべく低侵襲な治療法から順次試みてゆくというのが難治性気胸に対応する治療のポイントと思われた．

[文献]

1) 日本気胸・嚢胞性肺疾患学会，編．気胸・嚢胞性肺疾患規約・用語・ガイドライン．金原出版，2009．
2) MacDuff A, Arnold A, Harvey J ; BTS Pleural Disease Guideline Group. Management of spontaneous pneumothorax : British Thoracic Society Pleural Disease Guideline 2010. Thorax 2010 ; 65 : ii18-31.
3) Baumann MH, Strange C, Heffner JE, et al ; AACP Pneumothorax Consensus Group. Management of spontaneous pneumothorax : an American College of Chest Physicians Delphi consensus statement. Chest 2001 ; 119 : 590-602.
4) 栗原正利．難治性気胸のマネジメント．呼と循 2011 ; 59 : 1121-7.
★5) Barker A, Maratos EC, Edmonds L, et al. Recurrence rates of video-assisted thoracoscopic versus open surgery in the prevention of recurrent pneumothoraces : a systematic review of randomised and non-randomised trials. Lancet 2007 ; 370 : 329-35.
6) 菊池功次，吉津　晃，成毛聖夫，ほか．自然気胸に対する胸腔鏡下手術における術後合併症と術後再発．日胸 1996 ; 55 : 348-51.
7) 山畑　健，福田祐樹，堀口速史，ほか．自然気胸に対する胸腔鏡下手術後の再発について．日胸 2004 ; 63 : 1129-33.
★8) Rodriguez-Panadero F, Montes-Worboys A. Mechanisms of pleurodesis. Respiration 2012 ; 83 : 91-8.
9) Alfageme I, Moreno L, Huertas C, et al. Spontaneous pneumothorax. Long-term results with tetracycline pleurodesis. Chest 1994 ; 106 : 347-50.
10) How CH, Tsai TM, Kuo SW, et al. Chemical pleurodesis for prolonged postoperative air leak in primary spontaneous pneumothorax. J Formos Med Assoc 2014 ; 113 : 284-90.
11) 原田敏之，佐々木真知子，水島亜玲，ほか．手術困難・不能な難治性気胸に対する当科の治療経験．日気嚢疾会誌 2012 ; 12 : 136-8.
12) Robinson CL. Autologous blood for pleurodesis in recurrent and chronic spontaneous pneumothorax. Can J Surg 1987 ; 30 : 428-9.
13) Ando M, Yamamoto M, Kitagawa C, et al. Autologous blood-patch pleurodesis for secondary spontaneous pneumothorax with persistent air leak. Respir Med 1999 ; 93 : 432-4.
★14) Kurihara M, Kataoka H, Ishikawa A, et al. Latest treatments for pneumothorax. Gen Thorac Cardiovasc Surg 2010 ; 58 : 113-9.
15) Murata A, Kouno A, Yamamoto K, et al. The treatment of refractory pneumothorax in diffuse panbronchiolitis by intravenous administration of coagulation factor XIII concentrate. J Nippon Med Sch 2006 ; 73 : 89-92.

VI 特殊な気胸

5 妊娠と気胸

井上 芳正　青木 輝浩　酒井 章次

■ はじめに

　原発性自然気胸は痩せ型長身の15～30歳までの若年者に多い疾患であり，男女比が8：1と圧倒的に男性に多く，妊娠の可能性のある若年女性に発症することは少ない[1]。妊娠中の気胸となると非常にまれである。その診療の際には妊婦だけでなく胎児の保護も必要となる。この点を踏まえて，本項では妊娠期間中発症の気胸について概説する。

■ 病態・疫学・画像所見

　女性特有の気胸としては，月経随伴性気胸，リンパ脈管筋腫症（lymphangioleiomyomatosis：LAM）に合併するものが知られているが，多くの場合は男性と同様に気腫性嚢胞の破綻によって発生する。気腫性嚢胞の破綻の原因の一つとして副腎皮質機能の低下が指摘されている[2]。自然気胸における自然気胸発症時および治癒時の尿中17-OHCS，17-KS，エストロゲン排泄量の比較では，気胸発症時に50％以上の症例でこれらの排泄量の低下が認められており，若年自然気胸症例と気腫性嚢胞が存在するが気胸を発症していない症例の間での血中11-OHCSの比較では，前者では血中11-OHCSの低下が認められたが，後者では，血中11-OHCSが正常範囲内であったとの報告もある。以上の知見から，副腎機能低下の気腫性肺嚢胞の破綻への影響が示唆されている。女性に発症する気胸が少ないことに加え，妊娠中は一般に副腎機能が亢進していることから気胸が起こりにくい環境にあるため，妊婦に気胸が発症することは非常に少なく，10,000出産に1例程度とされている[3]。

　本邦での症例数については，林らと足立らによる集計報告があり，前者は1954～1992年ま

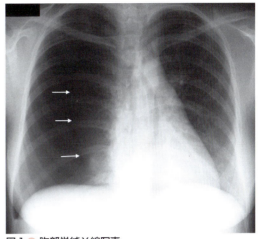

図1 ● 胸部単純X線写真

でで36例。後者が1982～2008年の範囲で55例と報告している[2)4)]。上記報告をもとに重複を除くと合計で61例であった。出産までの治療については，安静のみで軽快した4例，穿刺のみで軽快したもの7例を除くと，すべてドレーン留置がなされており，ドレナージのみで治療したものが28例（このうちドレーン留置のまま分娩したものが5例，出産後に手術を施行したものが7例），ドレナージと胸膜癒着術で軽快したものが3例，手術を施行したものが19例（開胸9例，胸腔鏡下10例）であった[2)4)]。

　発症時の年齢と妊娠週数については，足立らによれば，年齢中央値27歳（範囲19～37歳）。発症時期は妊娠前期（～11週）9例，妊娠中期（12～27週）25例，妊娠後期（28週～）19例，不詳2例であり，妊娠中期以降の発症が多い傾向にある[2]。

　妊娠中の自然気胸の画像所見は，通常の気胸と比べて妊娠子宮により横隔膜が挙上すること以外に特徴的な所見はない。図1，2に妊娠中に発生した自然気胸の1例の画像を提示する。症例は19歳女性，妊娠38週で右自然気胸を発症した（図1，→）。胸腔ドレナージを挿入して

肺虚脱は改善したが空気漏れが持続し，CTで肺尖に肺嚢胞が認められた（**図2**）。胸腔ドレーンを留置したまま帝王切開で出産後，胸腔鏡下手術を施行し軽快した[5]。

■ 診断・治療における問題点

妊婦の気胸に対する診断・治療においては母体と胎児の両方の保護に留意することが必要である。主として問題になるのが，低酸素血症，放射線被曝，薬剤使用の3点である。

● 低酸素血症

自然気胸発症時には肺の虚脱の程度により容易に低酸素血症を来し得る。また，妊婦では妊娠子宮が横隔膜を挙上するために機能的残気量が低下しており，プロゲステロン値の上昇により呼吸数と1回換気量が増大し，酸素消費量が20％増加している。分娩期になると呼吸数はさらに増大し，酸素消費量は50％増加する。そのため，妊婦では低酸素血症となりやすい状態にある。一方で正常妊娠において臍静脈のP_{O_2}は35〜45 Torrであるので，母体の低酸素血症は胎児に対して致命的影響がある[6]。

上記の理由により診断確定後は，原則として速やかな酸素投与と胸腔ドレナージを必要とする。ドレナージにあたっては，肺の虚脱が高度な症例や発症から長時間経過している症例においては，再膨張性肺水腫を生ずる可能性があるので注意が必要である。

● 放射線被曝

国内外の統計によれば，健常妊婦であっても3〜6％程度の出生児に何らかの先天的異常（先天性奇形・遺伝子疾患・精神発達異常など）が生じていると考えられており，放射線や薬剤以外の原因で胎児に何らかの変化が起こる可能性がある[7]。しかし，実際に先天異常児が生まれた場合，薬剤や放射線の影響を否定することは不可能であるため，X線検査や薬剤使用は最小限にとどめる必要がある。

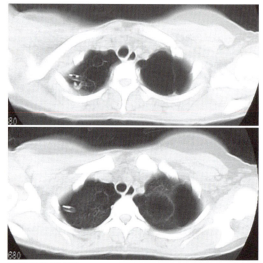

図2● 胸部CT

妊娠中の気胸も通常の気胸と同様に胸部単純X線写真で診断されるが，特に手術を考慮する場合は治療の標的である気腫性嚢胞の存在を確認するために胸部CTは重要である。妊婦の場合，被曝による胎児への影響が問題になる[7]。

放射線被曝の影響による流産は受精後10日目までに被曝した場合に起こる可能性があるが，流産せずに生き残った胚芽は完全に修復されて奇形を残すことはないとされている（all or noneの法則）。この時期以降，特に妊娠4〜10週目までは器官形成期であり，被曝による奇形が発生する可能性のある時期である。妊娠10〜27週は胎児の中枢神経系の発育時期であり，被曝による精神発達遅滞を引き起こす可能性がある（特に10〜17週）。妊娠10週未満と28週以降の被曝は，中枢神経系に悪影響を与えないとされている。

発癌については器官形成期から分娩期までいずれの時期の被曝であっても認められる。特に妊娠後半期の被曝が最も発癌リスクが高く，小児期被曝とほぼ同等とされる。しかし，出生後20歳までに癌になる確率が，被曝なしの胎児で0.3％，10 mGyの胎内被曝で0.4％，100 mGyの胎内被曝で0.9％とごくわずかな上昇にとどまるので，このレベルの被曝であれば，個人レベルでの発癌リスクはほとんど問題にならないとされている。

上述した背景があり，産婦人科診療ガイドライン2011では，American College of Obstetricians and Gynecologist（ACOG）と歩調を合わせ，安全域を見込んだうえで「50 mGy未満の被曝は安全」との見解を示している[8]。

気胸における放射線検査は胸部単純X線写真と胸部単純CTであるが，各検査による胎児平均被曝量はそれぞれ平均0.01 mGy未満・最大0.01 mGy，平均0.06 mGy・最大0.96 mGyであり，これらは上記閾値線量よりはるかに低い。したがって診療にあたって必要性の高いと判断される場合は，胸部単純X線検査，胸部単純CTともに許容されると考えられる。

しかし，少量の放射線被曝であっても胎児へ影響が出る可能性を完全には否定はできないので，肺野の聴診所見と患者の気胸の自覚症状や酸素化の状態などの所見をよく観察のうえで，可能な限り放射線検査の回数を減らす努力や，やむを得ず撮影する際は腹部の放射線遮断を怠らないなどの配慮が必要である。

● 薬剤使用

妊婦に対する薬剤使用の胎児に対する影響は，その投与される時期が重要である。妊娠3週末までは，薬剤・放射の影響を受けずに正常に着床するか，もし薬剤の影響を受けた場合は妊娠が成立しないかのどちらかであるとされる（all or noneの法則）。妊娠4～12週の間（特に4～7週末まで）は器官形成期で催奇形性が大きな問題となる。12週以降は催奇形性が減少し薬剤の胎盤通過性による胎児機能障害・胎児毒が問題となる時期であり，妊娠16週以降は比較的安全な時期であるとされている[2)8)]。

胎児奇形のリスクの特に高い妊娠4～7週（妊娠2カ月）は本人が妊娠に気が付いていない場合が多い。女性の診察にあたっては最終月経の確認，問診による妊娠の可能性のないことの確認とカルテ記載，必要に応じた尿検査による妊娠判定が必要である。

妊婦への薬剤使用の基準の一つとして，米国食品医薬品局（Food and Drug Administration：FDA）基準による胎児危険度分類があり，薬物はA, B, C, D, Xの5つに分類されている。

カテゴリーA：ヒト対照試験で危険性が見いだされない。

カテゴリーB：ヒトでの危険性のエビデンスはない。

カテゴリーC：動物実験で催奇形性が認められるがヒトでは明らかでない場合，あるいは動物ヒトともに情報がない場合（ヒトでの危険性を否定することができていない）。

カテゴリーD：ヒト胎児リスクありとの報告があるが，利益がリスクを上回る場合に限り使用が検討される。

カテゴリーX：ヒト胎児リスクが明らかであり，使用による利益をリスクが上回っているため妊娠中の使用は禁忌。

これらのうち，カテゴリーAとカテゴリーBは妊婦に対しても比較的安全に使用し得る薬剤であり，一般的に妊婦に使用可能なのはカテゴリーCまでである。気胸治療の際にも，用いる薬剤がこの条件を満たしていることについては確認が必要であるが，多くの薬剤でヒトでの十分な臨床試験が行われていないので，添付文書上は「治療上の有益性が危険性を上回ると判断される場合にのみ投与される」という有益性投与である。

以上を踏まえた患者への説明は重要である。特に，統計上は健常妊婦であっても4～10%程度の出生児に何らかの先天的異常が生じていることから，薬剤使用にあたっては薬剤以外のリスクで胎児に何らかの変化が起こる可能性があることについて説明し，「安全性についての検討は不十分であるが，経験上は利益が危険性を上回るとされている。安全だから使用するのではなく，必要だから使用する。」という点について十分な理解と同意を得たうえで，使用する薬剤を必要最小限にとどめるように努める必要がある。

治療方針

妊娠中に発症した気胸の治療方針については，明確なガイドラインは存在しない。本邦では非妊娠と同様に考え，❶肺の虚脱が胸壁から2cm以下の場合や無症状のものは経過観察，❷2cm以上・また呼吸困難などの症状を呈するものは穿刺吸引，❸効果がなければ胸腔ドレーン挿入，❹長期空気漏れ持続例，再発，両側発症などは手術を推奨する，という指針を提唱するものがある[3]。一方で海外では，発症時期にかかわらず分娩までは胸腔穿刺や胸腔ドレナージなどの保存的治療で乗り切るべきであると主張する報告があり，英国胸部疾患学会（British Thoracic Society：BTS）の自然気胸治療ガイドライン2010にも収載されている[1]。

妊娠初期の発症例や，妊娠中期発症でも短期間で軽快する場合は，低侵襲で薬剤の使用が限定される保存的治療を第1選択としている報告が多い。

妊娠中期以降で空気漏れが遷延する場合や再発を繰り返す場合，胸腔ドレーンによる治療の継続か手術を選択するかについては議論がある。妊娠25週に初発後，再発して空気漏れが持続した症例に対して胸腔ドレーンを3週おきに入れ替えることにより12週間にわたって感染を起こさずに分娩まで管理し得た例がある一方，保存的治療では60％以上で妊娠中に再発を来しており，分娩中の努責により再発すると母体・胎児に重篤な低酸素血症を来す可能性があること，胸腔ドレーン長期留置によるドレーン挿入部の感染を来した例があることから，妊娠中期以降の長期空気漏れ持続症例や再発気胸症例では，産科医と連携のうえで治療効果が確実で再発率の少ない手術を施行したほうが患者の利益になるとする意見がある[1)2)]。

妊娠末期についてはドレーン留置期間が比較的短いことから，胸腔ドレナージ下に分娩を先行し，分娩後に手術を推奨する報告が多い[1]。この時期の手術施行時の問題としては，母体の麻酔リスクと麻酔・手術の刺激による胎児への影響があるが，妊娠末期に施行した気胸手術後に，切迫早産の徴候が生じたために塩酸リトドリン投与が必要となったとする例がある[9]。ドレナージの継続を選択する際，分娩が遅れた場合にドレーン留置の長期化と感染のリスクが高まることが問題となる。ドレナージ期間が予想外に長期化した結果，感染のリスクを考慮して自然分娩から帝王切開へ変更した例もあり，ドレーン留置から出産までの予想待機期間および待機期間を過ぎた場合や感染徴候がみられた場合の対応について，あらかじめ産科・麻酔科などと協議しておき，方針を患者に説明しておく必要がある[9]。

おわりに

妊娠中の気胸について概説した。診療に際しては呼吸器科，産科，麻酔科などの医師間での情報交換・共有に努め，各科の足並みをそろえ，妊婦・家族には，検査・処置・治療についての必要性，危険性についてよく理解を得たうえで診療を施行していく必要がある。

[文献]
1) 今清水恒，二川　俊，松澤　宏，ほか．妊娠第25週に発症し，12週間の保存的治療を続けた自然気胸の1例．日呼外会誌 2011；25：626-9．
2) 足立　広，前原　孝，正津　晶，ほか．妊娠第21週に胸腔鏡下手術を施行した自然気胸の1例．日呼外会誌 2009；23：833-7．
3) 今石　美，柴山　愛，志賀　洋，ほか．緊急胸腔鏡下肺部分切除術を行った妊婦の1例．日臨麻会誌 2012；32：929-33．
4) 林　卓．妊娠に合併した自然気胸の1例．産と婦 1993；60：574-8．
5) 酒井章次，青木輝浩，唐橋　強，ほか．妊娠中に発生した自然気胸の1例．日臨外会誌 2006；67：2035-8．
6) 豊田　真，濱田　洋，大原　玲，ほか．妊娠20週に胸腔鏡下手術を施行した自然気胸の一例．日周産期・新生児会誌 2009；45：876-82．
★ 7) 淺井　精．特集こんなときどうするの！？救急外来対処法．各論胎児被曝．先日腹痛で

X線撮影をしたんですが,妊娠していたことがわかったんです.大丈夫でしょうか?(29歳・女性).治療 2008;90:2687-90.
★ 8) 日本産婦人科学会,日本産婦人科医会,編.B. 胎児障害・形態異常に関する相談.産婦人科診療ガイドライン:産科編2011.東京:日本産科婦人科学会事務局,2011:44-50.
9) 竹内 幸,大森 謙,須崎 剛.妊娠36週時に発症した自然気胸の1手術例.日呼外会誌 2009;23:594-7.

VI 特殊な気胸
6 スポーツと気胸

岩丸 有史　山本 達也

■はじめに

　特発性気胸の好発性別は男性で，体格は細長型，胸郭前後径が小さいものが多いとされており，好発年齢の最大ピークは10歳代後半から20歳代である。言い換えれば，特発性気胸が好発する年代は，スポーツをよく行う年代に重なっているということである。したがって，スポーツと気胸に関するさまざまな知見を積み上げ，治療方針を明らかにしていくことは，患者にも医師にとっても重要な課題である。しかしながら，現在まで，各医師の経験から導き出された大まかな経験則は得られているものの，スポーツと気胸に関する治療方針あるいはガイドラインといったものは，残念ながら存在していない。

　また，スポーツにはさまざまな種類・種目があり，その特性に関連した気胸の発症にも目を向ける必要がある。たとえば，スキューバダイビングでは気胸の発症の報告があり，英国胸部疾患学会（British Thoracic Society：BTS）によりダイビングと呼吸器疾患に関するガイドラインが2005年に発表されている[1]。一方，高速で滑降するスキー競技では外傷性気胸による死亡例の報告がある[2]。これはつまり，診療に当たるわれわれ医師は，その地域や環境に応じたスポーツ特性を熟知しておく必要があるということかもしれない。

　気胸治療後のスポーツへの復帰に関しても，明確な指針は現時点では明らかではないが，われわれの施設ではこれまでの診療経験をもとに，内科的治療後でも外科的治療後でも，約1カ月間のインターバルを置くように勧告している。

■気胸の種類

●特発性気胸

　体格は細長型，胸郭前後径が小さいものが多く，多くはブラやブレブの破裂による。Cooleyは肺胞には2種類あり，一つは周囲肺胞と交通を有するもので，もう一つは周囲肺胞と交通を有しないものであるとし，後者は内圧が上昇すると破裂を起こしやすいとしている[3]。これによると，運動により内圧の上昇を来し，肺胞が破裂，気胸という病態になるのがスポーツによる気胸の原因であると考えられる[4]。

●外傷性気胸

　一方，続発性の病態，すなわちスポーツ中における外傷性気胸も報告がある。これは，胸壁の穿通性外傷，骨折肋骨片による肺の損傷，胸部鈍的外傷による気管・気管支断裂などの原因によって起こる。最も多いものは肋骨骨折の骨折片による肺の損傷であり，胸腔ドレナージより脱気脱血し経過を観察し，空気漏れ遷延や出血持続の場合は手術が必要である。

　穿通性外傷の場合，異物が体内にとどまるときは開胸して異物除去，異物のない場合には胸壁創を閉じて胸腔ドレナージを行う。気管・気管支の断裂があるときは，損傷した気管気管支の縫合閉鎖を行う必要がある。

●月経随伴性気胸

　スポーツ現場で遭遇する可能性があるのは，特発性気胸，外傷性気胸が主であるが，女性の場合にはまれに月経随伴性気胸のこともある[5]。

■症　状

突然の胸痛，背部痛，呼吸困難，突発する咳発作，重篤な場合はチアノーゼやショック。多くの場合は，発症は突然である。程度が軽い場合などは運動時の息切れとしても発症することもある。また，スポーツ中に発症した気胸の場合には，症状は典型的でないことも多く，患者が必要な検査を受けることができるよう，注意深く診察にあたるべきである[5)6)]。

❶現場での診断方法

触診：音声振盪の減弱。

聴診：患側呼吸音の減弱。

❷現場での対処方法

安静。呼吸困難，チアノーゼがみられる場合はドレナージや酸素投与を考慮。

■治　療

スポーツによる外傷性気胸の場合は，外傷性気胸の項を参照いただくこととし，ここでは主に特発性気胸について述べる。

●行うべき検査

胸部単純X線写真，心電図，胸部CT（thin sliceでの撮影が望ましい），血液検査，臨床症状があれば血液ガス検査，そのほか必要と思われる術前検査。当院では，呼吸機能検査は，気胸を発症している場合には行われていない。

●初期治療

自然気胸はブラ・ブレブが破裂し胸腔内に空気の貯留した病態で，肺が虚脱したために胸痛，呼吸困難，咳嗽などの症状が出現する。この状態を改善（肺を再膨張させる）するのが初期治療である。

肺虚脱度は，胸部単純X線写真で判断する。日本気胸・嚢胞性肺疾患学会では癒着がない場合には以下の3つに分類している。

「軽度」肺尖が鎖骨レベルまたはそれより頭側にある。またはこれに準ずる程度。

「中等度」軽度と高度の中間程度。

「高度」全虚脱またはこれに近いもの。

軽度の気胸は安静のみで軽快することもある。肺の虚脱が中等度以上は穿刺脱気または胸腔ドレーンを挿入して持続脱気を行う。体動で呼吸困難がある場合，血液ガス分析で動脈血酸素分圧が低値またはパルスオキシメータで動脈血酸素飽和度が低値の場合は，穿刺あるいは胸腔ドレナージが必要である。

緊張性気胸〔縦隔が健側に偏位して吸気相にもその復位がないか，またはcardiorespiratory embarrassment（呼吸困難・血圧低下・頻脈など）を示している場合をいう〕，両側同時気胸，胸水貯留気胸（血胸を含む）は胸腔ドレナージが適応である。臨床所見が進行状態の患者にも胸腔ドレナージが適応である。

外来治療か入院治療かは，今後手術を考慮するかどうかでも選択されるものであり，一概に言えない。当院では胸腔ドレーンを挿入して持続脱気が必要であれば，なるべく入院治療を勧めている。これは，安静を保つことと，空気漏れが遷延した場合に迅速に手術対応が可能になるからである。

●外科治療

空気漏れが遷延したり，気胸再発症例の場合には手術を考慮する。初発であっても，ブラやブレブの存在が明らかで，気胸の原因がはっきりしている場合は，手術を考慮してもよいと判断される。胸腔鏡下手術は胸壁損傷を最小限にする手術といえる。

■考　察

安静時胸腔内圧は一般に－2～－6 mmHgといわれているが，この圧は呼吸運動の様式によって大きく増減し，声門を閉じた努力吸気では－40 mmHg，同じく努力呼気では＋47 mmHgに達するという。また，気道内圧および胸腔内圧は腹腔内圧の影響を大きく受け，互いに密接な関係にあって特に背筋力・腹筋力を要する重

量物の挙上や激しい身体の屈伸時などには，これらの圧の急激な上昇・下降がみられることが確認されている．呼吸を一時停止した怒責状態で，しかも体幹の急激な屈伸運動を繰り返し行うことによる胸腔内圧・腹腔内圧ならびに気道内圧に起こった急激な変化が，肺囊胞の破綻をもたらし，気胸の原因となっていると考えられている．この気道内圧および胸腔内圧の変化のみですべての気腫性肺囊胞の破綻機序を説明することはできないが，吸・呼気時に生じる著明な圧較差が，その大きな要因となり得ることは，肺囊胞の形態学的所見からも容易に推察される[4]．

アスリートには初回の気胸でも外科治療，すなわち手術を考慮してもよいとする意見もある．なぜなら，常に再発の不安を抱えながら日常生活やスポーツを行うよりも，十分な説明を行い本人や家族との合意のもとに，積極的に手術を行い再発のリスクを少しでも下げることは，アスリートにとって有用かもしれないからである[4,8]．しかしながら，胸部CTで，原因となり得る明らかな肺囊胞がない場合には，手術を行っても気瘻部分が不明なことも多いため，説明には十分な注意が必要である．一方で試験的に胸腔内を観察することは有用かもしれない．画像検査の進歩はあるにせよ，術前胸部CTで明らかな肺囊胞はないと思われていた症例においても，手術をしてみて初めて肺囊胞が確認されることも時に経験されるからである．

自然気胸に対する胸腔鏡下手術，特に肺囊胞切除術は，侵襲の少ない手術方法であることは広く認められている．われわれの施設では，2つのポート（10 mm）と1つの穿刺創（2 mm）のみで手術を行うことが多い．胸腔鏡下手術は胸壁損傷を最小限にとどめ，術後回復の早さに貢献していると考えられる．

特発性気胸が好発する年代は成長期であるとともに，スポーツ選手にとっては本格的トレーニングに入った重要な時期である．外見上異常を認めないが，気腫性肺囊胞を有する者が，もし激しいトレーニングを課せられたとき，上述した囊胞の性格や換気力学的要因などから，容易にその破綻すなわち気胸の発症を招く可能性が高い．スポーツ関係者，ことに直接選手の指導に当たる者は，若年者に起こりやすい特発性気胸の存在を十分認識するとともに，選手の病歴につき厳重なチェックを励行すべきである．いわゆる気胸体型，低カウプ（Kaup）指数なども参考にして，選手指導を考慮すべきである．その際，チームドクターなどの協力を得て，もし気腫性囊胞を有する可能性が高いと判断される場合には，専門医を受診し正しい治療判断を求めるよう，本人または保護者に勧告すべきである[4,7,8]．

医師の周囲地域ごとのスポーツ特徴（どのような種目のスポーツが行われているのか，競技場や学校，自然環境）なども理解しておくべきであろう．スキューバダイビング中の気胸の発生の報告やスキー場や馬術場における外傷性気胸の報告がある．スポーツ選手はしばしば苦痛に対する忍耐を要求される立場に置かれており，また，一方競技施設は医療機関から比較的遠隔地に所在する場合が多く，したがって，救急医療を受ける時期が遅れやすいことも留意が必要である[4]．

スポーツ選手に特有の問題として，気胸治療後いつ競技に復帰できるかという問題がある．主治医とチームドクターはこの問題について緊密に相談する必要があり，選手や保護者に再発のリスクについて詳細に説明し，極力不安を取り除いてあげるべきである[9]．それ以外に，一般の中学生・高校生の気胸患者の問題としては，体育授業への復帰の判断が挙げられる．いずれの場合も，運動への復帰に関する明らかなガイドラインは存在しないが，当院では中学生・高校生に対して，手術後約1カ月間は体育授業やスポーツへの復帰を禁じている．大学生では運動部活動への復帰を同様に1カ月間禁じている．身体をぶつけ合うようなスポーツでは，特発性気胸の場合には1カ月間，外傷性気胸の場合に

は外傷が癒えるまでスポーツを禁じている．また，マラソン，トライアスロンなどの激しいスポーツでも約1カ月間の猶予を置くべきであると説明している．

スキューバダイビング中の気胸の発生の報告は有名であり，呼吸器疾患とスキューバダイビングに関してはBTSからガイドラインが出ている[1]．これによると，ブラやブレブを有するダイバーは気胸のリスクが増加し，基本的に推奨できないとある．また，全例ではないが，胸部写真検査や呼吸機能検査を行うべきであるとも推奨している．スキューバダイビング以外のスポーツでは，気胸再発で命に危険が迫るようなことは，気圧変化がある環境でのスポーツ，（スカイダイビング，スポーツパイロット）などが考えられる．

気胸治療後に永続的に禁止すべきスポーツ種目があるかどうかについてはさまざまな議論があるが，やはり気圧変化を伴うスポーツについては，命に関わることも含めて，リスクについて当事者によく説明すべきであろう．

スポーツと気胸に関する治療方針，あるいはガイドラインといったものは，残念ながら現時点で公式のものは存在していないが，文献とわれわれの施設での経験から考察としてまとめた．

[文献]

1) British Thoracic Society Fitness to Dive Group, Subgroup of the British Thoracic Society Standards of Care Committee. British Thoracic Society guidelines on respiratory aspects of fitness for diving. Thorax 2003 ; 58 : 3-13.
2) 高桑徹也, 山田裕彦, 白倉義博, ほか. 緊張性気胸で死亡したスキー外傷の1例. 臨スポーツ医 1997 ; 14 : 1427-9.
3) 正岡 昭, 藤井義敬. 胸膜. 呼吸器外科学, 改訂第4版. 東京：南山堂, 2009：438-45.
4) 三枝幹久, 半沢 隆, 串田則章, ほか. スポーツ選手にみられた特発性自然気胸：その危険性と対策について. 臨スポーツ医 1985 ; 2 : 422-7.
★ 5) 相良勇三. スポーツ現場における救急・応急処置のポイント その手技の実際とコツ. 胸部：気胸. 臨スポーツ医 1998 ; 15 : 78-9.
★ 6) 河野元嗣. スポーツ外傷・障害と基本的な初期対応. 部位別にみたスポーツ外傷・障害の特徴と救急診療のポイント：胸部外傷. 救急医 2007 ; 31 : 657-9.
7) 松本 純. 自然気胸：特に発症機転と体型について. 東日スポーツ医研会誌 1983 ; 4 : 6-9.
8) 三枝幹久, 伊坪喜八郎, 串田則章, ほか. 運動選手にみられた特発性自然気胸：その危険性と対策について. 臨スポーツ医 1985 ; 2 : 134-6.
9) Hull JH, Ansley L, Robson-Ansley P, et al. Managing respiratory problems in athletes. Clin Med 2012 ; 12 : 351-6.

VII 続発性気胸

1 肺　癌

吉津　晃　神谷　一徳　福冨　寿典

はじめに

　肺癌患者では背景肺に間質性肺炎や肺気腫など異常を伴っていることも多く，気胸を併発することは比較的まれではあるが重症化することもあり，対策については十分な知識を得ておかなければならない。関連する気胸としては初発時，治療関連がある。

初発時

　自然気胸に原発性肺癌が合併した頻度は0.25〜4.4%とされ，肺癌の初発症状が気胸であった割合は1%以下とされている[1]。その機序についてはさまざまな考察があるが主なものとして，❶腫瘍の胸膜・細気管支への浸潤による肺瘻・気管支瘻，❷腫瘍により気管支の狭窄・閉塞が起こり，チェックバルブ機構により末梢肺過膨張となり破裂，❸無気肺に伴う他肺葉過膨張となり破裂，❹既存の気腫性囊胞の破裂などが挙げられている[2]。また，気胸の患者のうち40歳以上の重喫煙者，慢性気管支炎，気腫性囊胞，ドレナージ後再膨張不良例，40歳以下でも気胸再発を繰り返す症例では肺癌などの悪性腫瘍が存在する可能性を考慮しなければならない[3]。

　当科で経験した症例を提示する。症例は70歳代の男性。他院で右自然気胸と診断され胸腔ドレナージを施行されていたが軽快せず，手術目的で当院へ転院となった。転院時胸部CT（図a）では右肺下葉背側に気腫性肺囊胞および肺結節を認めた。ただし他葉にも複数個の結節があり，炎症性と判断していた。手術では同部付近にピンホールを認め空気漏れを確認した。少量の胸水を認めたため細胞診に提出したが陰性であった。切除は広範囲となってしまうため縫縮術を施行し，術後第4病日に退院となった。3カ月後に胸部CT（図b）を施行したところ，肺結節の増大を認め気管支鏡検査で腺癌を検出した。遠隔転移は認めず右下葉切除・リンパ節郭清を施行した。摘出標本（図c）では気胸手術時の縫縮部位は腫瘍近傍にあったが病理学的には気胸と肺癌の因果関係は不明であった。明らかな気腫性囊胞の破裂によらない気胸で肺癌合併の可能性がある患者では慎重な

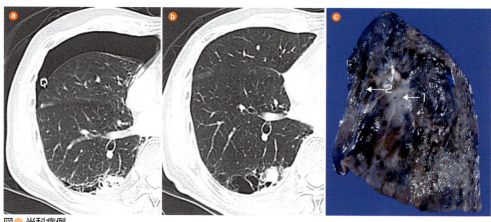

図● 当科症例
ⓐ 転院時CT：背側に囊胞と結節あり。
ⓑ 3カ月後CT：囊胞と結節増大。
ⓒ 手術標本：腫瘍本体（←1）と縫縮部位（←2）。

経過観察が求められると考える。

治療関連

肺癌治療に関連した気胸としては術後気管支瘻，放射線・化学療法後などがある。

●術後

術後気管支瘻は肺切除後の約1.5～11.1%に発生し，術式としては右肺全摘術や中下葉切除，右下葉切除でやや頻度が高いとされている[4]。しかし昨今は肺門部肺癌が減少し小型肺癌が増加していることや，気管支形成術などの手術手技の進歩により全摘術例や中下葉切除術は減少している。このため日常の臨床では右下葉切除後の頻度が高いと考えられる。最近5年間に当科で行った肺癌症例382例中右下葉切除2例に気管支断端瘻を経験した。この期間，当科では原則的には自動縫合器を用いて縫合切離し，補強のため吸収糸を用いて5～6針縫合を行い気管支断端を閉鎖している。1例は術直後より空気漏れを認めていたが，1例は1カ月後に気胸を発症し胸腔ドレナージを施行した。2例とも気管支鏡検査では明らかな気管支断端瘻を認めなかったがインドシアニングリーンを胸腔内注入したところ気道内への流入を認め気管支断端瘻と判断した。その他の症例では1例の発症も認めていない。原因不明の術後気胸を認めた場合は内視鏡所見では明らかな気管支断端瘻がなくてもその可能性を考慮するべきである。

●化学・放射線療法後

化学・放射線療法に伴い気胸を発症する頻度については報告のあったものでは肺癌5,567例中15例で，放射線治療後11例，化学療法後2例であった[5]。その機序については初発時に考察したもの以外として，❶腫瘍壊死によるもの，❷治療による肺実質障害から二次的に胸膜病変を起こすもの，❸抗癌薬の副作用による嘔吐に伴い，胸腔内圧が上昇し胸膜破綻を起こすものなどが挙げられている[6]。腫瘍が壊死し脱落した結果起きた気胸で手術を施行した症例では，単純な縫縮による閉鎖は困難であり，胸膜・筋弁などによる被覆を検討しておかなければならない。

最近ではゲフィチニブなどの分子標的薬剤や定位放射線治療による気胸の報告も散見される。分子標的薬剤は上皮成長因子受容体遺伝子変異やALK遺伝子陽性など感受性のある患者を選定することが可能であり，急速に効果を認めることも多い。気胸は主に多発肺内転移の症例で起きており，特に腫瘍が胸膜直下に存在する症例では注意を要する。虚脱率の低い症例では薬剤を継続することが可能であったとする報告もあった[7]。また，定位放射線治療による気胸の発症は113例中2例との報告があり，気胸を発症した症例はいずれも腫瘍が胸膜直下に存在した症例であった[8]。今後，分子標的薬剤や定位放射線治療の適応となる症例が増加してくることが予想されるため，患者への十分な説明と，発生頻度やハイリスク症例選択のため情報の蓄積が必要である。

おわりに

自然気胸患者では肺癌を合併することがあり，特に原因不明の症例ではその可能性を考慮しなければならない。また，肺癌患者で気胸を起こすと治療継続が困難になる場合がある。全身状態が不良なこともあり対応に苦慮する症例も多いが，生活の質を維持し肺癌治療を続行するためにも気胸を制御することは重要である。

[文献]

1) Hyde L, Hyde CI. Rare occurrence of simultaneous pneumothorax and lung cancer. JAMA 1978 ; 239 : 1421.
★ 2) 高野真吾，川村　健，金古裕之，ほか．血気胸を契機に発見された原発性肺癌の一例．日呼外会誌 2004 ; 18 : 109-13.
★ 3) Steinhäuslin CA, Cuttat JF. Spontaneous pneumothorax. A complication of cancer? Chest 1985 ; 88 : 709-13.

4) Sirbu H, Busch T, Aleksic I, et al. Bronchopleural fistula in the surgery of non small cell cancer : incidence, risk factors, and management. Ann Thorac Cardiovasc Surg 2001 ; 7 : 330-6.
5) Lai RS, Perng RP, Chang SC, et al. Primary lung cancer complicated with pneumothorax. Jpn J Clin Oncol 1992 ; 22 : 194-7.
★ 6) 山田典子, 阿部典文, 臼井一裕, ほか. 悪性腫瘍に対する化学療法中に発症した気胸症例の検討. 癌と化療 2010 ; 37 : 1519-23.
7) Mori M, Nakagawa M, Fujisawa T, et al. Simultaneous bilateral spontaneous pneumothorax observed during the administration of gefitinib for lung adenocarcinoma with multiple lung metastases. Intern Med 2005 ; 44 : 862-4.
8) Ohnishi K, Shioyama Y, Nomoto S, et al. Spontaneus pneumothorax after stereotactic radiotherapy for non-small-cell lung cancer. Jpn J Radiol 2009 ; 27 : 269-74.

VII 続発性気胸

2 転移性肺腫瘍

米谷 文雄　堀之内 宏久

はじめに

続発性気胸は肺の基礎疾患に伴って発症する気胸として定義される。悪性腫瘍による続発性気胸の頻度は，全気胸の0.05～0.5％程度で，非常にまれな疾患である[1]。しかし，その約80％が転移性肺腫瘍によるものであり[1,2]，原発性肺悪性腫瘍による続発性気胸より頻度が高く，実臨床では必須の知識である。悪性腫瘍の既往のある気胸患者を診察する場合には続発性気胸を念頭に入れて診察を行うべきである。

原発巣別の頻度と特徴

1937年De Barrin[3]による線維肉腫の肺転移に併発した気胸症例の報告後，さまざまな症例報告やそれらの集計報告がある。Wright[4]の集計によると，肺転移により気胸を発症した症例中，原発巣が肉腫であるものが76.5％を占めるとしている。また水品ら[1]が集計した99例中，上皮系腫瘍由来のものが27例に対して，57例が間葉系腫瘍由来と報告している。そのうち15例が骨肉腫で8例が血管肉腫である。このように転移性肺腫瘍に起因する気胸は，原発巣が上皮系腫瘍より，非上皮系腫瘍の肺転移の方が高頻度である。

●骨肉腫

石田ら[5]の集計によると，悪性腫瘍による続発性気胸症例の中で，骨肉腫の肺転移に起因するものが約40％も占め，最多と報告している。骨肉腫が肺に転移するとその経過中に気胸を併発する頻度は10～21％と報告している。骨肉腫の肺転移に起因する気胸の発生原因には諸説があるが，❶ほかの悪性腫瘍に比べて肺転移巣の増殖速度が速く，壊死傾向が強いこと，❷胸膜直下の転移頻度が高いこと，❸骨組織由来の転移のため胸膜の弾力性が低下すること，などが考えられている。

●頭皮原発血管肉腫

非常にまれな疾患であるが，頭皮原発血管肉腫は続発性気胸を高率に併発することで知られている。血管肉腫は軟部組織肉腫全体の約2％の頻度とされ，その発生部位として頭皮が34.7％と最も多い[6,7]。この頭皮原発血管肉腫の69～82％は経過中に肺転移を来し，その肺転移症例の58.8～80％が高率に気胸や血胸を発症する[6-10]。気胸や血胸を発症し肺転移が発見されることもある[6,9]。肺転移のCT画像は特徴的であり，続発性気胸の診断にCT検査は欠かせない。全例が多発性，両側性であり，胸膜直下に優位の分布を認める。その多くが薄壁空洞を呈している。後藤ら[6]は，肺転移巣に薄壁空洞を認めた症例は続発性気胸を併発し，反対に気胸を起こさなかった症例は，全例に両側の胸膜直下に分布する多発結節を認めたものの，薄壁空洞陰影は一切認めなかったと報告している。胸部単純X線写真での特徴的な所見を記載した文献は見当たらなかった。

一方，転移巣が空洞化すれば必ずしも気胸を高率に併発するわけではない。空洞壁が薄壁化する転移性肺腫瘍の方が気胸を併発しやすい。一般に転移性肺腫瘍が空洞化を伴う頻度は，Doddら[11]によれば4％で，組織型では扁平上皮癌が最多で，次いで腺癌，移行上皮癌であると報告している。このように肺転移巣の空洞化は上皮系腫瘍原発の方が多い。転移巣の空洞形成の機序に関しては，❶腫瘍組織の中心部虚血壊死，❷細気管支領域での腫瘍増殖に伴うチェックバルブ機構，❸既存の肺囊胞壁への腫

瘍進展，❹腫瘍内に浸潤した好中球による周囲組織の融解，❺腫瘍自身の酵素による自己融解，などが考えられている[12]。

頭皮原発血管肉腫の肺転移における薄壁空洞は，形成機序としてチェックバルブ機構が働くためと考えられている。胸膜直下の薄壁空洞が急速に増大し破綻するため，高率に気胸を併発する[6)8)〜10]。

●その他

子宮や乳腺原発の間葉系由来の悪性腫瘍の肺転移巣も，頭皮原発血管肉腫と同様に薄壁空洞となり，続発性気胸が発症したとの報告もある[1)12]。

●化学療法中に発症する気胸

ベバシズマブ（bevacizumab）投与中の大腸癌症例に続発性気胸が発症したとの報告もある[13]。その作用機序からベバシズマブ投与による気胸併発も十分に注意しなければならない。胸膜直下の転移巣が化学療法の効果により空洞化し，空洞が破綻し瘻孔形成され，難治性気胸の原因となり得る。

治療法と予後

転移性肺腫瘍が原因の続発性気胸は難治性である[5)6)8)〜10)13]。ドレーンを挿入しても肺の膨張は不十分なこともある。再発を繰り返すこともあり，両側気胸を高頻度に発症する。頭皮原発血管肉腫の肺転移症例は予後不良で，その死因は血胸，気胸による呼吸不全が最も多いとされる。そのため続発性気胸のコントロールが最も重要な課題となる[6)8)9]。治療法はさまざまあり，胸膜癒着療法や腫瘍の完全切除で予後の延長が期待できるとの報告もある[5)6)9]。腫瘍の完全切除を行えない症例で難治性瘻孔の場合は，癒着療法ではなく，肋間筋や前鋸筋による有茎筋弁を用いた瘻孔の充填被覆が有用であるとの報告もある[13]。

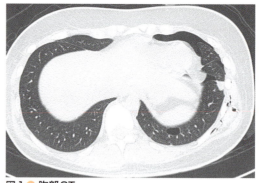

図1● 胸部CT
気胸の原因病巣であった左下葉横隔膜面の囊胞性病変は，切除により類上皮肉腫の肺転移と診断された。

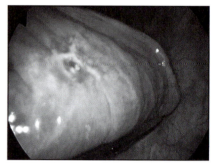

図2● 手術所見
左肺下葉横隔膜面の囊胞壁は穿孔しており同部が気胸の原因であった。

おわりに

転移性肺腫瘍も続発性気胸の原因になる。むしろ，原発性肺癌より転移性肺腫瘍の方が気胸併発の頻度が高い。原発巣では非上皮系腫瘍の方が続発性気胸を起こしやすい。胸膜直下の転移巣が胸膜を破綻させることで気胸を併発したり，肺転移巣の薄壁空洞が破綻し（図1,2）気胸を併発する。悪性腫瘍の既往歴がある場合には続発性気胸をまず疑い，胸部CT検査を行うべきである。予後は不良であり，死因として気胸による呼吸不全が多い。一度，気胸を発症すると生活の質（quality of life：QOL）は極めて低下し，予後不良となる。気胸のコントロールこそが治療の最重要課題となる。

[文献]

1) 水品佳子, 坂東政司, 細野達也, ほか. 気胸で発症した子宮平滑筋肉腫肺転移の1例. 日呼吸会誌 2008;46:379-84.
★ 2) Kader HA, Bolger JJ, Goepel JR. Case report : bilateral pneumothorax secondary to metastatic angiosarcoma of the breast. Clin Radiol 1987;38:201-2.
3) De Barrin J. Hemopneumothorax spontané dans une métastase pulmonaire de sarcome osseux. Bull et Mém Soc Radiol Méd de France 1937;25:73-6.
4) Wright FW. Spontaneous pneumothorax and pulmonary malignant disease : a syndrome sometimes associated with cavitating tumors. Clin Radiol 1976;27:211-22.
★ 5) 石田逸郎, 沢田勤也, 関保雄, ほか. 骨肉腫の肺転移による気胸について. 日胸外会誌 1978;26:772-7.
★ 6) 後藤秀人, 綿貫祐司, 宮沢直幹, ほか. 頭皮原発血管肉腫による続発性気胸10症例の臨床検討. 日呼吸会誌 2008;46:85-91.
7) Kitagawa M, Tanaka I, Takemura T, et al. Angiosarcoma of the scalp : report of two cases with fatal pulmonary complications and a review of Japanese autopsy registry date. Virchows Arch A 1987;412:83-7.
8) 大野喜代志, 中原数也, 北川陽一郎, ほか. 頭皮原発悪性血管内皮腫の肺転移により気胸を生じた1例. 日胸外会誌 1987;35:2036-9.
9) 羽田均, 小泉真, 吉田哲憲, ほか. 気胸で発見された頭皮血管肉腫肺転移の1例. 呼吸 1997;16:1344-7.
10) 佐々木満, 加藤宗吉, 佐々木英忠, ほか. 薄壁空洞型肺転移に引き続き気胸を来した頭皮angiosarcomaの1症例. 呼吸 1990;9:474-8.
11) Dodd GD, Boyle JJ. Excavating pulmonary metastases. Am J Roentgenol 1961;85:277-93.
12) 柳下雅美, 南部静洋, 石垣昌伸, ほか. 多発性薄壁空洞を呈した悪性乳房葉状腫瘍の肺転移の1例. 日呼吸会誌 1999;37:61-6.
13) 田中里奈, 青木稔, 石川浩之, ほか. Bevacizumab投与中に難治性気胸をきたした大腸癌多発肺転移の1例. 日呼外会誌 2013;27:611-5.

VII 続発性気胸

3 リンパ脈管筋腫症

朝倉 啓介　河野 光智

はじめに

リンパ脈管筋腫症（lymphangioleiomyomatosis：LAM）は，妊娠可能年齢の女性に好発する，肺やリンパ管での平滑筋様細胞（LAM細胞）の増殖を特徴とする疾患である．肺はLAMが最も好発する臓器で，多発性の囊胞が発生し気胸を反復する．また，進行する呼吸不全により，本邦の肺移植の主な適応疾患となっている．近年，TSC遺伝子変異がLAMの原因として特定され，またmTOR阻害薬シロリムスのLAMに対する有効性が報告されるなど，病態解明および治療法開発に進展がみられる[1]．わが国における有病率は人口100万対1.9～4.5と推測され，10年予測生存率は85％と報告されている[2]．

診断基準としては，特定疾患治療研究事業のLAM認定基準[3]と欧州呼吸器学会（European Respiratory Society：ERS）の診断基準[4]があり，詳細は各文献を参照されたい．いずれの診断基準も「特徴的な胸部HRCT所見（境界明瞭な薄壁を有する数mm～1cm大の囊胞が，両側性，上下肺野にびまん性あるいは散在性に，比較的均等に，正常肺野内に認められること）（図1）」を必須項目とし，さらに「病理組織学的なLAM細胞の証明」が加われば診断が確実としている．

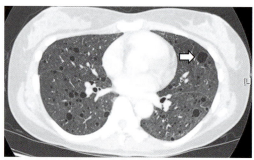

図1 ● LAM患者（30歳代女性）の胸部HRCT画像
薄壁を有する囊胞（→）が両肺に散在している．

LAM合併気胸の特徴

喫煙歴のない生殖可能年齢の女性，多発肺囊胞，反復する気胸，後腹膜～骨盤腔内の腫瘤，などがLAM合併気胸（図2）を疑う患者特性である．LAM合併気胸の再発回数（初回を除く）は平均2.0～3.4回と報告されている[5)6]．またThe LAM Pleural Disease Consensus GroupはLAM合併気胸の術後再発率を31％と報告しており，一般的な気胸に比して術後の再発率は高い[7]．同グループは，気胸の既往があるLAMのうち82％は，初回気胸発症時にはLAMと診断されていないとも報告しており，多発肺囊胞を有する気胸患者を診察した際にLAMを含む囊胞性肺疾患群を鑑別することが重要である．

LAM合併気胸の治療

LAM合併気胸もしくは続発性気胸全般の治療に関しては，早期から再発予防を念頭におい

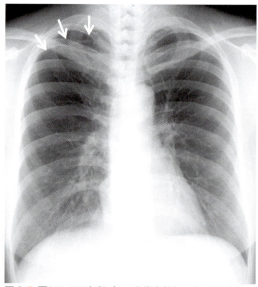

図2 ● 同じLAM患者（30歳代女性）の気胸発症時の胸部X線写真
軽度の右気胸を認める（→）．肺囊胞は胸部単純X線写真では確認できない．

た治療の選択が推奨されている。

　2001年の米国胸部専門医学会（American College of Chest Physicians：ACCP）の「自然気胸の管理に関するガイドライン」は続発性気胸全般の管理について下記のように推奨している。❶虚脱が軽度で全身状態が安定していても，入院で管理すべきである．❷再発予防のために胸膜癒着療法が推奨される（81％の委員が初回気胸から，残り19％の委員が2回目から推奨）．胸膜癒着療法の手技は，再発率の低さから外科的癒着療法が望ましいが，全身状態により薬物的癒着療法も考慮され得る[8]．

　また2006年のThe LAM Pleural Disease Consensus Groupの報告によると，LAM合併の初発気胸301例のうち，51％が保存的治療（経過観察もしくは胸腔ドレナージ）を受けたが，そのうち66％が再発した．一方，薬物的胸膜癒着療法後の再発率は27％，外科的胸膜癒着療法後の再発率は32％と保存的治療後の半分以下であった．また，胸膜癒着療法の既往があると肺移植周術期の胸膜出血のリスクが高まるが（29％ vs. 3％, $p<0.01$），入院期間には有意差がなかった．以上から，LAM合併気胸は初発であっても，薬物的・外科的胸膜癒着療法を行うことが望ましいと結論づけている[7]．

　2010年のERSの「LAMの診断と管理に関するガイドライン」では，下記を推奨している．❶LAM合併気胸は呼吸器科医と呼吸器外科医のチームで治療に当たることが理想である．❷薬物的胸膜癒着療法を含む初回治療が奏功しない場合は，外科的治療を行うべきである．❸2回目の気胸に対しては外科的治療を行うべきである．❹肺移植を考慮する場合は，胸膜癒着療法の治療歴がある患者は胸膜出血のリスクがあるためLAMの治療経験がある施設に送るべきである．❺胸膜癒着療法の治療歴があることで，肺移植の適応外にすべきではない[4]．

　結論として，LAM合併気胸は，初回であっても（2回目以降は特に）再発予防の観点から胸膜癒着療法の施行が望ましい．外科的胸膜癒着療法としては，胸腔鏡下の壁側胸膜擦過・焼灼・切除が主に行われる．薬物的胸膜癒着療法としては欧米ではタルクが用いられるが，本邦ではタルクは悪性胸水コントロール目的でのみ承認されているためOK-432（ピシバニール）が頻用されている．いずれも癒着療法の施行後数日間，胸腔ドレーンを持続吸引して壁側胸膜と臓側胸膜を十分に密着させることが重要である．ただし，胸膜癒着療法は肺移植周術期の出血リスクを高めるとされ，そのリスクに関しては事前に説明がなされるべきである．

　謝辞：LAM患者の胸部HRCT画像をご提供いただいた慶応義塾大学呼吸器内科・南宮湖先生に深謝いたします．

[文献]

1) McCormack FX, Inoue Y, Moss J, et al. Efficacy and safety of sirolimus in lymphangioleiomyomatosis. N Engl J Med 2011；364：1595-606.
2) 林田美江．LAMの歴史・疫学・診断基準．日胸 2011；70：992-1000.
★ 3) 林田美江，瀬山邦明，井上義一，ほか．特定疾患治療研究事業対象疾患 リンパ脈管筋腫症（LAM）認定基準の解説．日呼吸会誌 2011；49：67-74.
4) Johnson SR, Cordier JF, Lazor R, et al. European Respiratory Society guidelines for the diagnosis and management of lymphangioleiomyomatosis. Eur Respir J 2010；35：14-26.
5) Ryu JH, Moss J, Beck GJ, et al. The NHLBI lymphangioleiomyomatosis registry：characteristics of 230 patients at enrollment. Am J Respir Crit Care Med 2006；173：105-11.
6) Hayashida M, Seyama K, Inoue Y, et al. The epidemiology of lymphangioleiomyomatosis in Japan：a nationwide cross-sectional study of presenting features and prognostic factors. Respirology 2007；12：523-30.
★ 7) Almoosa KF, Ryu JH, Mendez J, et al. Management of pneumothorax in lymphangioleiomyomatosis：effects on recurrence and lung transplantation complications. Chest 2006；129：1274-81.
8) Baumann MH, Strange C, Heffner JE, et al. Management of spontaneous pneumothorax：an American College of Chest Physicians Delphi consensus statement. Chest 2001；119：590-602.

VII 続発性気胸
4 マルファン症候群

神谷 一徳　吉津 晃　福冨 寿典

はじめに

マルファン症候群（Marfan syndrome）は全身性の結合組織疾患であり，しばしば気胸を認めることがある。その病態や治療・注意点などについて述べる。

マルファン症候群とは

マルファン症候群は骨格異常（高身長・長四肢／指・漏斗胸・側弯など），心血管病変（大動脈瘤・大動脈弁輪拡張・僧房弁逸脱・不整脈・心筋症など），眼病変（水晶体亜脱臼など）を主徴とする結合組織疾患で，人種差はなく頻度は3,000～10,000人に1人とされる。常染色体優性遺伝の遺伝形式をとり，患者の約3/4が親からの遺伝で，残る約1/4は突然変異による発症者である。原因遺伝子は染色体15Q21に局在するFBN1で，病態の本質は結合組織における細胞外基質microfibrilの主要な構成成分であるfibrillin-1の質的・量的異常である。診断には主にGhent診断基準が使用され，2010年に発行された改訂版では心血管病変・眼病変・FBN1変異が重点的に評価されており，気胸を含んだほかの項目は全身スコアとして一括して評価されている[1]。マルファン症候群患者においては心血管病変がその生命予後を左右するが，手術の技術向上とともに現在では良好な予後が期待できるようになった。また最近ではTGF-βシグナル異常の関与が明らかにされ，その抑制作用を持つangiotensin-II receptor blocker（ARB）製剤を用いた臨床試験が現在進められている[2]。

症例提示

当院で手術を施行した2例のうち1例を提示

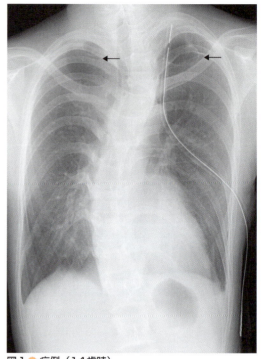

図1 ● 症例（14歳時）
両側肺尖部に囊胞（←）を認め，また側弯を認める。

する。

25歳男性。身長177 cm，体重50kg，BMI 16.0と痩せ形。

喫煙歴：なし。

家族歴：祖父・解離性大動脈瘤と心臓弁膜症，母・気胸。

経過：14歳時に左気胸を発症しドレーンを挿入された。両側の肺尖部に囊胞を認め（図1），空気漏れが停止せず手術を施行された〔胸腔鏡下に左肺尖の囊胞を切除し，フィブリノゲン加第13因子（ボルヒール®）とポリグリコール酸生体吸収性合成不織布（ネオベールシート®）を使用〕。また高身長・くも指・大動脈弁輪拡張を認めマルファン症候群と診断された。16歳時に左再発気胸に対し再手術を施行された（胸腔鏡下に広範な癒着を剥離し左肺尖部の囊胞を切除，手術時間3時間）。18歳時に側弯症

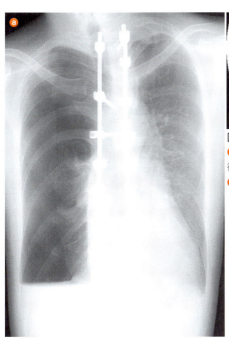
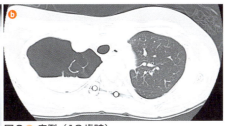

図2● 症例(18歳時)
ⓐ胸部X線写真:右肺の虚脱を認める。また側弯症術後のスクリューとロッドを認める。
ⓑ胸部CT:右肺尖に囊胞を認める。

に対して手術を受けた。25歳時にはⅢ度の右気胸と診断され(**図2**)、ドレナージ後も空気漏れは継続し手術を施行された(胸腔鏡下に右肺尖の囊胞を切除)。その後、左再手術後9年・右術後6カ月が経過し現在無再発中である。

高い気胸発症率とその原因

マルファン症候群患者における気胸の発症率は4.4〜11%とされ[3)4)]、一般の気胸発症患者(0.01〜0.1%程度)[5)]と比較して有意に高い。また両側肺における発症率は24〜55%、再発率は22〜91%[4)6)]と高率とされている。発症年齢については、一般の気胸発症患者と比較してより若年で発症すると考えられ、20歳以下での発症が、石本らの報告では9例中全例、Hallらの報告では11例中5例、1990年以降の本邦での報告の集計では16例中13例を占めている[3)6)]。本院における2症例も初発年齢は14歳と16歳であった。また女性の占める割合が石本らの報告で9例中3例、Hallらの報告で11例中3例、1990年以降の本邦での報告では16例中9例と比較的多いことも特徴である[3)6)]。

マルファン症候群患者における気胸の発症率が高い理由は、❶同患者は長身で痩せ型といういわゆる気胸体型が多い、❷結合組織異常が関与している、が挙げられる。これまでの報告例を検討すると、同症候群患者における肺囊胞の部位は一般の気胸若年発症者と同様にS^1やS^6に集中しほかの部位には認めず、その体型は高発症率の理由の一つであると考えられる。一方、マルファン症候群患者においてCTなど画像検査で肺囊胞を認める頻度は、非マルファン症候群患者と比較し同程度(10%前後)であると報告されている[5)7)]。空気漏れは実際に肺囊胞が破裂して生じたものと仮定し、また若年発症の割合が多いことを考え併せると、同症候群患者における肺囊胞は非マルファン症候群のそれより破裂しやすいと考えられ、結合組織異常の関与も示唆される。ただそれを裏付ける病理組織学的な知見は現在のところ得られておらず、今後の検討が待たれる。

治療

●治療方針

マルファン症候群患者における気胸を保存的に治療した後に再発する確率は高く[3)5)]、気胸が初発の場合でも手術による治療が望ましいと考えられる。再発を予防するため胸膜癒着療法

を積極的に施行すべきという意見もあるが，癒着した部位以外から肺囊胞や空気漏れが発生する可能性があり，また再発気胸や心大動脈病変に対する手術操作が癒着のため困難となる可能性があり推奨できない。また患者本人に対しては，再発や対側における発症の可能性が高いことを認識してもらうことが必要である。

●手術と周術期管理

1) 手術

手術後の胸腔内癒着を少しでも低減させるため胸腔鏡下手術（video-assisted thoracoscopic surgery：VATS）が望ましいと考えられる。囊胞焼却・壁側胸膜焼却術などは勧められず，被覆材を使用する際にはなるべく癒着が少ない素材を選択すべきである。フィブリノゲン加第13因子の使用は，肝炎ウイルス・ヒトパルボウイルスB19・現在未知の病原体などの感染を起こす可能性が完全には否定できないことから特に若年者に対しては慎重にすべきであろう。

2) 心血管系

1990年以降の本邦における報告16例ではほぼ全例に大動脈瘤・大動脈弁輪拡張などの心血管病変を有しており，実際に気胸術後に大動脈解離で死亡した症例も報告されている[8]。術前においてCTや心臓超音波検査，循環器科受診などが必須である。また病変の悪化を予防するため血圧のコントロールが重要である。

3) 気道圧排

強度の側弯症が原因で右気管支が圧排され気胸術後に換気不全を来し人工呼吸器管理を要した症例や[9]，腹臥位での側弯症手術の際に気管組織の脆弱性により気管が圧排され換気不能となった症例が報告されている[10]。マルファン症候群患者では周術期において胸郭異常や組織の脆弱性などが関係して気道が圧排・狭窄する可能性を念頭におくべきである。

4) 対側肺

治療対象の対側肺の気胸発症にも常に注意が必要であり，薄切CTによる対側肺尖部の評価や，術中気道内圧の慎重な管理が望まれる。

おわりに

マルファン症候群における気胸は若年期に発症することが多く再発率が高い。心大動脈病変の管理や再手術の可能性に留意しつつ，初発時から積極的な手術治療が望ましいと考えられる。

[文献]

1) Loeys BL, Dietz HC, Braverman AC, et al. The revised Ghent nosology for the Marfan syndrome. J Med Genet 2010 ; 47 : 476-85.
2) Chiu HH, Wu MH, Wang JK, et al. Losartan added to beta-blockade therapy for aortic root dilation in Marfan syndrome : a randomized, open-label pilot study. Mayo Clin Proc 2013 ; 88 : 271-6.
★3) Hall JR, Pyeritz RE, Dudgeon DL, et al. Pneumothorax in the Marfan syndrome : prevalence and therapy. Ann Thorac Surg 1984 ; 37 : 500-4.
4) Wood JR, Bellamy D, Child AH, et al. Pulmonary disease in patients with Marfan syndrome. Thorax 1984 ; 39 : 780-4
5) 大畑正昭, 小山 明, 大森一光, ほか. 健常者の気腫性肺囊胞保有頻度についての検討. 日胸 2000 ; 59 : 870-5.
★6) 石本真一郎, 大森一光, 村松 高, ほか. マルファン症候群に合併した自然気胸症例の検討. 日気胸囊疾会誌 2010 ; 10 : 105-9.
7) Karpman C, Aughenbaugh GL, Ryu JH. Pneumothorax and bullae in Marfan syndrome. Respiration 2011 ; 82 : 219-24.
8) 秋葉直志, 斉藤祐二, 山下 誠, ほか. Marfan症候群に合併した自然気胸の1手術例. 日呼外会誌 1995 ; 9 : 602-5.
9) 渡辺俊一, 佐藤日出夫. 自然気胸手術後に右主気管支狭窄により人工呼吸管理を要したMarfan症候群の1例. 日呼外会誌 1999 ; 13 : 148-51.
10) 甲斐陽一郎, 山岡 厚, 入田和男, ほか. 側彎矯正術中に一過性に換気不能となったマルファン症候群の1症例. 麻酔 1995 ; 44 : 868-73.

VII 続発性気胸

5 バート・ホッグ・デュベ症候群

小山 孝彦　加藤 良一

はじめに

1977年バート・ホッグ・デュベ症候群（Birt-Hogg-Dubé syndrome：BHDS）は遺伝性の皮膚症候群として報告された[1]。カナダ人医師Birt（皮膚科医），Hogg（病理医），Dubé（内科医）の3人は，遺伝性甲状腺髄様癌の家系内に皮膚過誤腫様病変が多発していることに注目し，この家系4世代70人の皮膚所見を詳しく調査した。その結果，25歳以上の成人37人中15人の頭頸部および上半身に，毛孔に一致した表面平滑な黄白色の小丘疹が多発しており，これらは病理組織学的に線維毛包腫（fibrofolliculoma），毛盤腫（trichodiscoma），線維性軟疣（acrochordon）と呼ばれる良性腫瘍で，常染色体優性遺伝の形式をとることを報告した。以後，この三徴を伴う皮膚疾患がBHDSと呼ばれるようになったが，現在ではこれらの皮膚病変はすべて同じものであるとされ，線維毛包腫と呼ばれている。

その後，BHDSは肺囊胞や気胸，腎腫瘍，大腸ポリープ，大腸癌など，さまざまな疾患を合併することが明らかとなった。2001年にはBHDSの原因遺伝子が同定され[2]，2002年Zbarらは，BHDSの33家系，223人を対象として，内臓疾患のリスクについて報告した[3]。それによると腎腫瘍（オッズ比 6.9）と気胸（オッズ比 50.3）の罹患率が有意に高く，皮膚，腎，肺病変がBHDSの三主徴と認識されるようになった。しかし，これらの病変すべてが発症するわけではなく，Gunjiらは皮膚・腎に病変がない，8人の原因不明の多発肺囊胞の患者の遺伝子を検索したところ，うち5例にBHD遺伝子の異常を認めたと報告し，肺病変のみでもBHDSを考慮しなければならないとしている[4]。また，病変によって発症する時期が異なっていることも明らかになっている。皮膚病変は通常25～35歳に発現し年齢とともに増加・増大し，腎腫瘍は40歳以降に増加，気胸の発症は20～40歳に多く，40歳以降は少なくなるといわれている[3]。

BHDSの確定診断には遺伝子検査が必要である。BHD遺伝子は17番染色体の短腕に存在し（17p11.2），14のエクソンを含み，腫瘍抑制蛋白の一つと考えられているfolliculin（FLCN）蛋白をコードする[2]。FLCN蛋白は皮膚，腎，肺を含むさまざまな臓器に発現しており，この蛋白の異常が各病変の発症に関与していると考えられている。

BHDSの肺病変

Toroらの報告によると，BHDS患者の89％に多発肺囊胞を認め，24％に気胸が発症していた。気胸の発症に関しては男女差はなく，発症年齢の中央値は38（22～71）歳で，平均発症回数は2回，気胸の最終発症年齢の中央値は42（22～75）歳であった[5]。

BHDSに合併する肺囊胞のCT所見には特徴がある。囊胞は中葉，舌区，下葉の，葉間面や縦隔側および肺底部優位に存在し，壁は薄い。大きさはさまざまで囊胞内あるいは囊胞に近接し血管を認めるとされ[2,4]，リンパ脈管筋腫症，ランゲルハンス細胞組織球症，リンパ球性間質性肺炎などとの鑑別を要する。一方，病理所見に関しては，症例報告は散見されるものの，BHDSに特異的な所見としての報告はない。

上述したようにBHDSは肺病変のみの場合もあり，肺囊胞・自然気胸はBHDSの診断の契機となる重要な症候の一つと考えられる。よってCT検診などで多発する肺囊胞，または家族歴がある気胸に遭遇した場合にはBHDSを念頭におく必要がある。

肺病変の治療

BHDSの肺病変はリンパ脈管筋腫症などとは異なり肺機能は良好で，呼吸不全への進行はないとされている[6]。予後は良好であるが，気胸を発症した場合は再発することが多いため，積極的に手術を考慮する必要がある。手術に際しては，すべての囊胞を切除することは困難な場合が多いため，責任病巣の切除だけでなく，再発予防に臓側胸膜の補強も時として考慮する必要性がある。補強材としてはポリグリコール酸シートのほかに，近年では再生酸化セルロース製の吸収性メッシュは癒着せず，再発予防に有用であるとの報告がある[7]。一方，癒着療法は完全な癒着を起こさせることが困難で，気胸が再発する場合も少なくない。不完全な癒着は後の手術を困難にするだけでなく，肺機能を損ねるため，症例の選定は慎重に行うべきである。

症例提示

39歳，女性。咳嗽で発症し左気胸と診断した（**図1**）。喫煙歴はなし。29歳時に右気胸の手術歴はあるが，左気胸は今回が初めてであった。胸部CTでは左舌区，肺底部優位に壁の薄い囊胞が散在していた（**図2**）。肺の虚脱はわずかで，1カ月程外来で経過観察していたが，気胸は改善しなかったため手術を行った。上葉を中心に小さいブラが散在していた。空気漏れは認めなかったため，大きく，責任病巣になり

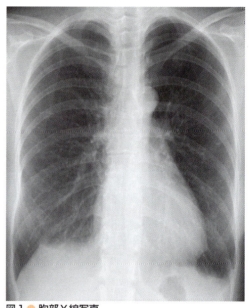

図1● 胸部X線写真
左気胸および少量の左胸水貯留を認めた。

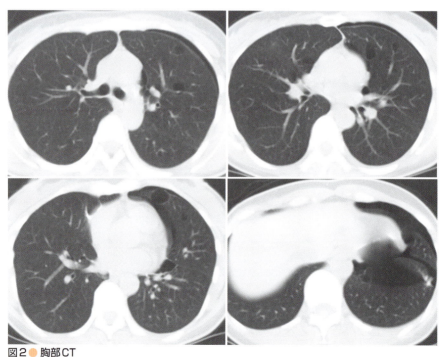

図2● 胸部CT
左舌区および肺底部優位に壁の薄いブラが散在しており，BHDSに特徴的な所見と考えた。

得るであろうと考えられた舌区および下葉横隔面のブラを中心に計4カ所を切除し，ほかの小さなブラは処理しなかった．術後経過は良好であった．病理検査では肺胞中隔の消失によると考えられる肺胞腔の開大と壁の薄い囊胞が認められ（**図3**），多発する囊胞性疾患としてBHDSが鑑別の一つに挙がった．本症例には皮膚病変は認めなかったが，母親には頸部，上肢に多発する疣贅と，気胸の治療歴があった．家族歴，CTおよび病理所見からBHDSを疑い，遺伝子検査を行った．FLCN遺伝子のエクソン13に4塩基欠失（c.1533_1536delGATG）が認められBHDSと診断された．遺伝子変異の形からは大腸腫瘍の発生する可能性が指摘された．その後，44歳時に右気胸が再発したが胸腔ドレナージで改善した．手術を希望せず経過観察中であるが，再発していない．大腸腫瘍検索のための便潜血検査と左腎に囊胞を認められたため超音波検査を定期的に行っている．

■ おわりに

肺囊胞・自然気胸はBHDSの診断の契機となる重要な症候の一つである．BHDSを見逃さないようにするためにも，その臨床的特徴について十分に理解することが必要である．

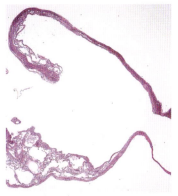

図3 ● 病理所見
肺胞中隔の消失によると考えられる肺胞腔の開大と壁の薄い囊胞を認めた．

[文献]

1) Birt AR, Hogg GR, Dubé WJ. Hereditary multiple fibrofolliculomas with trichodiscomas and acrochordons. Arch Dermatol 1977 ; 113 : 1674-7.
2) Schmidt LS, Warren MB, Nickerson ML, et al. Birt-Hogg-Dubé syndrome, a genodermatosis associated with spontaneous pneumothorax and kidney neoplasia, maps to chromosome 17p11.2. Am J Hum Genet 2001 ; 69 : 876-82.
★ 3) Zbar B, Alvord WG, Glenn G, et al. Risk of renal and colonic neoplasms and spontaneous pneumothorax in the Birt-Hogg-Dubé syndrome. Cancer Epideminol Biomarkers Prev 2002 ; 11 : 393-400.
4) Gunji Y, Akiyoshi T, Sato T, et al. Mutations of the Birt Hogg Dubé gene in patients with multiple lung cysts and recurrent pneumothorax. J Med Genet 2007 ; 44 : 588-93.
★ 5) Toro JR, Pautler SE, Stewart L, et al. Lung cysts, spontaneous pneumothorax, and genetic associations in 89 families with Birt-Hogg-Dubé syndrome. Am J Respir Crit Care Med 2007 ; 175 : 1044-53.
6) 郡司陽子, 秋吉妙子, 佐藤輝彦, ほか. 囊胞性肺疾患 Birt-Hogg-Dubé 症候群. 分子呼吸器病 2006 ; 10 : 464-7.
7) 栗原正利, 片岡秀之, 石川亜紀. LAM および BHD の病態を考慮に入れた気胸に対する胸腔鏡手術. 日気囊疾会誌 2009 ; 9 : 47.

VII 続発性気胸

6 ランゲルハンス細胞組織球症（histiocytosis X）

安彦 智博

はじめに

1953年にLichtensteinは好酸球性肉芽腫症，ハンド・シュラー・クリスチャン（Hand-Schüller-Christian）病，レテラー・シーベ（Letterer-Siwe）病の3疾患がいずれも組織学的に組織球の浸潤・増殖を特徴とすることからhistiocytosis Xと総括することを提唱した[1]。その後この組織球がランゲルハンス細胞（Langerhans cell：LC）と同じ由来であることが判明しランゲルハンス細胞組織球症（Langerhans cell histiocytosis：LCH）と呼ばれるようになった。肺LCHは肺実質に限局する未熟なLCの非腫瘍性増殖と，それに伴う好酸球浸潤による肉芽腫，および肺嚢胞形成を特徴とする原因不明の疾患で，10～25％の症例に気胸を合併する[2)3)]。

概　念

LCHは未熟なLCが増殖し，肺・骨・皮膚・下垂体・肝臓・リンパ節・甲状腺などの種々の臓器への浸潤を来す疾患で，病変が占拠する病巣数と臓器数により単一臓器限局型，単一臓器多発型，多臓器多発型に分類される[3]。成人LCHでは肺病変が主体で単一臓器型であるが骨や皮膚など他臓器にも病変がみられることがある。喫煙歴と強い関係があり，禁煙により改善する例も多く自然寛解および非進行例が多いとされてきた[4]。

疫　学

100万人当たり1～2人のLCHの成人症例が発生すると推定されている[5]。好発年齢は20～40歳で喫煙者が90％以上を占めており[2]，男女比は試験対象集団の喫煙率に応じてほぼ一致していると考えられる[4]。成人型LCHで最も一般的な罹患臓器は肺で，骨，皮膚がそれに続く。

病　因

肺LCHの病因は明らかでないが，タバコの煙により肺内神経内分泌細胞から分泌されるbombesin-like peptideがマクロファージからのサイトカイン産生を促進し，線維芽細胞の増殖を促進する機序[6]やタバコに含まれるtabacco glycoplotein に対するIL-2の産生抑制がLCの増殖を促進する機序[7]などが報告されている。

臨床像

自覚症状は乾性咳嗽，労作時呼吸困難，胸痛などだが，無症状のことも多く偶然撮影した胸部X線検査で異常を指摘され発見されることもある[2)8)]。また胸痛を訴え気胸を合併していることもしばしばみられる。

胸部単純X線写真（**図1**）では上肺野にびまん性，対称性に網状結節状陰影が認められ，後に嚢胞状，気腫状影を呈する。胸部高分解能

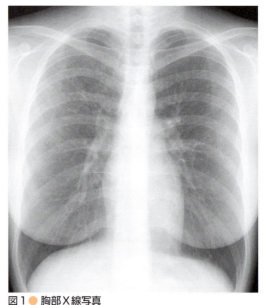

図1● 胸部X線写真
両側上肺野にびまん性に網状影が認められる。

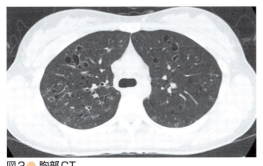

図2● 胸部CT
小葉中心性の結節と囊胞形成が認められる。

CT（**図2**）では上葉優位に小葉中心性の結節および囊胞が特徴である[9]。初期には粒状，小結節状から比較的壁の保たれた空洞状，囊胞状を呈するが，比較的均一な壁の薄い囊胞病変へと進行していく。肺気腫に類似した所見を呈するが残存する粒状影や空洞性結節影が鑑別となる。最終的に線維化による蜂窩肺に進行する例もあるが，特発性間質性肺炎のように肺野縮小が目立たない。FDG-PETがこの結節性陰影に一致して集積が認められるとの報告がある[10]。CT上，薄壁空洞性病変を呈する場合は肺リンパ脈管筋腫症との鑑別が，結節影に関しては肺結核，サルコイドーシス，多発血管炎性肉芽腫症（granulomatosis with polyangiitis：GPA，ウェゲナー肉芽腫）などとの鑑別が必要になる。診断は気管支肺胞洗浄（bronchoalveolar lavage：BAL）や経気管支肺生検（transbronchial lung biopsy：TBLB）でLC細胞の増加を証明することでなされる場合もあるが，困難なことが多く，外科的肺生検が望まれる[3]。

病理組織学的にはLCの浸潤増殖と好酸球の浸潤を伴う肉芽腫性病変を認めるのが特徴である。LCは免疫組織化学染色でCD1aとS-100蛋白が陽性を示し，電子顕微鏡像でバーベック顆粒の形成をもって識別される。治療としてはまず禁煙が重要で，それだけで自然寛解する例も多い[4]。禁煙が無効な場合は副腎皮質ホルモンや化学療法を試みたりするが，有用性は示せていない[10]。重症例や治療不応性と考えられる場合には肺移植も検討される。

謝辞：LCH患者の胸部CT・単純X線写真をご提供いただいた慶応義塾大学呼吸器内科・南宮湖先生に深謝いたします。

[文献]

1) Lichtenstein L. Histiocytosis X : integration of eosinophilic granuloma of bone, Letter-er-Siwe disease, and Schüller-Christian disease as related manifestations of a single nosologic entity. AMA Arch Pathol 1953 ; 56 : 84-102.

★ 2) Tazi A, Soler P, Hance AJ. Adult pulmonary Langerhans' cell histiocytosis. Thorax 2000 ; 55 : 405-16.

★ 3) 藤本圭作，久保惠嗣．若年発症COPD（若年性肺気腫），肺ランゲルハンス細胞ヒスチオサイトーシス（ヒスチオサイトーシスX），肺胞低換気症候群に関する全国疫学調査．平成18年度厚生労働省科学研究費補助金難治性疾患克服研究事業報告書．2008：41-2.

4) Vassallo R, Ryu JH, Schroeder DR, et al. Clinical outcomes of pulmonary Langerhans'-cell histiocytosis in adults. N Engl J Med 2002 ; 346 : 484-90.

5) Baumgartner I, von Hochstetter A, Baumert B, et al. Langerhans'-cell histiocytosis in adults. Med Pediatr Oncol 1997 ; 28 : 9-14.

6) Aguayo SM, Kane MA, King TE, et al. Increased levels of a bombesin like peptide in the lower respiratory tract of aysmptomatic cigarette smokers. J Clin Invest 1989 ; 84 : 1105-13.

7) Youkeles LH, Grizzanti JN, Liao Z, et al. Decreased tobacco-glycoprotein-induced lymphocyte proliferation in vitro in pulmonary eosinophilic granuloma. Am J Respir Crit Care Med 1995 ; 151 : 145.

8) Ryu JH, Colby TV, Hartman TE, et al. Smoking-related interstitial lung diseases : a concise review. Eur Respir J 2001 ; 17 : 122-32.

9) Diette GB, Scatarige JC, Haponik EF, et al. Do high-resolution CT findings of usual interstitial pneumonitis obviate lung biopsy? Views of pulmonologists. Respiration 2005 ; 72 : 134-41.

★10) Vassallo R, Ryu JH, Colby TV, et al. Pulmonary Langerhans'-cell histiocytosis. N Engl J Med 2000 ; 342 : 1969-78.

VII 続発性気胸
7 エーラス・ダンロス症候群

関 みな子

■はじめに

エーラス・ダンロス症候群（Ehlers-Danlos syndrome：EDS）は関節の過可動や皮膚の過伸展などに代表される，全身の結合組織の脆弱性に起因するさまざまな症状を来す遺伝性疾患である。肺病変としては肺出血・肺裂傷・嚢胞形成などが挙げられるが，病変が胸膜に及ぶと気胸や血気胸を来すことがある。本項では，最も重症で呼吸器病変の合併が多いとされる血管型EDS（Type IV EDS）を中心に，臨床上の特徴と留意点につき記述する。

■疾患の概要と分類

EDSはかつて10種類以上に分類されていたが，現在では表現型や遺伝様式などにより，6種類の主要病型に分類される[1]。発症率は，病型にもよるが数万から数十万人に1人とする文献が多いようである。しかし臨床症状の軽微なものは見逃されている可能性もあり，正確に把握するのは困難である。

EDSは時に呼吸器疾患を合併し，なかでも気胸の合併頻度は比較的高いが，医学中央雑誌で「Ehlers-Danlos症候群」「気胸」をキーワードに検索すると会議録を含め1985年以降の27件が抽出されるのみであり，日常臨床で遭遇することは極めてまれと思われる。

同じ病型であっても表現型には個人差が大きく，責任遺伝子は必ずしも臨床症状や発症臓器を規定するものではない。**表1**に主要病型を示すが，近年ではその6病型に分類できないEDSも指摘されている[1〜4]。このうちType IV EDSとも呼ばれる血管型EDSについては，動脈や消化管の破裂などの重篤な合併症が知られ，最も重症と考えられている。これらの合併症は小児期にはまれであるが，40歳までには80％の症例に影響を与えるとされる[5,6]。肺病変の合併例が多く報告されているのも血管型EDSであり，以下はこの病型について記載する。

表1 ● EDSの分類

Type of EDS	Former nosology	OMIM	Inheritance	Responsible gene
Classical	I	130000	AD	COL5A1. COL5A2
	II	130010	AD	COL5A1. COL5A2
Hypermobility	III	130020	AD	TNXB
Vascular	IV	130050	AD	COL3A1
Kyphoscoliosis	VI	225400	AR	PLOD1
Arthrochalasia	VIIA. VIIB	130060	AD	COL1A1. COL1A2
Dermatosparaxis	VII.C	225410	AR	ADAMTS2
Others	V	305200	XR	
	VIII	130080	AD	
	X	225310	AR	
	XI	147900	AD	
Newly defined		130070	AR	XGPT1
		300537		FLNA
		606408		TNXB

OMIM：online mendelian inheritance in man, AD：autosomal dominant, AR：autosomal recessive, XR：x-linked recessive.

血管型 EDS

●血管型 EDS の臨床像

　血管型 EDS は，COL3A1 遺伝子の異常に起因する常染色体優性遺伝の疾患であるが，約半数は孤発性であると言われている[5)6)]。責任遺伝子である COL3A1 は Ⅲ 型コラーゲンの生成に関与しており，Ⅲ 型コラーゲンは血管や消化管・また肺に比較的多く存在するため，動脈解離や破裂，消化管破裂，血気胸などを併発する。結合組織の脆弱性に起因する臨床症状は全身・多岐にわたり，薄く透過性のある皮膚，やせた頰や尖った細い鼻などの特徴的な顔貌，易出血性（過度のあざなど），関節の過伸展といった理学所見のほか，腱や筋の断裂，動脈・消化管あるいは妊娠中の子宮の破裂，鼠径ヘルニア，早期発症の静脈瘤などが報告されている。呼吸器病変では，繰り返す肺出血および気道出血，肺野の囊胞性病変，気胸や血気胸などが挙げられる。胸膜や胸腔内の血管に病変が及ぶ場合は，血気胸や大動脈瘤，動脈解離などの所見を認める。

　多くは血管の破綻による血腫形成に伴う症状を訴えて来院し，皮膚所見や関節の過可動，家族歴などから本症を疑うが，既往として気胸の病歴を持つことも傍証の一つとなる。気胸や喀血などの呼吸器症状のみで本症と診断された症例もあるが，発症早期に診断されることは極めてまれである。

　画像上は，ほかの臓器と同様肺においても，組織の脆弱性に起因したさまざまな所見が認められる。本症ではしばしば肺実質の破裂による空洞性あるいは囊胞性陰影がみられるが，これらは胸部外傷時の肺裂傷および外傷後性肺囊胞と同一の画像所見を呈する。囊胞以外の所見としては，出血によるすりガラス陰影・浸潤影および血腫による腫瘤形成，血腫が器質化して生じた結節影などが挙げられるが，いずれも肺実質の脆弱性や易出血性に付随して生じたものであり，特異的ではない[7)]。発症の時期によって多彩な病変が混在するため画像所見は複雑であり，肺組織の脆弱性と囊胞を形成する幅広い疾患が鑑別診断の対象となる。

●血管型 EDS と気胸

　本症に気胸を合併しやすいのは，しばしば肺に気腫性病変がみられることに起因すると思われる。血管壁の破綻に先行して肺胞壁が断裂するのか，あるいは繰り返す肺出血で血腫が生じそれが増大して周囲の脆弱な肺実質が破壊されたのか，病変の発生機序に関しては必ずしも明確にされていない[4)8)]が，河端らは本症での本質的で特異的な肺病変は肺組織の非外傷性断裂であると述べている。出血や気腫性病変も軽微な肺胞壁障害に伴う像であり，間質気腫に伴うブレブの部位にチェックバルブ機構が働くと気胸の原因になると推測している[8)]。

　図1〜3に本邦で報告された血管型 EDS の気胸発症例の臨床画像を示す[9)]。透過性のある薄い皮膚（図1）や対側肺の結節陰影（図2）など，本症を疑う根拠となる所見は認められるものの，胸部単純 X 線写真のみで本症を疑うことは困難であり，日常臨床においては，一般的な自然気胸として処置されることは十分考えられる。諸家の報告をみても，気胸に対して施行された胸腔ドレナージや手術操作そのものは通常通りなされているようであり，合併する呼吸器疾患から重篤な状態に陥った症例の報告はない。しかしながら，本症では破綻する血管に好発部位はなく，時として重篤な事態を併発する可能性があり，血管造影や内視鏡検査は原則として禁忌である[2)6)]。肺野においては多発する空洞性病変や浸潤影などの多彩な画像所見を示す（図3）ため，経気管支肺生検や外科的肺生検の適応と判断される可能性があり注意を要する。まずは本疾患の可能性を疑い，理学所見を細かく確認することと詳細な既往歴および家族歴の聴取を行うことが必要である。皮膚生検後に創傷治癒が遷延した症例の報告もあり，診断のための手技はなるべく侵襲の低いものから考

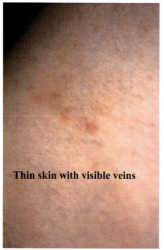

図1● Translucent skin
Skin examination showed thin and translucent skin.
(Ishiguro T, Takayanagi N, Kawabata Y, et al. Ehlers-Danlos syndrome with recurrent spontaneous pneumothoraces and cavitary lesion on chest X-ray as the initial complications. Intern Med 2009 ; 48 : 717-22 より引用)

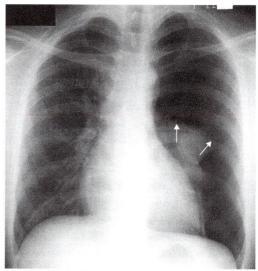

図2● 胸部X線写真
Chest X-ray on admission showed nodules in the middle lung field of the right lung.
(Ishiguro T, Takayanagi N, Kawabata Y, et al. Ehlers-Danlos syndrome with recurrent spontaneous pneumothoraces and cavitary lesion on chest X-ray as the initial complications. Intern Med 2009 ; 48 : 717-22 より引用)

慮すべきである．安易な肺生検は慎み，気胸に関するドレナージや外科手術を含む侵襲的処置を行う際には，十分に適応を検討したうえで，可及的に愛護的手技を心がけるべきである．

● 診断と治療

本症の診断には，Ehlers-Danlos National Foundation（米国）とEhlers-Danlos Support Group（英国）により1997年に提案された，大基準および小基準からなる臨床診断基準（**表2**）が用いられている[1]が，確定診断には皮膚線維芽細胞を用いたコラーゲン産生異常の証明と遺伝子解析が必要である．鑑別疾患としては，同じ常染色体優性遺伝性疾患で動脈瘤など類似の病態を示す疾患として，マルファン（Marfan）症候群やロイス・ディエツ（Loeys-Dietz）症候群などが挙げられる．また，他型のEDSも鑑別疾患となる．

本症には確立された有効な治療法はなく，平均生存期間は48歳と予後不良である[5)6)]．合併症を起こさぬため，身体の接触を伴うスポーツや，激しい運動やトレーニング，スキューバダイビングなどは回避すべきである．抗血小板薬および抗ビタミンK薬などの投与は避け，妊娠中は厳重な観察が必要となる[2)4)6)]．このように本症の患者は日常の活動においても制限が多く，気胸発症時の処置に十分に注意を払うことはもちろん，治療後の生活についてもケアが必要である．

■ おわりに

EDSはまれな疾患であり，気胸の合併例についても症例報告が散見されるのみである．全身の結合組織が脆弱であることから種々の合併症が認められ，医学的処置を含む軽微な外傷から重篤な出血を来す可能性がある．理学所見や既往歴・家族歴を詳細に検討し，気胸に対するドレナージや手術などの侵襲的治療については慎重に適応を判断のうえ，愛護的操作を心がけるべきである．

謝辞：稿を終えるにあたり，貴重な臨床画像をご提供いただいた埼玉県立循環器・呼吸器病センター 星永進先生に深謝致します．

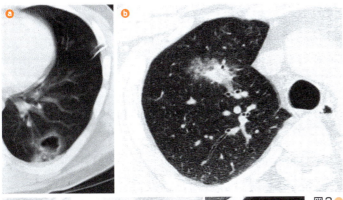
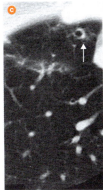
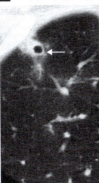
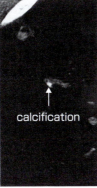

図3 ● 胸部CT

ⓐ Chest CT showed a thin-walled cavity in the left lower lobe.

ⓑ Chest CT obtained in 2002 shows consolidation in the right upper lobe.

ⓒ Chest CT obtained in 2003. Small cavitary lesions are shown in the right upper lobe（左，中央）. Calcification was also found（右）.

(Ishiguro T, Takayanagi N, Kawabata Y, et al. Ehlers-Danlos syndrome with recurrent spontaneous pneumothoraces and cavitary lesion on chest X-ray as the initial complications. Intern Med 2009 ; 48 : 717-22 より引用)

表2 ● 血管型EDS：ビルフランシュ診断基準

Major Diagnostic Criteria	Arterial, digestive or uterine fragility or rupture
	Thin, translucent skin
	Extensive bruising
	Characteristic facial appearance
Minor Diagnostic Criteria	Positive family history, sudden death in a close relative
	Acrogeria
	Hypermobility of small joints
	Tendon and muscle rupture
	Talipes equiovarus (clubfoot)
	Early onset varicose veins
	Spontaneous pneumothorax or hemothorax

(Beighton P, De Paepe A, Steinmann B, et al. Ehlers-Danlos syndromes : revised nosology, Villefranche, 1997. Ehlers-Danlos National Foundation (USA) and Ehlers-Danlos Support Group (UK). Am J Med Genet 1998 ; 88 : 31-7 より引用)

［文献］

1) Beighton P, De Paepe A, Steinmann B, et al. Ehlers-Danlos syndromes : revised nosology, Villefranche, 1997. Ehlers-Danlos National Foundation (USA) and Ehlers-Danlos Support Group (UK). Am J Med Genet 1998 ; 88 : 31-7.

2) Germain DP. Ehlers-Danlos syndrome type IV. Orphanet J Rare Dis 2007 ; 2 : 32.

3) 渡邉 淳, 島田 隆. Ehlers-Danlos症候群の基礎. 日胸 2011 ; 70 : 319-28.

4) 青島正大. 全身性疾患に伴う呼吸障害：エーラス・ダンロス症候群. 呼吸 2010 ; 29 : 646-51.

5) Pepin MG, Schwarze U, Superti-Furga A, et al. Clinical and genetic features of Ehlers-Danlos syndrome type IV, the vascular type. N Engl J Med 2000 ; 342 : 673-80.

6) Pepin MG, Byers PH. Ehlers-Danlos Syndrome Type IV. synonyms : EDS Type IV ; Ehlers-Danlos syndrome, vascular type. GeneReviews™ [Internet]. Initial Posting : September 2, 1999, Last Update : May 3, 2011.

7) 酒井文和, 叶内 哲, 渡辺 哲, ほか. 血管

型 Ehlers-Danlos 症候群の肺病変. 画像診断 2011；70；339-44.
8) 河端美則, 渡辺 哲. 血管型 Ehlers-Danlos 症候群に見られる胸膜肺病変の病理. 日胸 2011；70：345-56.

9) Ishiguro T, Takayanagi N, Kawabata Y, et al. Ehlers-Danlos syndrome with recurrent spontaneous pneumothoraces and cavitary lesion on chest X-ray as the initial complications. Intern Med 2009；48：717-22.

VII 続発性気胸

8 肺気腫

藤本 博行　水渡 哲史

はじめに

　肺気腫に伴う気胸（図1）に関しては，高齢で低肺機能者が多く他疾患を合併している場合も多い。なかでも慢性閉塞性肺疾患（chronic obstructive pulmonary disease：COPD）を合併している割合が高い。自然気胸を原発性，続発性と分類した場合に，COPDが続発性気胸の原因では一番多い。肺気腫の胸部CTでは，肺実質が疎になっている所見を認める。COPDを合併し肺気腫が重度の場合は，肺全体にエアーがトラップされた状態である。COPDを合併し重度の肺気腫に気胸を合併した症例の胸部CTを示した（図2）。

　このような患者では，❶X線写真上の肺虚脱に比し症状が強い。もともと、低肺機能であるうえに，肺の虚脱により，ガス交換能力の低下が顕著である。❷治療後も再発率が高い。肺実質が疎となっていたり，間質性肺炎なども認めることが多く，空気漏れ部の組織修復能が低く，治癒機転が進みにくい。また，肺実質が疎であることにより，肺は脆弱である。手術による治療では縫合に伴う空気漏れに難渋する場合も多い。近年わが国では，高齢化社会に呼応し続発性気胸患者が増加してきている。70歳以上の高齢者続発性気胸に対する外科治療[1]では呼吸機能障害（COPD）に起因する低栄養状態に着眼している。この報告では，対象35症例中5症例が手術死亡および在院死亡した。5症例の平均ではBMI 14.7，TP 5.9 g/dl，Alb 3.1 g/dlといずれも低値であった。

　肺気腫に伴う気胸の手術治療は，ためらうことも多い。まず，保存的治療が第1選択となる。保存的治療による治癒が困難な場合に，手術による治療が選択となる。

保存的治療

●胸腔ドレナージ

　肺気腫に続発する気胸の症例ではドレーンの留置が長期となる場合が多い。ドレーンは3週間以上の留置により膿胸の合併頻度が上昇するとされる。したがって長期ドレーン挿入者には，胸腔ドレーンの挿入部位を変更することも必要になる。使用するドレーンは，従来より先端開口ドレーンが使用されてきた。気腫化の肺では空気漏れの量が多いことがある。胸腔ドレーン1本だけでは胸腔内が十分にドレナージできない症例もある。このような場合は，さらに2本目の胸腔ドレーンを挿入することもある。あるいは，柔軟性と広い吸引域などの特性を有用と考え，縦溝型シリコンドレーン（ブレイク™シリコンドレーン）が極めて有用との報告がある。ブレイク™ドレインは1984年Dr. Larry Blakeにより考案，実用化された。内腔を有さず外周4列の縦溝を介して吸引するシリコン製のドレーンである[2]。先端開口ドレーンでは，気腫性肺の気胸の場合には大口径のサイズを選択することが多いが，内腔を保つために太く固く挿入時の疼痛の訴えは強い。ドレーン挿入期間も一般的には長期の場合が多い。この点，ブレイク™ドレインはシリコン製で内腔を保つ必要もないため，挿入期間の疼痛の訴えは少ない。また，先端開口ドレーンでは吸引孔が先端に固まっている。気腫性肺がある程度拡張した場合にはドレナージされない死腔が生じやすく，死腔の空気がドレーン挿入部より皮下に漏れ皮下気腫の原因となることもある。

●胸膜癒着療法

　癒着材として，❶自己血，❷ミノマイシン，

141

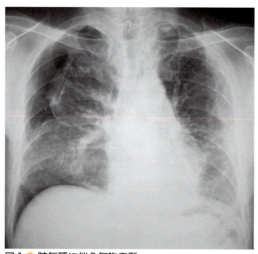

図1 ● 肺気腫に伴う気胸症例

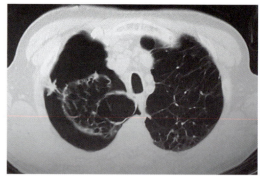

図2 ● 胸部CT

❸ピシバニール（OK-432）などが挙げられる。それぞれの具体的注入量は，❶自己血では大腿静脈から穿刺採血した200 mlを，❷ミノマイシンでは300〜400 mgを生食30 mlに溶解して1％キシロカイン20 mlとともに胸腔内へ注入し，❸OK-432では5〜10 KEを生食50 mlに溶解して胸腔内に注入するとの報告がある[3]。

薬剤注入後はドレーンから延長したチューブを，体より高い位置を経由させることにより注入薬剤の胸腔内からの流出を防ぎつつ，気体の流出を妨がないようにする。仰臥位，両側臥位，腹臥位の順で15分ずつ行い，1セット1時間で合計2セット体位変換を行う。施行後12〜24時間でチューブを元の高さに戻して経過観察する。48時間以上空気漏れが消失していることを確認してからチューブを抜去する。空気漏れが持続する症例には再度癒着療法を施行するか，外科療法を施行する[3]。癒着療法後にドレーンがつまり，皮下気腫が急速に増悪する場合があるので，ドレーン管理には注意が必要である。

癒着療法を施行した場合には，癒着により，その後の外科的治療が困難となる。適応には十分な検討が必要である。

● 気管支充填術

従来，充填材としてオキシセル綿，フィブリン糊などが用いられていたが，確実性，持続性において十分とは言えなかった。現在では固形シリコンEWS®（Endobronchial Watanabe Spigot）を用いた充填が有効との報告がある[4]。

外科的治療

肺気腫の気胸の手術には自動縫合器を用いた囊胞切除が一般的であるが，肺気腫では囊胞の境界が不明瞭な症例が多く，囊胞の一部を残して切除せざるを得ない場合もある。

焼灼術は肺気腫では囊胞の境界が不明瞭な症例が多く有効でないとする報告もある[5]。

● 自動縫合器を用いた囊胞切除

切除ラインを囊胞部位ではなく，可能な限り肺実質が残っている部位で切除するように努める。囊胞部位での切除は術後肺瘻が遷延する原因となり得る。切除ラインよりの肺瘻を予防するため縫合時にプレジェット（非吸収性フェルト）を用いることが望ましい。

切除断端にポリグルコール酸（PGA）シートやフィブリン糊を使用する場合も多い。空気漏れの原因となっている囊胞部位の可及的な切離，縫合が治療の基本である。

● 自動縫合器を用いない場合

重度の肺気腫の症例では，責任病巣の切除ラインを同定するときに苦慮する。責任病巣を含んだ気腫性肺の部位を切除した結果，肺がほとんど残存しないという結果になってしまう可能性がある。このような気腫化の強い症例では，

可及的に気胸の責任病巣の囊胞を開放，あるいは切除して縫縮することになる。この場合，非吸収性のプレジェットでは空気漏れが止まらず，治療に難渋することもある。自己胸膜を10 mm大に切除してプレジェットとして使用して縫縮することにより空気漏れが止まった症例も多い。

［文献］
★ 1）川島　修，懸川誠一，伊部崇史，ほか．70歳以上の高齢者続発性気胸に対する外科治療．胸部外科 2011；64：299-303．
2）塚田　博，齋藤紀子，手塚康裕，ほか．中高年の続発性自然気胸に対するシリコンドレーン（BLAKEドレーン）による胸腔ドレナージ．日呼外会誌 2013；27：428-34．
3）岡田尚也，成田吉明，井上　玲，ほか．難治性気胸に対する胸膜癒着療法の臨床的検討．臨と研 2012；89：1251-5．
4）渡辺洋一，松尾圭祐，玉置明彦，ほか．難治性気胸，気管支瘻に対するEWS（Endobronchial Watanabe Spigot）を用いた気管支充填術の有用性．気管支学 2001；23：510-5．
5）山本真一，大谷真一，光田清佳，ほか．自然気胸に対するソフト凝固法を用いた囊胞焼灼術．胸部外科 2011；64：266-70．

VII 続発性気胸

9 肺吸虫症

成毛 聖夫　木下 智成

はじめに

これまで約16種類の肺吸虫からのヒトへの感染による発症が報告されており，東アジア，西アフリカ，南北アメリカ大陸など世界中に分布している[1]。本邦での年間患者数は推定20〜30例程度であるが，続発性気胸の原因として内服治療の併用が有効なため念頭においておくべき疾患である。

本症の感染症はかつての淡水産カニの食習慣により日本全国各地に流行地が存在したが，食品衛生管理の啓蒙活動や食習慣の改善により1970年代までに減少した。そのため，近年の発症事例は散発的な淡水産カニ摂取によるもの[2]や，主に九州地方のイノシシ生肉の食習慣によるものであった。また最近では在日外国人による出身地固有の非加熱調理法による感染や，そうした酒宴をともにした日本人が感染発症した事例，都心部での発症[3]も報告されている。食のグローバル化とグルメ嗜好による食材や調理法の多様化と相まった，本来わが国にない食文化の流入といった背景も本症の診療において留意すべき点となっている。

臨床上問題となる肺吸虫

本邦にはウエステルマン肺吸虫，大平肺吸虫，小形大平肺吸虫，佐渡肺吸虫，宮崎肺吸虫の5種の肺吸虫症が生息するが，臨床上問題となるのはウエステルマン肺吸虫と宮崎肺吸虫症である。ウエステルマン肺吸虫のヒトへの感染は1880年に[4]，宮崎肺吸虫症では1973年に[5]初めて確認された。

肺吸虫のヒト感染の経路

肺吸虫の感染幼虫（メタセルカリア）は70℃5分間の加熱で死滅する[6]が，この感染幼虫が寄生するサワガニ，モクズガニ（第2中間宿主）や，これらを捕食したイノシシ（待機宿主）の筋肉内の未成熟虫を生食したり調理不完全な状態で経口摂取することにより感染が成立する。

本邦ではモクズガニなどの淡水産カニを生食する習慣はほとんどないが，実際の事例としては，本症流行地において好んで食べられていたモクズガニの身をみじんに叩きつぶし，そのこし汁を味噌汁に入れる「カニ汁」の調理の際の包丁，生板，手指に付着した感染幼虫がほかの食べ物に付着してヒトへ感染する報告がある[7]。

一方，海外の食習慣による非加熱調理法による感染事例としては，タイ料理の生の淡水産カニを塩漬けにしてパパイヤの千切りに混ぜるサラダ「ソムタムプー」，11月に好まれる生の淡水産カニを短時間中国酒と醤油につけただけの「酔蟹」などの料理による[8]。

ヒト体内での移行経路

経口摂取した幼虫は，ヒト小腸内で脱嚢し，腸管壁を貫通し腹腔内に出る。腹壁筋内や肝臓などの実質臓器に一時的に侵入して一定の発育をした後に，横隔膜を自ら穿通し胸腔内へ入る。胸腔内へ達するのは感染後6週間以降である。

さらに胸膜を貫き肺実質内へ侵入し，周囲に「虫嚢結節」を形成しその中で成虫へと成熟する。その後，感染後8週間以降の時期に産卵が始まる。

肺吸虫による気胸の発症機序

ウエステルマン肺吸虫は臓側胸膜を貫いて肺実質内へ寄生するが，宮崎肺吸虫症はヒトが好適宿主ではないため胸腔内へ達した段階で発育

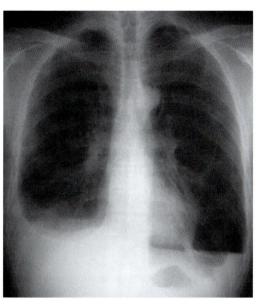

図1 ウエステルマン肺吸虫症による左気胸
(川崎市立井田病院外科より借用)

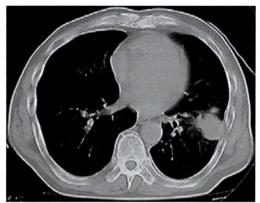

図2 ウエステルマン肺吸虫症にみられた左肺結節影
(成毛聖夫,渡辺真純.サワガニ生食により感染したと推測されたウエステルマン肺吸虫症の一例.永寿総合病院紀要 2005;17:90-4 より引用)

が止まり,一般的には肺へ寄生して成虫になりにくいとされる。通常,たとえ肺に侵入しても胸腔内へ脱出する。またウエステルマン肺吸虫感染のうち,特にサワガニを捕食したイノシシ生食による,染色体数が2倍体型(有性生殖型)の肺吸虫のヒトへの単数感染では,宮崎肺吸虫感染のように肺へ感染しにくいため虫嚢を形成せず,胸腔内を徘徊する[9]。

つまり,腹腔内で発育した幼虫が,上述のように感染幼虫を経口摂取してから約6週間以降に横隔膜を穿通し胸腔内へ入り込む際,臓側胸膜を貫いて肺実質へ侵入する際,あるいはヒトを好適宿主としない肺吸虫の場合に成虫となれない未成熟虫が肺から胸腔へ脱出する際のいずれかに気胸を発症する可能性が考えられる。

また,気胸のほか胸水貯留,胸膜炎などを同時に認めることがある。こうした胸膜刺激症状の発症までの潜伏期間は長いものでは1年以上の遅発症例の報告もあり[10],気胸発症の病態にはなお複雑な要因も考えられる。

臨床検査所見と確定診断

感染後8〜10週間経った感染晩期には喀痰や糞便からの虫卵または虫体の検出により診断が確定するが,早期診断には無効で検出率が高くない。特異抗体・抗原検査などの有用な補助診断法や臨床所見から総合的に診断する。

●問診

イノシシやシカ,淡水産カニ食歴,また,こうした機会の可能性のある渡航歴,職業歴,宴席参加についての問診は肺吸虫症を疑う有力な情報となる。

●臨床検査

❶ 胸部X線写真(**図1,2**):肺内病変は,虫体の移動による肺病巣の移動,多発病巣,結節影,空洞性輪状影,浸潤影など多彩で,結核腫や肺癌との鑑別を要する陰影であることがある。また胸膜病変として,気胸,胸水貯留,胸膜肥厚所見がある。

❷ 末梢血液像検査:好酸球増多。

❸ 免疫血清検査:IgE上昇。1,000 IU/ml 以上の高度上昇例も少なくない[11]。

❹ 特異抗体・抗原検査:現在肺吸虫の診断には,抗体検査として酵素抗体法(enzyme-linked immunosorbent assay:ELISA)が最も有用な検査法として用いられている。一方,抗原検査としてはウエステルマン肺吸虫抗原に対するモノクローナル抗体を用いたウエスタンブロット法が開発されている。

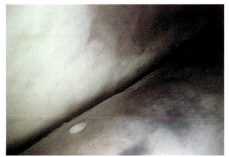

図3 ● ウエステルマン肺吸虫症による胸膜変化（胸腔鏡下手術所見）
（川崎市立井田病院外科より借用）

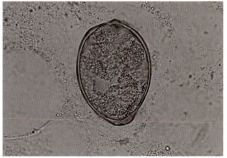

図4 ● 喀痰細胞診で検出したウエステルマン肺吸虫の有蓋卵（×40）
（成毛聖夫，渡辺真純．サワガニ生食により感染したと推測されたウエステルマン肺吸虫症の一例．永寿総合病院紀要 2005；17：90-4 より引用）

❺遺伝子核酸検査：虫卵と幼虫をサンプルとして用いたpolymerase chain reaction（PCR）は肺吸虫の種別の診断に有用である[12]。

❻胸水検査：好酸球増多，滲出性胸水の貯留。

❼胸腔鏡検査：胸膜は線維性肥厚し膿苔付着を時に認める（図3）。病巣の存在する末梢肺の切除標本で胸膜と気管支周囲に好酸球浸潤を示す肉芽腫性炎症を認め，時に肉芽腫の中心に虫卵を認める。なお，胸腔内観察時には幼虫の横隔膜貫通部に線維性癒着や結節などを認めることがあるため[9]，横隔膜の十分な観察が肝要である。

❽虫卵検査（確定診断）（図4）：喀痰（時に血痰），肺胞洗浄液，糞便からの虫卵の証明。胸水からも虫卵を検出することがある。特に宮崎肺吸虫症などでは肺に寄生し難く肺内で成虫になりにくいので，虫卵の検出率は低い。

■ 治 療

❶肺虚脱に対する胸腔持続ドレナージ。

❷内服治療：プラジカンテル（ビルトリシド®）75 mg/kg/日 3×3日間（投与量や日数は統一されていない）。

[文献]

1) Zarrin-Khameh N, Citron DR, Stager CE, et al. Pulmonary paragonimiasis diagnosed by fine-needle aspiration biopsy. J Clin Microbiol 2008；46：2137-40.
2) 成毛聖夫，渡辺真純．サワガニ生食により感染したと推測されたウエステルマン肺吸虫症の一例．永寿総合病院紀要 2005；17：90-4.
3) 田中希宇人，猶木克彦，扇野圭子，ほか．喀痰の鏡検で診断されたウエステルマン肺吸虫症の1例．日呼吸誌 2013；2：633-6.
4) Manson P. Distoma ringer. China imperial maritime customs. Medical reports, 20th issue. 1881；April-Sept：10-2.
5) 横川宗雄，荒木国興，斉藤祺一，ほか．最近関東地区に多発した宮崎肺吸虫症について：特に免疫血清学的診断法について．寄生虫誌 1974；23：167-79.
6) 田中 寛．ウエステルマン肺吸虫．森下哲夫，監．新寄生虫病学．第10版．東京：南山堂，1984：85-90.
★ 7) 横川宗雄．肺吸虫の疫学．公衆衛生 1952；11：19-25.
8) 湯峯克也，藤原 寛，紙森隆雄，ほか．輸入上海ガニが原因と考えられるウエステルマン肺吸虫の集団感染例．日呼吸会誌 2003；41：186-90.
★ 9) 横川宗雄．肺吸虫症研究の歩み．千葉医学 1984；60：279-87.
10) 加藤知子，大野彰二，萩原真一，ほか．繰り返す気胸と移動する浸潤影を呈した宮崎肺吸虫の1例．日胸 2001；60：672-7.
11) 床島眞紀，迎 寛，佐野ありさ，ほか．ウエステルマン肺吸虫症23例の臨床的検討．日呼吸会誌 2001；39：910-4.
12) Sugiyama H, Morishima Y, Kameoka Y, et al. Polymerase chain reaction (PCR)-based molecular discrimination between Paragonimus westermani and P. miyazakii at the metacercarial stage. Mol Cell Probes 2002；16：231-6.

VII 続発性気胸

10 AIDS

堀尾 裕俊　味澤 篤

■背景と頻度

ヒト免疫不全ウイルス（human immunodeficiency virus：HIV）感染患者の気胸発症頻度であるが，入院1,000件あたり11.2件（1.12%）であり，非HIV感染患者の頻度（入院1,000件あたり0.06件）と比較して極めて高いことが報告されている[1]。また，HIV感染患者にニューモシスチス肺炎（Pneumocystis pneumonia：PCP），細菌性肺炎，肺結核などの合併があるとその頻度がさらに増加することも周知となっている。

Ingramら[2]はHIV感染患者39名に発症した60件の気胸を検討している。それによると，医原性（CVカテーテル挿入，CTガイド下経皮生検，経気管支肺生検などによるもの）21例と外傷による2例を除いた自然気胸37例中32例（86%）がPCP治療中もしくは治癒後に発症していた。またAfessa[3]によればHIV感染入院患者1,097例中13例（1.2%）に気胸を認め，医原性と外傷5例を除いた8例中PCP4例，細菌性肺炎3例，抗酸菌1例と報告している。Riveroらの報告[4]によっても，HIV感染患者9,831例に発症した気胸105例（1.06%）中，原因を特定できなかったもの16例（15.2%），細菌性肺炎36例（34.3%），PCP31例（29.5%），肺結核17例（16.2%）と報告している。多くの報告をまとめると，HIV感染患者の気胸発症頻度は1～2%，PCPの合併がある場合の気胸発症頻度は5～10%であった[5]。

■病因

ではなぜHIV感染患者，特にPCP合併患者には気胸発症頻度が高いのであろうか？ HIV感染患者に合併したPCP経過中に肺囊胞性病変の出現を10～35%認めたとの報告もある[5]。この囊胞および気胸発生機序として，❶肺末梢の小壊死巣が空洞，囊胞を形成し直接胸腔へ穿破する場合，❷小壊死巣が気管支と交通してチェックバルブ機構で急速に増大し，破裂する場合，❸小壊死巣が胸膜下に穿破し，囊胞を形成して破裂する場合，などが記載されている[6]。病原体であるニューモシスチス原虫そのものにプロテアーゼやエラスターゼ産生誘導作用があるため，壊死による空洞・囊胞形成を促進しやすいことも指摘されている[7]。PCPに対するペンタミジン吸入が気胸の危険因子であるとの指摘もあるが，原疾患そのものが危険因子であるため否定的な意見もある。Highly active antiretroviral therapy（HAART）以降はHIV感染患者の予後が劇的に改善したため，重症PCP管理に人工呼吸器が積極的に用いられるようになった。このことは気道内が陽圧となることを意味し，さらに気胸の発症が促進されることは想像に難くない。Pastoresら[8]はPCP合併気胸50例中15例が人工呼吸器管理中に発症したと報告している。当院でも人工呼吸器管理を行った重症PCP9例中5例に気胸を発症しており，PCPに対する人工呼吸器管理は気胸発症の危険因子といえる。

細菌性肺炎や肺結核合併例に関してはこれまではっきりとした発症機序についての報告はないが，それらの病巣が胸膜直下の肺実質内に存在すればPCPと同様な機序で発症すると推測される。

■治療

HIV感染患者に発症した気胸の治療方針は非感染患者のそれと大きな違いはない。Asboeら[9]は気胸の程度により経過観察か，胸腔ドレナー

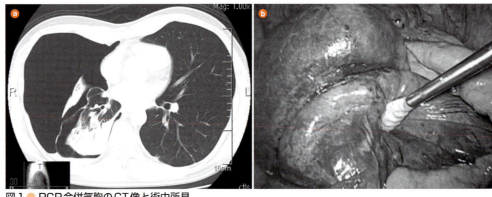

図1 ● PCP合併気胸のCT像と術中所見
ⓐ 気胸発症時CT：右上中葉は虚脱し，PCP発症時には存在しない広基性嚢胞形成を下葉に認める。嚢胞内部には液体貯留も認める。
ⓑ 術中所見：右下葉は横隔膜面を除いてほぼ全体が嚢胞化し，触診で容易に臓側胸膜が肺実質より剥離された。S^{10}嚢胞壁に裂孔があり，空気漏れと血液の漏出を認めた。

ジかを決定し，ドレナージのみで空気漏れが消失しないようなら胸膜癒着療法（tetracycline, doxycyclineなどの胸腔内投与）を，その不成功例は外科治療に移行させるとしている。Ingramら[2]も同様の方針を提唱しているが，空気漏れ遷延の責任気管支描出のための選択的気管支閉塞やキセノン換気は不成功に終わり，気管支内腔フィブリン注入も無効であったことを報告している。外科治療への移行のタイミングであるが，Asboeら[9]はドレナージ管理が長期化すると感染リスクの上昇と生活の質（quality of life：QOL）低下を来すため，空気漏れ遷延例は早期に手術を考慮すべきとしている。PCP関連気胸に多いとされる再発例や両側気胸例は手術の絶対適応であることは非HIV感染患者の気胸と同様である。

外科治療であるが，欧米からは胸腔鏡下タルク散布，開胸胸膜切除・横隔膜面焼灼，胸腔鏡下胸膜切除が報告されているが，大半は内科的治療で治癒するため，手術移行例はわずかしかないのが現状である。殊にPCP関連気胸はもともと免疫能低下例であり，肺虚脱高度例・両側性気胸例も多いため呼吸不全に陥りやすく，人工呼吸器管理になることはまれではない[2]。よって全身麻酔非適応例が多いことからも手術例が少ないのであろう。当院の手術経験であるが，PCP関連気胸に認められる嚢胞も非HIV感染患者のそれとは違い，嚢胞基部と正常胸膜との境界がはっきりせず，広範なものが多い印象があり，嚢胞切除範囲の決定に難渋した症例があった（**図1**）。

予後

Afessa[3]が報告しているように，ほとんどのHIV感染患者の気胸はドレナージのみか，内科的もしくは外科的胸膜癒着術で治癒し，気胸そのものの予後は非HIV感染患者と同様と思われる。気胸併発HIV感染患者の予後を左右するのは併存疾患，特にPCPの重症度と考えられる。Ingramら[2]はPCPに罹患していない気胸患者の80％は治癒したが，PCP合併例はその管理に難渋し，死亡率も50％（非PCP合併例は25％）と予後も不良であったと報告している。さらに人工呼吸器管理を行った気胸併発HIV感染患者の死亡率は全体で45％であり，PCP合併例に限れば死亡率は100％であったと報告している。当院でも重症PCPを人工呼吸器管理とし，気胸を併発した5例全例が呼吸器を離脱することなく死亡した（**図2**）。Pastoresら[8]も同様の報告をしており，PCP人工呼吸器管理中に発症した気胸は極めて予後不良である。

まとめ

HIV感染患者の気胸発症頻度は非HIV患者

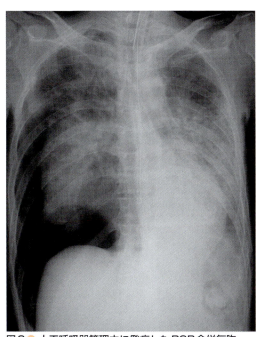

図2● 人工呼吸器管理中に発症したPCP合併気胸
PCPは一般的にびまん性のすりガラス陰影を呈し，間質性肺炎急性増悪像に類似している。

のそれと比較して高く，PCPなどの肺感染症の合併でさらに高くなる．PCP合併気胸では重症化することもまれではなく，その場合の予後は極めて不良である．気胸に対する内科的治療不成功例は免疫能，呼吸状態が許せば速やかに外科治療へ移行すべきと考える．

[文献]

1) Tumbarello M, Tacconelli E, Pirronti T, et al. Pneumothorax in HIV-infected patients : role of Pneumocystis carinii pneumonia and pulmonary tuberculosis. Eur Respir J 1997 ; 10 : 1332-5.
★ 2) Ingram RJH, Call S, Andrade A, et al. Management and outcome of pneumothoraces in patients infected with human immunodeficiency virus. Clin Inf Dis 1996 ; 23 : 624-7.
★ 3) Afessa B. Pleural effusion an pneumothorax in hospitalized patients with HIV infection. The pulmonary complications, ICU support, and prognostic factors of hospitalized patients with HIV(PIP) study. Chest 2000 ; 117 : 1031-7.
★ 4) Rivero A, Perez-Camacho I, Lozano F, et al. Etiology of spontaneous pneumothorax in 105 HIV-infected patients with highly active antiretroviral therapy. Eur J Radiol 2009 ; 71 : 264-8.
5) 樫山鉄矢，武市朗子，畠山修二，ほか．ホームレスに発症し，両側同時気胸をきたしたAIDS合併カリニ肺炎の1例．日呼吸会誌 2001 ; 39 : 595-8.
6) Feuerstein IR, Archer A, Pluda JM, et al. Thinwalled cavities, cysts, and pneumothorax in Pneumocystis carinii pneumonia. Radiology 1990 ; 174 : 697-702.
7) Eng RHK, Bishburg E, Smith SM. Evidence for destruction of lung tissues during Pneumocystis carinii infection. Arch Intern Med 1987 ; 147 : 746-9.
8) Pastores SM, Garay SM, Naidich DP, et al. Review : pneumothorax in patients with AIDS-related Pneumocystis carinii pneumonia. Am J Med Sci 1996 ; 312 : 229-34.
9) Asboe D, Fisher M, Nelson MR, et al. Pneumothorax in AIDS : case reviews and proposed clinical management. Genitourin Med 1996 ; 72 : 258-60.

VII 続発性気胸
11 肺結核

杉浦 八十生　根本 悦夫　加勢田 靜

はじめに

活動性肺結核症例において約1.5～2％程度の頻度で気胸の合併を認めている[1,2]。これらが結核に起因するものなのか，偶然，活動性肺結核症例に気胸が合併したものなのかを明確に区別することは難しい。本項では，活動性肺結核と気胸との関連について検討し，気胸の原因・治療・予後について述べる。

発生頻度および原因

国立病院機構神奈川病院において2008年10月から2013年7月までの約5年間に，活動性肺結核で入院した883例（男性614例，女性269例）のうち36例に気胸を認めた。入院時に胸部X線写真，胸部CTを撮影，入院後毎週胸部X線写真を，毎月胸部CTを撮影した。入院時あるいは入院後発症の気胸36例中男性30例，女性6例と男性に多い傾向があった。胸部X線写真で判明したものは15例（1.7％）であった。その他の21例は胸部CTで気胸が判明した。肺結核に続発する気胸の原因として，❶胸膜直下の結核病変や空洞による胸膜の壊死と破裂，❷結核に付随してできた二次性気腫性病変の破裂，❸結核発症以前から存在していたブラやブレブの破裂などが考えられている[3,4]。自験例で，気胸の発症と関連のあった入院時の要因をみると，ブラの存在，入院時排菌量であった。入院時の空洞性病変の有無は気胸発症と関連がなかった。気胸発症の時期は，13例は入院時に

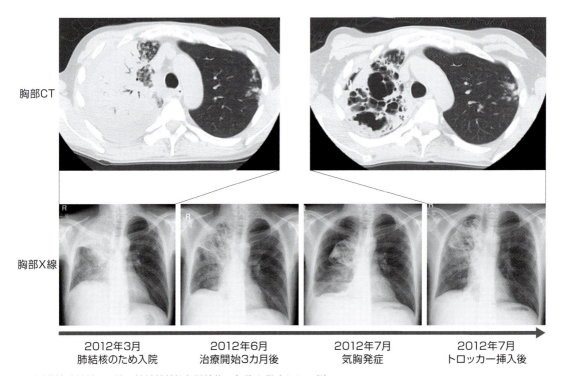

胸部CT

胸部X線

2012年3月　　2012年6月　　2012年7月　　2012年7月
肺結核のため入院　治療開始3カ月後　気胸発症　トロッカー挿入後

図● 活動性肺結核で入院し抗結核薬投与開始後に気胸を発症した1例

49歳男性。入院時に右上中肺野にかけてエアー・ブロンコグラムを伴う肺炎像があった。治療開始3カ月後の胸部X線写真では右上中肺野の肺炎が改善し，気腫性変化を認めた。治療開始4カ月後，右気胸を発症し40％の虚脱を認めた。トロッカー挿入後の胸部CTでは肺炎像のあった部位は強い気腫性変化を来し気胸の原因と考えられた。

気胸が確認されており，23例が肺結核治療開始後，8週間程度で気胸を発症していた。入院時排菌量が気胸発症と相関し，抗結核薬投与開始後にも気胸の発症を認め，結核病巣の治癒過程で気胸が発症すると考えられた。自験例の胸部CTを観察すると，入院時に認めた肺結核による乾酪性肺炎が，抗結核薬により改善する過程で同部位に二次性気腫性変化が生じていた（図）。その結果，二次性の気腫性変化を来した末梢肺胞組織が破綻し肺結核性気胸が発症すると推察された。

気胸発症時の虚脱率は胸部X線写真のみでわかるものが883例中15例（1.7％）あり，虚脱率の中央値は35％であった。活動性肺結核は強い炎症を引き起こし，臓側胸膜と壁側胸膜の強固な癒着があるためか完全虚脱例はなかった。

治療

自験例では，36例中28例（78％）は安静のみで治癒し，8例（22％）に胸腔ドレーンを挿入し，うち1例（0.3％）が手術に至った。安静もしくはドレーン挿入により保存的に治癒した症例では，発症後約4週間を要していた。一方，手術になった症例では，持続胸腔ドレナージを継続し，活動性肺結核の鎮静化を待ち，発症から約24週間後手術を行った。気腫性嚢胞（ブラ）の破裂であり，有茎胸膜片を補填に用いた。ドレーンからの胸水の培養検査を3例で行っていたが，塗沫および培養で結核菌が陽性であった症例は1例であった。抗結核薬の投与継続によって膿胸には至らなかった。

自験例では安静治療が78％と多数を占めたが，八木らの報告では安静のみ，ドレーン挿入，手術症例はそれぞれ，32％，52％，15％と手術例が多く，施設により治療内容にばらつきがみられた[2]。ドレーンからも結核菌が陽性の症例が存在したので，空気漏れからの膿胸，医療従事者への感染にも気をつける必要がある。手術を行う際には抗結核薬の投与を行って十分排菌量を少なくしてから行うことが肝要である。

予後

予後は36例中13例（36％）が在院死亡，22例（61％）が軽快，1例が他病死した（胆管癌）。しかし，在院死亡例は気胸ではなく肺結核に伴う呼吸不全が直接の死因であった。

八木らの検討では軽快した群に比べ，死亡した群では有意に低栄養・るい痩であった[2]。肺結核症例は一般的に高齢者・低栄養の患者が多いので結核に対する治療および全身状態の改善を試みることが予後の改善に寄与する可能性がある。

まとめ

❶肺結核性気胸では，ブラの有無・排菌量が気胸発症と関連がある。

❷結核治療開始後に発症することも多い。

❸高齢者・低栄養の患者が多いため在院死亡も少なくない。

[文献]

1) Aktogu S, Yorgancioglu A, Cirak K, et al. Clinical spectrum of pulmonary and pleural tuberculosis : a report of 5,480 cases. Eur Respir J 1996 ; 9 : 2031-5.

2) 八木毅典，山岸文雄，佐々木結花，ほか．活動性肺結核に合併した気胸症例の臨床的検討．結核 2002 ; 77 : 395-9.

3) 松田美彦，森田純一，鈴木俊光，ほか．活動性肺結核に併発した気胸の検討．日胸 1984 ; 43 : 396-401.

★ 4) Belmonte R, Crowe HM. Pneumothorax in patients with pulmonary tuberculosis. Clin Infect Dis 1995 ; 20 : 1565.

VII 続発性気胸

12 非結核性抗酸菌症

羽藤　泰　河野　光智

はじめに

近年，非結核性抗酸菌症（nontuberculous mycobacteriosis：NTM）の肺病変は増加傾向にあり，疾患としての重要性が高まっている。NTMの胸膜病変は全般に報告症例数が少なく，正確な罹患率はいまだ不明である。本項では，これまでの症例報告と自験例を踏まえて本疾患の現状について記載する。

起因菌

気胸を併発した報告のあるNTMは，*Mycobacterium avium*，*M. intracellulare*，*M. kansasii*，*M. abcessus*，*M. fortutium*，*M. scrofulaceum*であり，*M. avium* complex（MAC）症との合併例が多い。NTMと気胸の合併例の報告症例数が少ないために正確な罹患率は不明で，気胸を発症する機序が菌種によって異なるか否かについても不明である。NTMが疑われながらも起因菌として検出されていない例や，報告されていない症例も潜在的に多数存在するものと推察される。萩原らは単施設5年間の後ろ向き研究を行い，16例の気胸合併NTM症を報告している[1]。同報告では，施設内の抗酸菌培養検査結果からNTMに気胸が合併する頻度を約2.3%であったと概算している。その他の

表● 報告例一覧

author	journal	year	罹患率	起因菌	喀痰培養	胸水培養	CT所見	治療	転帰
小林	結核	2002	-	*M. avium*	+	+	気管支拡張	手術	治癒
平田	結核	2003	-	*M. intracellulare*	+	NA	結核類似型	手術	治癒
尾形	日呼吸会誌	2004	-	*M. kansasii*	+	NA	気管支拡張	手術	治癒
Olfasson	Chest	2004	-	*M. kansasii*	NA	-	多発空洞	ドレナージ	治癒
布施川	結核	2005	-	*M. scrofulaceum*	+	+	異常なし	保存的	治癒
福本	結核	2005	-	*M. intracellulare*	+	-	多発空洞	保存的	治癒
Park	Intern Med	2006	-	*M. intracellulare*	-	-	結核類似型	ドレナージ	治癒
Kobayashi	J Infect Chemother	2006	-	*M. intracellulare*	NA	NA	結節のみ	手術	治癒
水谷	日呼外会誌	2008	-	MAC not otherwise specified	NA	+	結節のみ	手術	治癒
萩原	日呼吸会誌	2010	2.3	*M. avium*	all +	NA	-	手術4，ドレナージ4，保存的5	11/16で治癒
市木	日呼吸会誌	2011	0.7	*M. avium*	NA	+	結核類似型	ドレナージ1保存的1	1/2で治癒
清水	日呼吸会誌	2011	-	*M. avium*	-	+	結核類似型	手術	非治癒
Asai	Gen Thorac Cardiovasc Surg	2011	-	*M. avium*	+	+	多発空洞	手術	治癒
高橋	結核	2012	2.2	NA	NA	NA	多発空洞	ドレナージ1 手術1	1/2で治癒
徳毛	日臨外	2012	-	*M. intracellulare*	+	+	気管支拡張	手術	治癒
井上	気管支学	2012	-	*M. intracellulare*	+	+	気管支拡張	EWS	非治癒
Kobashi	Intern Med	2013	4.1	*M. avium* 4 *M. intracellulare* 4 *M. Kansasii* 1	NA	NA	8/9で空洞性病変	ドレナージ8/9 手術2/9	4/9で治癒
山本	胸部外科	2013	-	*M. intracellulrale*	+	+	浸潤影	手術	治癒
宮原	日呼外会誌	2014	-	MAC not otherwise specified	+	+	多発空洞	手術	治癒
西川	日呼吸会誌	2014	-	*M. abcessus*	+	+	気管支拡張	手術	治癒

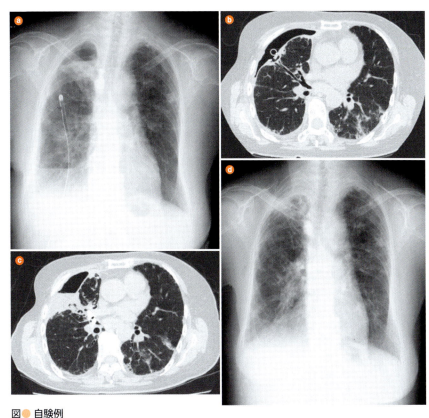

図● 自験例
ⓐ ドレナージ直後．ⓑ 右中葉 B^4b 末梢に気管支瘻を認める．ⓒ EWS 挿入直後瘻孔は閉鎖しニボーの上昇を認める．ⓓ 治療後1年再発を認めない．

報告を含めると，NTMに気胸が合併する可能性は0.7〜4.1%であった[1)〜5)]．参考までに，活動性結核での気胸合併は0.6〜1.4%と報告されており，NTMもこれと大差はないと推察される[6)7)]．

気胸発生機序

これまでの報告例は45例である（**表**）．気胸の発症機序についてみると，これらの報告例は，❶NTMに伴う胸膜病変の破綻が気胸を巻き起こす例と，❷NTMによる気管支拡張・肺破壊の終末像として気胸が発生する例に大別することができる．NTMそのものが胸膜病変を形成する頻度は5%程度とまれであり[1)8)]，気胸の報告例をみても後者の症例の報告が圧倒的に多い．NTMで気管支拡張が発生する機序についてはMAC症でよく解析されている．Okumuraらは切除肺の病理組織学的検討を行い，終末細気管支レベルの粘膜上皮下に生じた類上皮肉芽腫がポリープ状に内腔を占拠することを観察してい

る[9)]．このポリープ状肉芽腫によりエアートラッピングが生じて末梢気管支拡張が生じると推察される．さらに肉芽腫形成が進行すると，気管支壁構造そのものが破壊されて気管支拡張がさらに進行し，胸膜が破綻した時点で気胸が発生するものと思われる．したがって後者の場合は胸膜損傷部位周辺の肺実質が脆弱で，繰り返す炎症の結果線維化してコンプライアンスが低下しており，難治性の瘻孔となる．

治　療

上述したとおり，孤発性の胸膜病変に伴う気胸例では単純なドレナージで治癒する例も多く手術も容易であるが，一方で背景肺の破壊の進行した後者の機序の場合には難治性である．治療方法としては，経過観察，ドレナージ，単純な縫合閉鎖，肺切除，肺全摘，Endobronchial Watanabe Spigot（EWS®）による気管支充填術の報告例がある．経過観察のみで治癒した症

例は45例中7例，ドレナージで治癒したものが10例，手術で治癒したものが17例，EWSで制御を得たものが1例，非治癒および慢性膿胸移行例が10例であった。

転　帰

表に示すとおり過去の報告例の治療成績は一見すると良好であるが，これは実臨床の印象とは乖離がある。おもに治療成功例が報告されるために，この点については相当なバイアスがあるものと推察する。NTMに対する薬物療法はいまだ十分とはいえず，感染を伴う気胸症例においても遠隔成績は芳しくない。萩原らによると，16例中5例がNTM治療中の転帰で気胸を再発したと報告している[1]。最近Kobashiらは治療により改善を得られたのは9例中4例のみであったと報告しており，合併する肺炎などの状況によってますます治療が困難になることを示唆している[5]。

症例提示

64歳，女性。2010年に他院で胸部単純X線写真上の異常を指摘された。胸部CTを撮影したところ，両肺の気管支拡張像および多発粒状影を認め，喀痰から M. avium を2回検出しMAC症と診断された。混合感染と思われる緑膿菌も同時に検出された。2012年7月，入浴後に急な咳嗽増悪と右胸痛の出現があり，当院救急外来を受診した。胸部単純X線写真で右気胸を認め，緊急入院した（図a, b）。入院後に第V肋間右前腋窩線上に22Frトロッカーカテーテルを挿入し，症状は改善したが空気漏れは持続した。1週間のドレナージで空気漏れは改善せず，皮下気腫が増悪したため，第7病日に手術を施行した。全身麻酔下に胸腔鏡で観察すると，右中葉に2mmほどの瘻孔を認めたので，鏡視下にプレジェットを使用して瘻孔を縫縮した。20cmH$_2$Oで空気漏れを認めなかったので手術を終了した。しかしながら手術翌日から空気漏れが再燃し，咳嗽時に空気漏れが認められたため，OK-432による癒着療法を計2回，OK-432＋自己血パッチを1回胸腔内投与した。それにもかかわらず，空気漏れがどうしても閉鎖しなかったため，第30病日から気管支鏡下に右中葉気管支に対してEWS®を2回に分けて挿入し，さらにOK-432＋自己血パッチによる胸膜癒着術を2回施行した。第64病日に空気漏れの閉鎖を確認し，ドレーンを抜去した（図c）。MAC症に対する抗菌薬治療を継続しつつ，第77病日に退院した。現在，退院後約1年の経過で再発なく外来通院中である（図d）。

[文献]

★ 1) 萩原恵里, 椎原　淳, 榎本崇宏, ほか. 気胸を合併した非結核性抗酸菌症16例の臨床的検討. 日呼吸会誌 2010；48：104-7.
★ 2) Hagiwara E, Komatsu S, Nishihara R, et al. Clinical characteristics and prevalence of pneumothorax in patients with pulmonary *Mycobacterium avium* complex disease. J Infect Chemother 2013；4：588-92.
3) 高橋伸政, 星永　進, 鍵山奈保, ほか. 気胸を合併した抗酸菌症症例の検討. 結核 2012；87：649-52.
4) 市木　拓, 植田聖也, 渡邊　彰, ほか. 胸膜炎を合併した肺非結核性抗酸菌症の検討. 日呼吸会誌 2011；49：885-9.
5) Kobashi Y, Mouri K, Obase Y, et al. Clinical analysis of patients with pulmonary nontuberculous mycobacterial disease complicated by pneumothorax. Intern Med 2013；52：2511-5.
6) Freixinet JL, Caminero JA, Marchena J, et al. Spontaneous pneumothorax and tuberculosis : long-term follow-up. Eur Respir J 2011；38：126-31.
7) 八木毅典, 山岸文雄, 佐々木結花, ほか. 活動性肺結核に合併した気胸症例の臨床的検討. 結核 2002；77：395-9.
8) Christensen EE, Dietz GW, Ahn CH, et al. Pulmonary manivestation of *Mycobacterium intracellularis*. AJR Am J Roentgenol 1979；133：59-66.
9) Okumura M, Iwai K, Ogata H, et al. Pulmonary *Mycobacterium avium* complex disease showing middle lobe syndrome-pathological findings of 2 cases suggesting different mode of development. Kekkaku 2002；77：615-20.

VII 続発性気胸

13 肺線維症（間質性肺炎）

上石 修史　黄 英文　木村 吉成　田島 敦志

■ 病態，疫学および発症機序

　間質性肺炎に伴う続発性気胸（secondary spontaneous pneumothorax：SSP）は，特発性間質性肺炎（idiopathic interstitial pneumonias：IIPs）のうち特発性肺線維症（idiopathic pulmonary fibrosis：IPF）において進行期の合併症として認められることが多い。IPF患者でのSSPの発生頻度は諸家の報告によりおよそ5～10％程度と考えられている[1]。IPFに伴うSSPではもともとの肺組織のコンプライアンスの低下や脆弱性，ステロイド治療に伴う創傷治癒の遷延などにより，ドレナージ無効であったり空気漏れが遷延し治療が長期化することも多い。また気胸を契機とした急性増悪や，外科的治療あるいは胸膜癒着術などの侵襲によっても急性増悪が引き起こされることがあり増悪時の死亡率は高い。このためIPFに伴うSSPの管理のうえでは，十分なインフォームド・コンセントのもと慎重なマネジメントが求められている。

　IPFでは続発する気胸の発症機序として，❶胸膜直下の肺胞間の炎症による肺組織の脆弱性に伴う肺胞，ブラ（bulla）/ブレブ（bleb）の破綻，❷ステロイド治療による組織の脆弱性および創傷治癒の遷延，❸人工呼吸器による陽圧呼吸管理，などが要因として考えられている。❶については，末梢の肺胞領域に集積した活性化好中球より産生されるプロテイナーゼ（proteinase）や発生したO_2 free radicalが肺胞のコラーゲンなどの基質構造を破壊するためブラ壁を含む肺構造の脆弱性を生じ，呼吸運動に伴う胸腔内の陰圧により嚢胞状に拡張した気腔が破裂するものと考えられている。❷については，ステロイドは肺胞間質に集積した炎症細胞の活動性を低下させるが，その反面で，本来炎症細胞や線維芽細胞の細胞分裂・遊走・分化を刺激し血管新生や細胞外基質を形成するために必要なtransforming growth factor beta（TGF-β），insulin-like growth factor（IGF），platelet-derived growth factor（PDGF）などのメディエータの働きを抑制し，肺構造の修復機構が障害されるためと考えられている[2,3]。

■ 検査および診断

　胸部CT検査は小さな責任病変（ブラ）の同定や，軽微な気胸の検出にも優れている。胸腔ドレーン挿入や手術施行に際し臓側・壁側胸膜の部分的な癒着があるのかも評価可能である。胸腔ドレナージによっても肺の拡張が十分に得られなかったり空気漏れが持続する症例などでは，胸膜癒着術や手術施行を前提に透視下に胸腔内に造影剤を注入して空気漏れの部位を同定する胸腔造影検査も有用である。

　またIPF患者の疾患重症度と気胸発症の有無についてレトロスペクティブに解析を行った報告において，気胸を合併した群では合併していない群に比べて肺機能検査（pulmonary function test：PFT）での肺活量（vital capacity：VC）が初期から，より有意に低下していたことが示されている。CT画像分析でも気胸を合併した群では正常肺胞領域の減少がより速く進行することも報告されており，このことは従来から考えられているとおり気胸が進行期のIPFにみられる合併症であることを示している[4]。

■ 治療および予後

　自覚症状や酸素化の悪化を伴わない軽度の気胸であれば経過観察のみで対応することもある。虚脱率の高い気胸では胸腔ドレナージの適応となるが，空気漏れが消失せずドレナージの

みでは軽快しない場合には治療および再発抑制目的に胸膜癒着術を考慮する。一般的に使用されるピシバニール（OK-432）やミノサイクリンなどの炎症惹起物質はIPFに伴うSSPでは急性増悪の原因ともなり得るため，適応については慎重な検討を要する。

自己血注入（blood patch）は50～100 ml程度の自己血を胸腔内注入し瘻孔閉鎖，胸膜癒着を図る手技で，かねてより自然気胸患者の治療で高い奏効率が得られることが示されている。自己血を癒着剤として使用するため重篤な副作用は少なく安全性の高い治療法であり，薬剤による癒着と比較し胸膜癒着術後の肺機能低下が軽度であることからもblood patchはIPF患者においてよい適応と考えられる[5)6)]。実際にIPFを含む間質性肺疾患（interstitial lung disease：ILD）患者でのblood patchの効果と安全性についてレトロスペクティブに検討した報告があるが，空気漏れの消失率は化学的癒着術で78.6％，blood patchで72.7％と得られた効果はほぼ同等であった。一方で有害事象は化学的癒着術ではIPF急性増悪を含む呼吸器合併症が14.3％に認められたがblood patchではまったく認められず，ILDに伴うSSPでblood patchは一次治療として考慮に値すると述べられている[7)]。新たな知見では50％ブドウ糖液の胸腔内注入による癒着術についても良好な成績が報告されている。併存症やperformance status（PS）不良などを理由に手術適応とならなかった自然気胸患者に対し，200～500 mlのブドウ糖液を単回ないし複数回胸腔内注入することで全例リークの消失が得られた。治療による重篤な有害事象は認められず，胸腔内感染のリスクには注意を払う必要があるものの，blood patch同様に副作用が少ないと見込まれる点でIPF患者への応用も期待される[8)]。

また，IPFでは肺のコンプライアンスの低下により陰圧持続吸引を行っても肺の拡張が得られずドレナージ期間が長期化する例も多く，こうした場合の予後は不良である。IPFを含む間質性肺炎にSSPを合併した21症例の中でドレナージ離脱可能となった気胸改善群とドレナージ不応で死亡まで胸腔ドレナージを要した気胸非改善群とを比較した報告があるが，この検討では改善群でプレドニゾロン平均10.4 mgに対し非改善群では27.0 mgと有意に高用量のステロイドが使用されていた。気胸発症までのステロイド投与期間には有意差は認められていないが，ステロイドはSSPの発症に起因するのみならず難治化因子として関与している[9)]。

外科的治療に関しては，もともとの高度の肺線維化に伴う低肺機能であったり難治症例が対象となることもあり手術成績は一般に不良とされている。間質性肺炎にSSPを合併した14症例の手術例を検討した報告では，全例で術後空気漏れの停止が得られたが再発が35.7％と高率に認められ，再発症例は全例術前ステロイド使用例でありステロイド使用例の中では62.5％に再発が認められていた[10)]。

間質性肺炎での肺生検手術後の急性増悪は2％程度といわれているが，急性増悪の予防に関してのエビデンスは存在していない。IPF合併肺癌の手術例のアンケート調査で予防策として75％でステロイドを用いるとの回答がなされているが，間質性肺炎合併SSPの手術療法前のステロイド予防投与は気胸再発のリスクも勘案したうえで慎重に適応を判断する必要があると思われる。なお急性増悪に対しては，高用量ステロイドや人工呼吸器管理，好中球エラスターゼ阻害薬などを投与し治療するが，増悪時の死亡率は約80％に上り予後は極めて不良となっている。

症例提示

最後に当施設で経験し治療に難渋した症例を簡単に紹介する。重喫煙者に多いとされる気腫合併肺線維症（combined pulmonary fibrosis and emphysema：CPFE）の症例で，続発性気胸で入院となった（**図1, 2**）。胸腔ドレナージのみでは軽快せず，blood patchも無効であっ

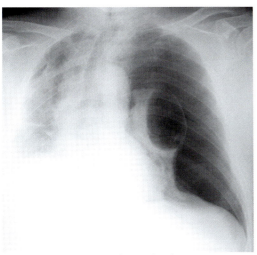

図1● 救急外来受診時の胸部X線写真
　左肺は全虚脱し高度気胸を呈している。縦隔の健側への偏位を認め緊張性気胸の所見。左肺には巨大な気腫性囊胞も認められる。

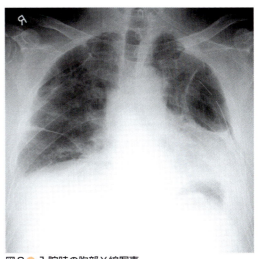

図2● 入院時の胸部X線写真
　左胸腔内にドレーンが留置され肺の再膨張は得られている。しかしその後も空気漏れは消失せず，胸膜癒着術を施行後にドレーン抜去可能となった。

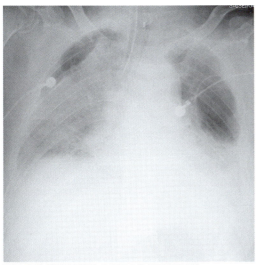

図3● 胸膜癒着術後4病日の胸部X線写真
　肺野の透過性は著しく低下。呼吸不全のため気管内挿管がなされた。

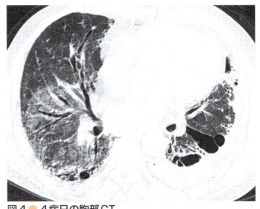

図4● 4病日の胸部CT
　右肺野優位に非区域性のすりガラス陰影が新たに出現している。

たためOK-432を使用しての胸膜癒着術を行ったところ，空気漏れが消失しドレーン抜去可能となった。ところが胸膜癒着術施行から4病日に胸部画像上，対側肺野優位に透過性低下を認め短時間のうちに呼吸不全が進行し挿管人工呼吸器管理を余儀なくされた（**図3，4**）。胸部CTでは新たな非区域性のすりガラス影が認められ間質性肺炎急性増悪と判断しステロイドパルス療法および好中球エラスターゼ阻害薬の投与を開始した。その後は治療への反応を示し陰影改善が認められ人工呼吸器からの離脱に成功し，最終的に独歩退院可能となった（**図5**）。本症例は幸いにも良好な転帰を辿ったが先にも述べたとおり間質性肺炎急性増悪の死亡率は極めて高い。本症例はblood patchが奏効せずOK-432での化学的癒着術を施行した結果，気胸は軽快したものの，胸膜癒着術に伴う急性増悪が疑われた教訓的な症例であった。

　以上，間質性肺炎に伴う続発性気胸に関して触れたが，依然として予後不良な病態であることから，今後も治療・管理の方針を明確にすべくさらなる症例の集積・検討が望まれる。

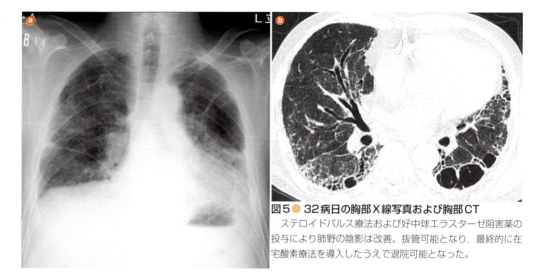

図5 ● 32病日の胸部X線写真および胸部CT
ステロイドパルス療法および好中球エラスターゼ阻害薬の投与により肺野の陰影は改善。抜管可能となり，最終的に在宅酸素療法を導入したうえで退院可能となった。

[文献]

★ 1) Franquet T, Gimenez A, Torrubia S, et al. Sponteneous pneumothorax and pneumomediastinum in IPF. Eur Radiol 2000 ; 10 : 108-13.
2) Beer HD, Fässler R, Werner S. Glucocorticoid-regulated gene expression during cutaneous wound repair. Vitam Horm 2000 ; 59 : 217-39.
3) Wicke C, Halliday B, Allen D, et al. Effects of steroids and retinoids on wound healing. Arch Surg 2000 ; 135 : 1265-70.
★ 4) Iwasawa T, Ogura T, Takahashi H, et al. Pneumothorax and idiopathic pulmonary fibrosis. Jpn J Radiol 2010 ; 28 : 672-9.
5) Cagirici U, Sahin B, Cakan A, et al. Autologous blood patch pleurodesis in spontaneous pneumothorax with persistent air leak. Scand Cardiovasc J 1998 ; 32 : 75-8.
6) Cobanoglu U, Melek M, Edirne Y. Autologous blood pleurodesis : a good choice in patients with persistant air leak. Ann Thorac Med 2009 ; 4 : 182-6.
★ 7) Aihara K, Handa T, Nagai S, et al. Efficacy of blood-patch pleurodesis for secondary spontaneous pneumothorax in interstitial lung disease. Intern Med 2011 ; 50 : 1157-62.
8) Tsukioka T, Inoue K, Oka H, et al. Pleurodesis with a 50% glucose solution in patients with spontaneous pneumothorax in whom an operation is contraindicated. Ann Thorac Cardiovasc Surg 2013 ; 19 : 358-63.
9) 井上幸久, 古家 正, 小野 宏, ほか. 続発性気胸を合併した間質性肺炎の臨床的検討. 日呼吸会誌 2010 ; 48 : 724-8.
10) 永島琢也, 田尻道彦, 菅野健児, ほか. 間質性肺炎を合併した気胸手術症例の検討. 日呼外会誌 2013 ; 27 : 11-6.

VII 続発性気胸

14 リウマチ

福田 祐樹　菊池 功次　中山 光男

はじめに

リウマチ患者には胸膜炎や間質性肺炎，リウマチ結節などさまざまな肺病変が合併することが知られている（表）[1]。気胸を合併する頻度についてはこれまで報告はなく頻度は不明である。日常臨床の経験から頻度は比較的まれとは思われるが，難治性の症例が多く治療に苦慮することがしばしばである。ステロイドをはじめとする免疫抑制薬を使用している場合が多く，合併症の頻度が高いことや気胸の原因もさまざまな要因が考えられ，症例ごとに治療の方針を細かく吟味する必要がある。

気胸の原因

リウマチ患者は先に述べたとおりさまざまな肺病変を合併している可能性があり，ひとくちにリウマチ患者に合併した気胸といってもその原因は多岐にわたる。具体的にはブラの破裂，気腫性病変や肺線維症に続発した気胸といったリウマチ患者以外にも存在する原因の場合や，胸膜直下の空洞化したリウマチ結節の胸腔への穿孔といったリウマチ患者固有の特殊な場合も存在する。そのため肺にどのような病変が合併しているかを知ることは気胸の原因の予測となる。具体的には胸部HRCTで気腫性変化やブラ，びまん性肺病変，リウマチ結節などの存在を確認する必要がある。また胸腔造影検査で気瘻部位を絞り込めればCT所見と照らし合わせ気胸の原因がある程度判別できるであろう。皮下にできるリウマチ結節がリウマチ患者のおよそ22〜25％に認めるのに対し，肺リウマチ結節はリウマチ患者の0.18〜3％に認められるとされ頻度は比較的まれである[2]。男性，喫煙者，リウマチ因子高値の患者に多いとされる。大き

表● リウマチに合併する肺病変
1. 胸膜炎
2. 気道病変（気管支拡張症　閉塞性細気管支炎など）
3. 間質性肺炎，肺線維症
4. 肺高血圧
5. リウマチ結節

さは数mmのものから10cmほどのものまで多様である。胸膜下に多発することが多く約半数は空洞化を呈し，胸腔に穿孔し気胸や膿胸を合併するとされている。組織学的には肉芽腫性病変で3層からなり中心部のフィブリノイド壊死，中間層の柵状に配列する類上皮細胞，外層はリンパ球や形質細胞，線維芽細胞からなり，中心部が抜けて嚢状拡張し空洞化する[3]。増大傾向を示したり自然消褪する例もあり，悪性腫瘍や真菌，結核などの感染症との鑑別が困難で生検が必要になることもある[4]。

治療

まずは治癒遅延や感染症合併のリスクを軽減するため，リウマチに対するステロイドや免疫抑制薬は可能な限り減量・中止することが望まれる。また保存的治療として胸腔ドレナージが行われることが多いが，リウマチ合併気胸は胸腔ドレナージで改善する可能性は高くはない。リウマチ合併気胸30例をまとめた有村らの報告では保存的治療で改善せず手術が行われた症例は56％にのぼった[5]。その理由として表のような肺病変が合併していること，胸膜炎による胸膜肥厚や間質性肺炎合併により肺のコンプライアンスが減少し肺の膨張が阻害されること，またステロイドの長期投与により線維芽細胞増殖抑制やコラーゲン合成抑制が起こり組織の脆弱化，修復機転の遅延が生じることなどが原因として考えられる。手術施行例でもブラの破裂

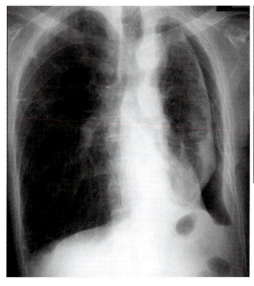
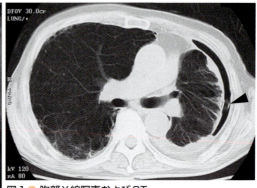

図1● 胸部X線写真およびCT
左気胸と左胸膜の肥厚を認める。リウマチ結節は明らかでない（▶：胸腔ドレーン）。

が原因で単純な自動縫合器による部分切除で治癒する症例もあるが，術後再発を繰り返し複数回手術が必要であった症例も多く報告されている。術式において最少限の肺切除あるいは気瘻部のピンポイントの縫合閉鎖や被覆材・フィブリン糊の併用，周囲が癒着している場合は癒着剥離による緊張の緩和，胸膜肥厚がある場合は胸膜剥皮などの工夫を行うが治癒が困難な場合があり，膿胸を合併し筋弁充填や胸郭形成などの処置が必要となることもある。

当院ではリウマチ合併気胸を4例経験している。リウマチの罹患歴は3～21年で，3例でステロイド治療が行われていた。いずれも胸腔ドレナージを施行したが改善せず4例すべてに手術を行った。1例はブラの破裂であり肺部分切除を施行し治癒した。1例は胸膜面の瘻孔に対し縫合閉鎖を行い治癒した。1例は瘻孔に対し肺部分切除を行い縫合閉鎖したが，術後にメチシリン耐性黄色ブドウ球菌（Methicillin-resistant Staphylococcus aureus：MRSA）肺炎，アスペルギルス膿胸を合併し死亡した。もう1例（図1）は胸膜の欠損部からの空気漏れであり縫合閉鎖や自動縫合器で切除し被覆材で補強したが短期間に再発を繰り返した。治療が長期化して膿胸を合併し最終的には有茎広背筋弁充填術が必要となった。切除肺の病理所見から気胸

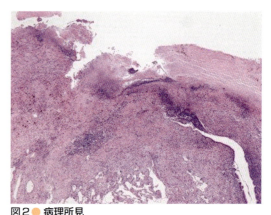

図2● 病理所見
肥厚した胸膜の一部が欠損し胸膜下には凝固壊死と周囲に炎症性細胞の浸潤を伴うリウマチ結節を認める。

の原因は肺リウマチ結節の胸膜外への穿孔と診断した（図2）。気胸の原因によりどのような症例が難治化するのかなどまだ不明な点が多いが，**リウマチに合併した気胸は膿胸などの合併症が高率に発症し難治性となり死亡例も多いことは注意を要する。**

有村らはリウマチ患者の気胸30例における合併症として19例に膿胸，2例に肺炎を合併し8例が死亡したと報告している[5]。特に治療が長期化した場合感染症などの合併が多くなるため初回治療が奏功しない場合はなるべく早期に次の治療へ進む必要がある。最近では難治性気胸に対し手術に比べ侵襲の少ない胸腔造影下のフィブリン糊注入や気管支充填材（Endobronchial Watanabe Spigot：EWS®）などの塞栓子

を用いた気管支鏡下塞栓術の報告もあり手術が困難な症例には特に有用である。それぞれメリット・デメリットがあり患者の状態に合わせた治療法を検討して行う必要がある。

おわりに

リウマチ患者に発症する気胸の原因は合併する肺病変によりさまざまであるが，合併する肺病変やリウマチの治療による影響から難治性になりやすく，感染症をはじめとする合併症も多いことを念頭に細心の注意を払い治療を進めていく必要がある。

[文献]

★ 1) 高橋実希, 本間　栄. 呼吸器内科からみた関節リウマチの肺病変. 日胸 2007; 66: 443-9.

★ 2) 照内聡美, 坂東政司, 杉山幸比古, ほか. 肺内に多発空洞性リウマチ結節を呈した慢性関節リウマチの1例. 日呼吸会誌 1999; 37: 829-33.

3) Kitamura A, Matsuno T, Narita M, et al. Rheumatoid arthritis with diffuse pulmonary rheumatoid nodules. Pathol Int 2004; 54: 798-802.

4) Jolles H, Moseley PL, Peterson MW. Nodular pulmonary opacities in patients with rheumatoid arthritis. A diagnostic dilemma. Chest 1989; 96: 1022-5.

★ 5) 有村義宏, 中林公正, 北本　清, ほか. 気胸を呈した慢性関節リウマチの1例. 杏林医会誌 1989; 20: 83-9.

VII 続発性気胸
15 アスペルギルス

酒井 章次

■ はじめに

肺アスペルギルスは自然界に広く分布している空中真菌の一つであるアスペルギルスにより発症する。その胞子は常に吸入されているが病原性は弱く、発病にはなんらかの宿主の抵抗力を低下させる原因があることが多い[1]。血液疾患や副腎皮質ホルモン薬の使用による全身性抵抗力の低下がある場合や、肺結核、肺化膿症、肺囊胞などの局所的に抵抗力の弱った部位への菌の付着により、肺真菌症は発生する。

■ 発生・診断・治療

気胸とアスペルギルス感染症の因果関係については、気胸発生以前から囊胞内にアスペルギルス感染があり、囊胞が脆弱化して破綻することにより気胸が発生して発見される症例と[2,3]、アスペルギルスが肺内に感染し、アレルギーの関与による肺組織の崩壊があり、空洞を形成して[4,5]、その破綻によって続発的に起こる症例がある。

菌球型アスペルギルス症は、結核性空洞に代表されるような囊胞に菌が付着、増殖してできた二次性のものと、先行疾患のない一次性のものがあるが[4]、一次性の菌球型アスペルギルス症の発生機序については中枢気管支に感染したアスペルギルスが菌球を作り、これが抗原となってⅢまたはⅣ型アレルギーが起き、強い組織破壊性の炎症を引き起こし、周辺に病巣を拡大し、さらに菌球のチェックバルブ機構も加わって、完全な菌球空洞を作ると考えられている[5]。このような、菌球を形成するアスペルギルス症の局所の形態は、菌球を有する囊胞の中枢側では軟骨を持つような太い気管支が開口し、末梢では肥厚した胸膜が接している。このため末梢側の胸膜の破綻により、気胸が起これば、比較的太い気管支が開口していることから、空気漏れが消失することはなく、難治性であることが予想される。このため気胸に対する治療は、菌球が存在する部位の肺葉切除または区域切除、病巣が小さければ部分切除が必要となる。

菌球を形成しない症例においても、囊胞にアスペルギルスが感染しているために、囊胞壁が肥厚しているので、囊胞壁がいったん破綻すると、内科的治療に抵抗性であり、難治性であると考えられる。このため、手術の適応となることが多い。

術後の抗真菌薬の使用については、報告によりまちまちであるが、選択薬剤、投薬時期・期間については個々の症例の病態に合わせて行われているのが実状である。

■ 症例提示[5]

症例は43歳、男性。Brinkmann Index 500。左気胸発生時には、肺はほぼ完全虚脱しており、胸腔ドレーンを挿入したが、気胸度50％までの改善のみであった。10日間空気漏れが消失しないため、開胸手術を行った。術中所見では肺表面の胸膜は全体に肥厚しており、S^6周囲は肥厚が著明で、S^6からの空気漏れがみられた。この部位を切開すると、空気漏れの直下には茶褐色の脆い約2cmの球形物質があり、鏡検で真菌塊と判明した。図に矢印で菌塊の存在した空洞を示す。空洞内腔には約2cm大の気管支の小開口部があり、空気漏れが認められた。菌球の存在した右S^6の区域切除を行った。胸腔内の汚染を考慮し、約5,000mlの生食で洗浄を行った。術後は良好に経過し、術後の抗真菌薬の投与は行わなかった。アスペルギルス症

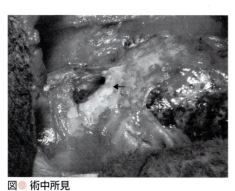

図● 術中所見
→で空洞を示す。

と気胸の合併は，気胸手術の際に囊胞内に感染していることが発見されるものが多く，本症例のように菌球型アスペルギローマの肺の表面が破綻して気胸を起こすものはまれである。

[文献]
1) 福島孝吉. 肺真菌症の臨床. 日胸 1963；21：926-34.
2) 斉藤　力, 宮元秀昭, 早川和志, ほか. 気胸とアスペルギルスを合併した多発性肺囊胞の1手術例. 日胸疾会誌 1989；27：855-9.
3) 近藤寿郎, 岡　栄, 林　和徳, ほか. 短期間に自然気胸を繰り返し，剔出囊胞よりアスペルギルスが見いだされた1例. 日胸 1982；41：980-3.
★ 4) 澤崎博次, 田村静雄, 堀江和夫. 肺アスペルギルス菌球症，特にその発生機序の再考察. 日胸 1980；39：9-17.
★ 5) 酒井章次, 前田耕太郎, 洪　淳一, ほか. 気胸を併発した菌球型真菌症の1治験例. 日臨外医会誌 1991；52：785-8.

VII 続発性気胸

16 胸膜中皮腫

菊池 功次　松本 秀年　嶋田 昌彦　藤田 浩文

■はじめに

胸膜中皮腫と気胸の合併症例は1956年Eisenstadt[1]が最初に報告している。本邦では1989年大加戸ら[2]が気胸を初発症状とした胸膜中皮腫を報告したのが最初の報告例とされている。胸膜中皮腫は胸水貯留が特徴的な所見なので水気胸で発症する症例が多いと思われてきたが、胸部X線写真が掲載されている論文を検索すると胸水がないか、存在しても少量しかない症例（表1）も12例報告されている。また気胸と胸膜中皮腫に関する報告は2000年以前は8例だったものが2000年以後21例と増加している。これは近年の本邦における胸膜中皮腫の症例数の著明な増加が原因と思われる。

胸膜中皮腫と気胸に関する論文をまとめてみると、胸膜中皮腫に気胸を伴う確率は10〜30％前後という報告もあり、胸膜中皮腫の経過観察中に気胸が発生することはまれではない。

胸膜中皮腫に気胸を伴う頻度についてLawら[4]は140例中3例（2.1％）、佐藤ら[5]は11例中4例（気胸2例、胸水貯留後気胸の2例）（36％）、田中ら[6]は23例中3例（13％）、稲瀬ら[7]は39例中6例（15.4％）と報告している（表2）。

一方、気胸を主訴として来院した症例で胸膜中皮腫を合併していることはまれとされている。1991年Sheardら[8]は40歳以上の再発気胸に対して手術を行い45例中5例（11％）に胸膜中皮腫を認めたと報告し、気胸と胸膜中皮腫との合併は思っている以上に高いことを報告している。本邦でも胸膜中皮腫の初発症状が気胸でその後数カ月以上経過して胸水が貯留して初めて中皮腫を疑った症例が3例ある。このことは胸膜中皮腫の初発症状として胸水貯留に先んじて気胸で発症する症例が少なからず存在することを示唆している。

■胸膜中皮腫にみられる気胸の特徴

気胸発症時に大量の胸水貯留や腫瘤状陰影を同時に認めた場合は胸膜中皮腫を合併していることを疑うことは容易だが、胸部X線写真や胸部CTスキャンで気胸以外に胸膜腫瘍などの異

表1 ● 胸水（−）あるいは胸水少量

年齢	性	左右別	胸水	胸壁腫瘍	気胸の既往	組織型	著者	発表年
1. 49	M	左	−	+	−	二相型	大加戸	1989
2. 51	F	左	+少量	−	−	二相型	中澤	1991
3. 65	M	不明	−	+	不明	上皮型	佐藤	1993
4. 77	M	不明	−	ope	不明	上皮型	佐藤	1993
5. 39	M	左	−	+	+	肉腫型	吉田	2001
6. 29	M	左	−	CT 葉間結節	+	二相型	後藤	2002
7. 77	M	左	+少量		+	二相型	奥村	2002
8. 80	M	左	−	ope	−	上皮型	松毛	2006
9. 45	M	右	−	ope	−	上皮型	松毛	2006
10. 64	M	左	−	−	+	上皮型	稲瀬	2007
11. 73	M	右	−	ope	+	二相型	稲瀬	2007
12. 60	M	両	−	+	+	上皮型	前部屋	2011

表2 水気胸で発見された胸膜中皮腫症例

	年齢	性	左右別	胸水	胸壁腫瘍	組織型	治療	著者	発表年
1.	75	M		+		上皮		佐藤	1993
2.	61	M		+		肉腫	試験開胸	佐藤	1993
3.	67	M	右	+	+	上皮	切除	田中	1996
4.	70	M	右	+	+	上皮	切除	田中	1996
5.	39	F	右	+		上皮	EPP	木村	2004
6.	53	M	右	+		上皮	BSC	柴田	2004
7.	48	M	右	+		上皮	EPP	橋本	2006
8.	71	M	右	+		二相型	chemo	片山	2006
9.	43	F	右	+		上皮	EPP+chemo	河野	2007
10.	86	M		+		上皮		稲瀬	2007
11.	76	M		+		上皮		〃	〃
12.	77	M		+		肉腫		〃	〃
13.	58	M		+		肉腫		〃	〃
14.	74	M	左	+		二相型		竹内	2012
15.	43	M	両	+		上皮	chemo	伊藤	2013

BSC : best supportive care, EPP : extrapleural pneumonectomy.

常所見を認めない場合は胸膜中皮腫の存在を疑うことは非常に難しい。

松毛ら[9]は胸膜中皮腫にみられる気胸の特徴として、❶胸水貯留を伴う、❷気腫性嚢胞を伴わないことが多い、❸再発を繰り返す、❹術中所見で正常と思われる部位からの肺瘻を伴うことがある、などを挙げている。しかし、最初に挙げた胸水貯留を伴わない気胸も10例以上報告されており、この場合通常の自然気胸との鑑別が問題となる。自然気胸として典型的な10歳代、20歳代の若い男性に発生した気胸は胸膜中皮腫の合併を考慮しなくてもよいが、40歳以上の気胸では胸部X線写真で胸水や胸膜腫瘍などの異常がなくても、悪性疾患、特に胸膜中皮腫を念頭において胸部CTスキャンを検索する必要がある。

中高齢者の気胸の場合はアスベストへの曝露を疑わせる職業歴や居住歴の聴取、手術中の胸膜全体の注意深い観察、切除標本の組織学的検察、胸水貯留があった場合は胸水中のヒアルロン酸の測定を行うべきである。しかし伊藤ら[3]はアスベスト曝露歴のない29歳、男性に発生した気胸と胸膜中皮腫の合併例を報告しており、今後40歳以下の症例が増加する可能性もある。

気胸と胸膜中皮腫を合併した文献を検索してみると、本邦では1989年の大加戸ら[2]の報告から2013年伊藤らの論文[3]まで27例が報告されている（表1,2）。男女比は男性25例、女性2例であり、男性に多くみられた。年齢は平均54.6（29～86）歳、組織型としては上皮型16例、二相型7例、肉腫型4例であった。このうち、大量～中等量の胸水とともに気胸を指摘された症例が15例あり、この中にはCTスキャンや手術で腫瘍や胸膜肥厚などを伴っていて気胸の治療時に胸膜中皮腫の合併を疑ったものがほとんどであった。一方胸水貯留を伴わないか、あっても少量のため胸膜中皮腫を疑わなかったものが12例あり、このうち術前の画像検査で腫瘍が疑われた症例が5例、手術の際、葉間胸膜などに小腫瘤を認めてはじめて胸膜腫瘍を疑ったものが3例、臨床的に気胸と診断しただけが4例あった。竹内ら[10]は胸腔ドレーンの挿入のみで気胸が軽快したため、ドレーンを抜去して退院した数カ月後に気胸の再発と胸水貯留を来した症例を報告している。

また伊藤らの報告[3]のように初回気胸時にはまったく異常を認めず、5カ月後に気胸が再発し、大量の胸水貯留を伴っていたため、胸膜中

皮腫を疑って胸腔鏡下生検を行ったが，診断が確定できずに，その後の経過観察中に胸膜中皮腫とやっと診断された症例もある。われわれも気胸手術例250例中2例に胸膜中皮腫を認めたが，術前の検索で中皮腫を疑わせるような胸水貯留や結節陰影を認めておらず，手術中も胸膜がやや肥厚気味以外異常所見を認めずに，気腫性肺が5〜6mm裂けた空気漏れ部の切除と縫合で手術を終え，患者が退院した後に，病理標本の返事で胸膜中皮腫と診断された経験がある。大加戸ら[2]が述べているように狭い術野の観察では小さな胸膜腫瘍を見逃す可能性があるので，40歳以上の男性の気胸症例ではブラや気瘻部の切除だけでなく，術野深くの胸膜や葉間，横隔膜や脊柱周辺も注意深く観察することが肝要と思われる。

■ おわりに

気胸と胸膜中皮腫との合併症例を中心に報告したが，現在わが国の胸膜中皮腫症例は今後も増加が予想されており，気胸を伴った胸膜中皮腫が増加すると予想されている。その中でも初発症状として気胸で発症し，CTスキャンでも異常所見を認めずに，その後数カ月から数年して胸水貯留を来す胸膜中皮腫症例があることを強調したい。

[文献]

1) Eisenstadt HB. Malignant mesothelioma of the pleura. Dis Chest 1956 ; 30 : 549-56.
★ 2) 大加戸彰彦, 柳父宣治, 木村文敏, ほか. 気胸を契機として発症したびまん性悪性胸膜中皮腫の1例. 胸部外科 1989 ; 42 : 565-8.
3) 伊藤俊輔, 三科 圭, 佐藤千春, ほか. 先行した気胸発症時に診断が困難であった悪性胸膜中皮腫の1例. 日気嚢疾会誌 2013 ; 13 : 25-30.
4) Law MR, Hodson ME, Turner WM. Malignant mesothelioma of the pleura : clinical aspects and symptomatic treatment. Eur J Respir Dis 1984 ; 65 : 162.
5) 佐藤雅美, 斉藤泰紀, 遠藤千顕, ほか. 悪性胸膜中皮腫の進展様式の検討. 日呼外会誌 1993 ; 7 : 638-41.
6) 田中壽一, 井内敬二, 南城 悟, ほか. 気胸を契機に発見された悪性胸膜中皮腫. 日胸外会誌 1996 ; 44 : 1877-81.
7) 稲瀬直彦, 三浦専太郎. 気胸で発症した胸膜中皮腫の検討. 日気嚢疾会誌 2007 ; 7 : 9-12.
★ 8) Sheard JDH, Talor W, Soorae A, et al. Pneumothorax and malignant mesothelioma in patients over the age of 40. Thorax 1991 ; 46 : 584-5.
★ 9) 松毛眞一, 細川誉至雄, 川原洋一郎, ほか. 気胸を契機に診断された悪性胸膜中皮腫の2例. 日呼外会誌 2006 ; 19 : 566-70.
10) 竹内 健, 加勢田静. 左気胸を契機に発見後右気胸を併発した悪性中皮腫の1例. 癌と化療 2012 ; 39 : 1543-6.

VIII 気胸の鑑別疾患として
1 巨大肺囊胞

神山 育男　澤藤 誠

■ はじめに

巨大肺囊胞は,「気胸・囊胞性肺疾患規約・用語・ガイドライン2009年版」において,気腫性肺囊胞(emphysematous lung cysts)のうち巨大気腫性ブラ(giant emphysematous bullae)と分類されている。一般的には容量が片側胸郭の1/3を超えるものや一側肺の30％以上の場合に巨大気腫性肺囊胞と呼ばれることが多い[1)2)]。

■ 診　断

ほとんどの症例が喫煙歴のある男性である。労作時呼吸困難の自覚症状で発見されることが多いが,検診発見例もある。胸部単純X線写真,胸部CTで無構造領域を呈する肺囊胞を認め,診断は比較的容易である。ただし自然気胸の診断で受診・紹介される症例の中には,巨大気腫性肺囊胞の症例が含まれることがある。自然気胸症例で症状を欠く画像所見のみの症例や慢性的な呼吸困難の症例では気腫性囊胞の可能性を念頭におかねばならない。気腫性肺囊胞に対し胸腔ドレーンを挿入しても無意味であり,自然気胸との鑑別には注意を要する[3)]。Waseemらは巨大肺囊胞に気胸を合併した症例を報告し,両者の鑑別につき考察している。巨大肺囊胞と自然気胸の鑑別で重要なのは病歴の聴取であり,慢性的な呼吸困難が主訴の場合は巨大肺囊胞の呼吸機能低下が進行した可能性が高く,一方自然気胸では発症は通常急激であり,痛みを伴うことも特徴の一つである。両者が合併している場合には診断は困難であるが,胸部CTでの"double wall sign"(胸壁とブラの二重の壁がCTで認められる所見)が診断に有用であると述べている[4)5)]。

■ 治　療

不可逆的な構造変化を伴う病態であり,最も有効な治療法は手術である。

手術により改善する症例の選択についてWesleyらは,❶進行性呼吸困難自覚例,❷片側胸腔の25％以上の限局した囊胞例,❸囊胞切除により改善する可能性のある肺組織の圧排の所見を画像的に認める症例,❹患側の病変による血流障害と健側の良好な血流を認める症例,❺肺の炎症性疾患の関与が最小限で,咳・痰の症状がない症例を挙げている[6)]。

古典的な手術療法として,開胸アプローチでのNaclerio-Langer法に準じた縫縮術が行われてきたが[7)],胸腔鏡手術器具あるいは補助材料に進歩・改良が加えられ,胸腔鏡下の自動縫合器による切除が普及しつつある[8)]。

両側病変に対する手術療法において一期的に行うか,二期的に行うかに対して,個々の症例の術前の状態で判断する必要がある。

手術以外の治療法として,囊胞内への薬剤注入,囊胞内吸引療法,気管支塞栓術などが報告されている[9)]。

■ 合併疾患

いわゆる巨大気腫性肺囊胞に関して気胸の合併の頻度に言及した報告はないが,健常者の気腫性肺囊胞に気胸が合併することは0.3％と低率であるといわれている[10)]。

巨大肺囊胞は肺癌の発生母地である可能性も指摘されており[11)],診断時に見逃さないよう注意が必要である。気腫性肺囊胞は重喫煙者の疾患であり,発癌のリスクが高いグループであることは念頭におくべきである。

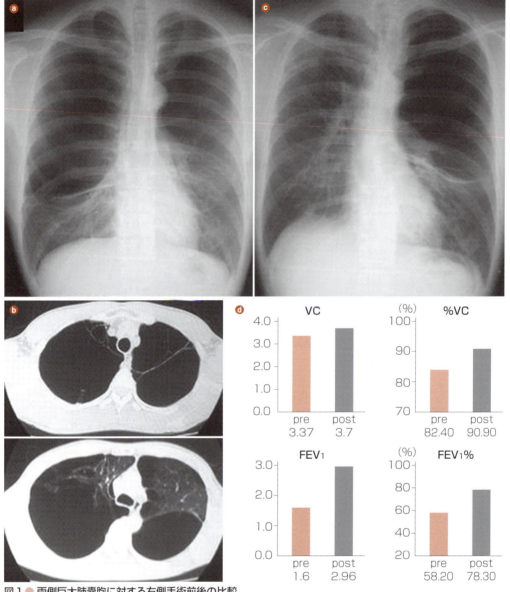

図1 ● 両側巨大肺嚢胞に対する右側手術前後の比較
ⓐⓑ術前胸部単純X線写真および術前胸部CT：両側に無構造領域を認め，巨大気腫性肺嚢胞と診断した。
ⓒ術後3カ月時点での胸部単純X線写真：術側の右肺は再膨張が得られている。
ⓓ術前後の呼吸機能は著明に改善した。

■症例提示

　自験例を提示する。30歳代男性。数年前から健康診断で肺の気腫性変化を指摘されていた。1年前からの労作時呼吸困難（Hugh-JonesⅡ度）を自覚。喫煙歴40本/日×15年。進行性の自覚症状があり，手術適応と判断し，右胸腔鏡下肺部分切除術を施行した。術前胸部単純X線写真および胸部CT，術後3カ月の胸部単純X線写真，呼吸機能を示す（**図1a～d**）。胸腔鏡下に吸収性補強材を介在させた自動縫合器で嚢胞を切除した（**図2a～d**）。術直後より呼吸困難はHugh-JonesⅠ度へ改善した。

■おわりに

　巨大肺嚢胞は比較的まれな疾患である。初診時に気胸との鑑別を必要とする可能性があるため注意を要する。症例により適切な治療を考慮する必要がある。

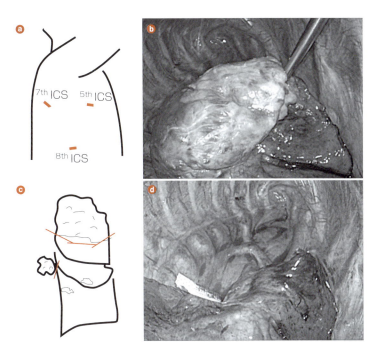

図2● 手術シェーマ，術中写真
ⓐ胸腔鏡下に3ポートで手術を施行した。
ⓑ胸腔内の大半を占める巨大肺嚢胞を認める。
ⓒⓓ吸収性補強材を介在させた自動縫合器で嚢胞を切除した。

[文献]

1) Schipper PH, Meyers BF, Battafarano RJ, et al. Outcomes after resection of giant emphysematous bullae. Ann Thorac Surg 2004 ; 78 : 976-82 ; discussion 76-82.
2) Wang H, Xu Z, Gao W. A modified Brompton technique for the treatment of giant bulla in patients with diffuse emphysema. Thorac Cardiovasc Surg 2012 ; 60 : 161-3.
3) 新美誠次郎，佐藤 敏，浅岡峰雄. 気胸との鑑別が問題となった巨大肺嚢胞. 胸部外科 2008 ; 61 : 568-71.
★4) Waseem M, Jones J, Brutus S, et al. Giant bulla mimicking pneumothorax. J Emerg Med 2005 ; 29 : 155-8.
5) Waitches GM, Stern EJ, Dubinsky TJ. Usefulness of the double-wall sign in detecting pneumothorax in patients with giant bullous Emphysema. AJR Am J Roentgenol 2000 ; 174 : 1765-8.
★6) Wesley JR, Macleod WM, Mullard KS. Evaluation and surgery of bullous emphysema. J Thorac Cardiovasc Surg 1972 ; 63 : 945-55.
7) Naclerio E, Langee L. Pulmonary cysts : special reference to surgical treatment of emphysematous blebs and bullae. Surgery 1947 ; 22 : 516-24.
8) Divisi D, Battaglia C, Di Francescantonio W, et al. Giant bullous emphysema resection by VATS. Analysis of laser and stapler techniques. Eur J Cardiothorac Surg 2002 ; 22 : 990-4.
9) Santini M, Fiorelli A, Vicidomini G, et al. Endobronchial treatment of giant emphysematous bullae with one-way valves : a new approach for surgically unfit patients. Eur J Cardiothorac Surg 2011 ; 40 : 1425-31.
★10) 大畑正昭，小山 明，大森一光，ほか. 健常者の気腫性肺嚢胞保有頻度についての検討. 日胸 2000 ; 59 : 870-5.
11) Nakamura H, Takamori S, Miwa K, et al. Rapid-growth lung cancer associated with a pulmonary giant bulla : a case report. Kurume Med J 2003 ; 50 : 147-50.

VIII 気胸の鑑別疾患として
2 縦隔気腫

青木 耕平　杉山 亜斗　井上 慶明　福田 祐樹
儀賀 理暁　泉 陽太郎　中山 光男　菊池 功次

■ 成因

縦隔気腫は，縦隔に本来存在しないはずの空気（気体）が迷入した状態である。縦隔気腫の空気の由来は，❶肺胞の破裂，❷口腔・咽喉頭・気管，気管支や食道の損傷，❸腹部・後腹膜の損傷・術後，❹気管切開などの開放創からの吸引などが考えられる[1]。

❶の肺胞の破裂によるものは，肺胞内圧の急激な上昇により脱出した空気が，間質や血管鞘内に気腫を作り，肺門部を通過して縦隔に至る経路をとる[2]。病的ではないなんらかの誘因を有しているが，基礎疾患のない健康な人に突然発症したものを特発性縦隔気腫という。特に原因のないことが多いが，努責（運動，出産，重量物挙上など）のほか，発声練習，嘔吐，咳嗽などが原因となることもある。気管支喘息や間質性肺炎などの肺病変は縦隔気腫の原因となり得るが，この場合は続発性縦隔気腫と呼ばれる。しかし，特発性縦隔気腫も肺胞壁の脆弱性が潜在していると考えられている。

好発年齢は新生児，小児，青年であるが，間質性肺炎や気管支喘息を有する高齢者にも多い。新生児では，胎便吸引や蘇生に伴うものが多く，小児では呼吸器感染症に合併するものが多い。

❷の口腔・咽喉頭・気管，気管支や食道の損傷によるものは，原因として内視鏡検査・治療時の穿孔，気管挿管時の損傷，人工呼吸器による圧損傷，胸部外傷，特発性食道破裂などが挙げられる。また魚骨などの異物誤飲，歯ブラシでの損傷，埋伏智歯の抜歯などの歯科治療後の縦隔気腫の報告例もあることから[3]，病歴聴取の際はそれらに留意することも必要である。

❸は，腹部術後または外傷，穿孔による気腫が後腹膜から縦隔に至る経路である。

■ 症状

自覚症状は胸痛，頚部痛，咽頭痛，嚥下痛（嚥下困難），握雪感などの頻度が高い。縦隔気腫の特徴的な理学所見として皮下気腫による握雪感のほかに，Hamman's signが有名である。これは心臓による縦隔内空気の圧迫により，胸部聴診の際に心拍動に一致する捻髪音が聴取されるというものであるが，本邦75例の検討では8%にしか認めなかったとの報告もある[4]。

縦隔気腫の重症例が緊張性縦隔気腫であり，大血管の圧迫による循環障害や，気道閉塞など重篤な症状が起こり得る。人工呼吸器関連の縦隔気腫などで多いが，小児においては縦隔気腫が拡大しやすく，特発性縦隔気腫であっても注意が必要との報告がある。

■ 診断

診断には胸部X線写真やCTが用いられる。胸部単純X線写真では，胸部大動脈に隣接したり肺動脈を取り囲んでみられる縦型あるいは環状の陰影（ring-around-the-artery sign）や，心陰影下面で，心外膜と横隔膜との間に入り込んだ正中を横断する気腫像（continuous diaphragm sign）や，下行大動脈外側と左横隔膜中央部の透亮像によって形成されるNaclerio's V signなどが認められることがある[5]。また頚部，肩，胸壁の皮下気腫や軟部組織内の気腫が確認できることがある（図1）。**しかし胸部X線写真では少量の気腫の場合は検出が困難なこともある。頚部・胸部CTは少量の気腫でも容易に検出可能であり有用である（図2）。**

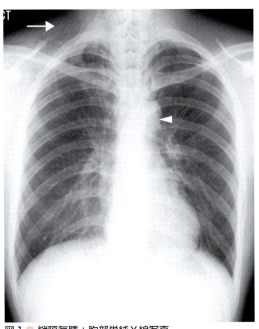

図1● 縦隔気腫：胸部単純X線写真
　大動脈周囲の縦隔内に気腫を認める（▶）。頸部に皮下気腫を認める（→）

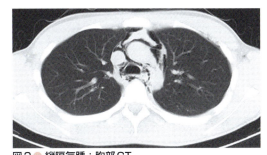

図2● 縦隔気腫：胸部CT
　大血管，気管，食道，胸腺周囲の気腫を認める。

　食道破裂・穿孔の除外のため上部内視鏡や食道造影が施行されることもあるが，一般的には若年者で嘔吐や外傷などのエピソードがなく，炎症所見がなく，画像上縦隔気腫のみで縦隔や胸腔内の液体貯留がなければ特発性縦隔気腫であり，それらの検査は不要である。気道損傷除外のため気管支鏡検査が施行されることもあるが，やはり外傷などがなければ不要である。

　特発性縦隔気腫の場合，若年者が突発的な前胸部痛を主訴とすることも多いので，気胸との鑑別が重要である。胸部X線写真で鑑別可能であるが，縦隔気腫でも胸腔上部の胸膜外に気腫を作り，あたかも気胸のようにみえる場合があるので注意が必要である（図3）。

■ 治　療

　特発性縦隔気腫であれば，通常は特殊な治療を必要とせずに自然軽快することが多い。縦隔炎の予防のために抗菌薬が投与されることもあるが，特発性縦隔気腫から縦隔炎を発症した報告はなく，不要とする意見も多い。**縦隔気腫が高度で呼吸困難を呈する場合，緊張性縦隔気腫**の場合は，縦隔ドレナージが必要である。頸部からの上縦隔切開や剣状突起部からの下縦隔切開，前胸壁傍胸骨部からの経皮的ドレナージなどが報告されている[6]。咽喉頭，食道や気道損傷など原因のある縦隔気腫であれば，縦隔炎が懸念されるため，抗菌薬投与と原因に対する治療を行う。

■ 予　後

　特発性縦隔気腫は再発することはまれであり，予後良好であるが，間質性肺炎や気管支喘息に続発するものは繰り返すこともある。また咽喉頭，食道や気道損傷による縦隔気腫は縦隔炎を併発する可能性があり，致命的となることもある。

[文献]

★ 1) 藤井義敬，矢野智紀，正岡　昭．縦隔．呼吸器外科．改訂第4版．東京：南山堂，2009：380-4．
　2) Macklin CC. Transport of air along sheaths of pulmonic blood vessels from alveoli to medi-

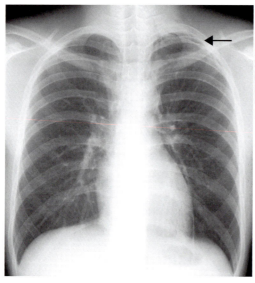

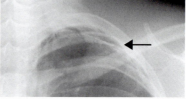

図3 ● 気胸と誤診しやすい縦隔気腫
左胸腔頂部の胸膜外に気腫があり，気胸のようにみえる。

astinum. Arch Intern Med 1939 ; 64 : 913-26.
3) 水橋啓一．歯科処置を契機に発症した縦隔気腫の1例．日職災医誌 2013；61：404-8.
4) 加藤隆之，川島隆久，辻本 龍，ほか．特発性縦隔気腫本邦75例の検討．日外傷会誌 2013；27：14-21.
5) Bejvan SM, Goldwin D. Pneumomediastinum : old signs and new signs. AJR Am J Roentgenol 1996 ; 166 : 1041-8.
6) 甲原芳範．経皮的ドレナージを要した緊張性縦隔気腫の2症例．日胸 2010；69：660-4.

索引

数字・英文

Ⅲ型コラーゲン⇒ 137
ablation ⇒ 35
anvil 側⇒ 42
apical cap ⇒ 56
barotrauma ⇒ 85
blood patch ⇒ 156
carbon dioxide laser ⇒ 35
COL3A1 ⇒ 137
combined pulmonary fibrosis and emphysema（CPFE）⇒ 156
cyanoacrylate ⇒ 34
deep sulcus sign ⇒ 75
ECMO ⇒ 80
emphysematous lung cysts ⇒ 167
Endobronchial Watanabe Spigot（EWS®）⇒ 31，153
FLCN 遺伝子⇒ 133
giant emphysematous bullae ⇒ 167
Hamman's sign ⇒ 170
human immunodeficiency virus（HIV）⇒ 147
idiopathic pulmonary fibrosis（IPF）⇒ 155
Langerhans cell histiocytosis（LCH）⇒ 134
lymphangioleiomyomatosis（LAM）⇒ 126
M. avium complex（MAC）症 ⇒ 152
nontuberculous mycobacteriosis（NTM）⇒ 152
occult pneumothorax ⇒ 74
PCPS ⇒ 80
Pneumocystis pneumonia（PCP）⇒ 147
polyglycolic acid（PGA）シート被覆⇒ 98
pulmonary tractotomy ⇒ 77
reexpansion pulmonary edema（RPE）⇒ 59
video-assisted thoracoscopic surgery（VATS）⇒ 34

和文

あ～え

アスペルギルス⇒ 162
圧外傷⇒ 85
アナペイン注™⇒ 37
医原性気胸⇒ 5
一次性自然気胸⇒ 53
一般外来⇒ 8
ウエステルマン肺吸虫⇒ 144
運動への復帰⇒ 118
エアリーク⇒ 85
エーラス・ダンロス症候群⇒ 136
腋窩縦切開⇒ 34

か

カートリッジ側⇒ 42
開胸術⇒ 34
外傷初期診療ガイドライン⇒ 10
外傷性気胸⇒ 5，14，74
外弾性板⇒ 53
ガイドライン⇒ 21
間質性病変⇒ 56

き

気管気管支狭窄⇒ 90
気管支鏡下気管支塞栓療法⇒ 20，31
気管支充填術⇒ 20，31，99
気管支塞栓療法⇒ 48，64
気胸⇒ 85，131，141，142，162
気胸研究の進歩⇒ 4
気胸手術後再発⇒ 103
気胸の診断と治療の歴史⇒ 2
気胸の定義⇒ 5
気胸の報告の始まり⇒ 2
気胸（肺虚脱）の程度⇒ 7
気腫合併肺線維症⇒ 156
気腫性肺嚢胞⇒ 53，167
救急外来⇒ 10
吸収性 PGA シート⇒ 41
胸腔鏡下手術⇒ 34，103，117

胸腔鏡検査⇒ 13
胸腔穿刺⇒ 17，24，69，76
胸腔造影⇒ 12
胸腔ドレーン⇒ 26
胸腔ドレーン抜去⇒ 41
胸腔ドレナージ⇒ 17，26，45，76
胸腔内注入療法⇒ 46
胸部 CT ⇒ 12
胸部 X 線写真⇒ 9，11
胸膜中皮腫⇒ 164
胸膜補強材⇒ 104
胸膜癒着⇒ 65
胸膜癒着術⇒ 30，98
胸膜癒着療法⇒ 19，47
巨大気腫性肺囊胞⇒ 167
巨大気腫性ブラ⇒ 167
緊張性気胸⇒ 17
緊張性気胸の所見⇒ 69
緊張性気胸の病態⇒ 68

く～こ

空気漏れ⇒ 56，85
経過観察⇒ 96
形成機序⇒ 57
外科的治療⇒ 34，95
血管型 EDS ⇒ 136
血気胸⇒ 17
月経随伴性気胸⇒ 94
原発性自然気胸⇒ 5，14
原発性肺癌⇒ 120
後側方開胸⇒ 34
高齢者⇒ 151
高齢者気胸⇒ 98

さ～そ

再発予防⇒ 103
再発予防策⇒ 35
再発率⇒ 22
再膨張性肺水腫⇒ 29，59

酸化セルロースシート⇒35
子宮内膜症⇒94
自己血注入⇒65
視診⇒9
自然気胸⇒5, 14, 120
自然気胸の再発率⇒15
自発呼吸下手術⇒49
若年者原発性自然気胸⇒36
縦隔気腫⇒85
手術適応⇒36
手術と周術期管理⇒130
術後気管支瘻⇒121
術後再発率⇒35
術後成績⇒41
出産⇒95
術前検査⇒36
常染色体優性遺伝⇒131
蒸留水⇒40
症例⇒128
触診⇒9
食道⇒83
ショック⇒71
初発症状としての気胸⇒166
人工気胸⇒5
人工呼吸器関連気胸⇒147
腎腫瘍⇒131
診療ガイドライン⇒16
水封試験⇒40
スキューバダイビング⇒116
ステープラー⇒42
ステープリング⇒42
ステープルライン⇒42
スポーツと気胸⇒116
脊椎手術⇒83
全身麻酔下分離肺換気⇒36
臓側胸膜⇒35
臓側胸膜補強⇒35
続発性気胸⇒123, 124

続発性自然気胸⇒5, 14
ソフト凝固⇒39

高い気胸発症率⇒129
打診⇒9
脱気⇒24
タルク末⇒98
チェックバルブ機構⇒90
中高齢者の気胸⇒165
虫卵検査⇒146
聴診⇒9
治療⇒129
鎮痛鎮静⇒86
低栄養⇒151
転移性肺腫瘍⇒123, 124
特発性縦隔気腫⇒170
特発性肺線維症⇒155

な〜の

内視鏡下手術⇒3
内弾性板⇒53
難治性気胸⇒45, 106
肉眼形態⇒7
入院患者⇒10
ニューモシスチス肺炎⇒147
妊娠中の自然気胸⇒111
妊婦への薬剤使用⇒113
嚢胞性疾患⇒133

は〜ほ

肺移植⇒126, 127
肺気腫⇒141, 142
肺吸虫⇒144
肺結核⇒150
肺楔状部分切除（術）⇒34, 41
ハイムリッヒ・バルブ⇒19, 29
皮下気腫⇒85
非結核性抗酸菌症⇒152

ヒト免疫不全ウイルス⇒147
ビルトリシド®⇒146
フィブロガミン⇒46
ブラ⇒7, 53
プラジカンテル⇒146
ブラ新生⇒35
ブレブ⇒7, 53
壁側胸膜擦過⇒35
壁側胸膜切除⇒34, 35
壁側胸膜側⇒35
放射線被曝⇒112
ポリグリコール酸（PGAシート）⇒35
ポリグリコール酸シート被覆⇒98
ホルモン療法⇒95

ま・み

麻酔⇒36
マルファン症候群⇒128
宮崎肺吸虫⇒144

癒着療法⇒64, 80

ら〜る

ランゲルハンス細胞組織球症⇒134
リウマチ⇒159, 160, 161
リウマチ結節⇒159
両側（性）気胸⇒17, 34
両側性同時気胸⇒63
臨床症状⇒68
リンパ脈管筋腫症⇒126
リンフォースカートリッジ™⇒41
ルーピング⇒50

臨床に役立つ
気胸の診断と治療 〈検印省略〉

2015年11月19日　第1版第1刷発行
2018年11月 1日　第1版第2刷発行

定価（本体5,800円＋税）

編　集	菊地功次，澤藤　誠，田島敦志
発行者	今　井　　良
発行所	克誠堂出版株式会社

〒113-0033　東京都文京区本郷3-23-5-202
電話（03）3811-0995　振替00180-0-196804
URL　http://www.kokuseido.co.jp/

ISBN978-4-7719-0451-4　C3047　￥5800E　　　　印刷　日経印刷株式会社
Printed in Japan　© Koji KIKUCHI, Makoto SAWAFUJI, Atsushi TAJIMA, 2015

・本書の複製権・翻訳権・上映権・譲渡権・公衆送信権（送信可能化権を含む）は克誠堂出版株式会社が保有します。
・本書を無断で複製する行為（複写，スキャン，デジタルデータ化など）は，「私的使用のための複製」など著作権法上の限られた例外を除き禁じられています．大学，病院，診療所，企業などにおいて，業務上使用する目的（診療，研究活動を含む）で上記の行為を行うことは，その使用範囲が内部的であっても，私的使用には該当せず，違法です．また私的使用に該当する場合であっても，代行業者等の第三者に依頼して上記の行為を行うことは違法となります．
・JCOPY＜（社）出版者著作権管理機構　委託出版物＞
本書の無断複写は著作権法上での例外を除き禁じられています．複写される場合は，そのつど事前に（社）出版者著作権管理機構（電話03-3513-6969，Fax 03-3513-6979，e-mail：info@jcopy.or.jp）の許諾を得てください．